24节气养生术

养出百岁人生

臧俊岐 主编

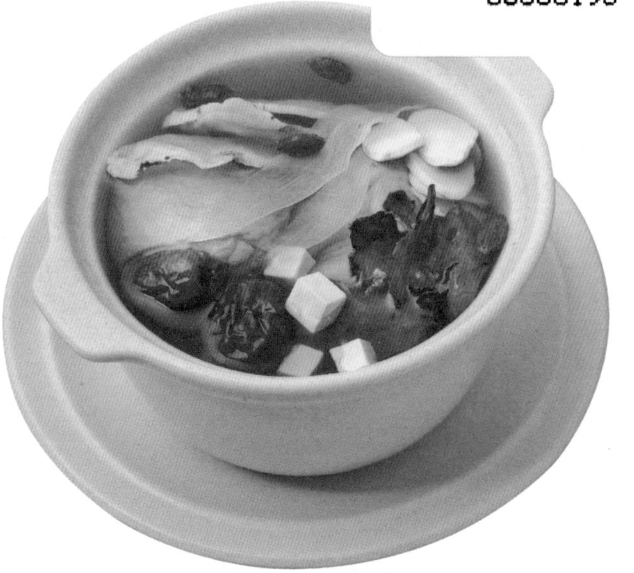

黑龙江科学技术出版社
HEILONGJIANG SCIENCE AND TECHNOLOGY PRESS

图书在版编目（CIP）数据

24节气养生术:养出百岁人生/臧俊岐主编.
--哈尔滨:黑龙江科学技术出版社,2017.9
ISBN 978-7-5388-9204-8

Ⅰ.①2… Ⅱ.①臧… Ⅲ.①二十四节气－关系－养生（中医）Ⅳ.①R212

中国版本图书馆CIP数据核字(2017)第088922号

24节气养生术：养出百岁人生

24JIEQI YANGSHENGSHU:YANG CHU BAISUI RENSHENG

主　　编　臧俊岐
责任编辑　宋秋颖
摄影摄像　深圳市金版文化发展股份有限公司
策划编辑　深圳市金版文化发展股份有限公司
封面设计　深圳市金版文化发展股份有限公司
出　　版　黑龙江科学技术出版社
地址：哈尔滨市南岗区公安街70-2号　邮编：150007
电话：(0451)53642106　传真：(0451)53642143
网址：www.lkcbs.cn　www.lkpub.cn
发　　行　全国新华书店
印　　刷　深圳市雅佳图印刷有限公司
开　　本　723mm×1020mm　1/16
印　　张　12
字　　数　150千字
版　　次　2017年9月第1版
印　　次　2017年9月第1次印刷
书　　号　ISBN 978-7-5388-9204-8
定　　价　39.80元

前言

preface

一年四季中，每个季节都发生着变化，人的身心也会随着季节的变化而变化。因此，我们不能墨守成规地养生，而应该随着季节的变化，“因季而异”地养生。

春天万物复苏，天气逐渐变暖，人体的阳气也如同植物一般向上、向外散发，此时应该保证阳气的畅通，保证饮食、睡眠和适当的运动，预防感冒。

夏天天气炎热，气压低，闷热潮湿，使人浑身不舒服。此时，也是人体新陈代谢旺盛的时期，体内阳气外发，伏阴在内，我们要顺应自然，注意养生，这对防病健身、延年益寿是大有裨益的。同时，还应警惕中暑等病症的发生。

秋天天高云淡，金风送爽，适宜户外锻炼，但是也容易让一些善感的人联想到人生如秋叶般瞬间凋零，因而陷入“悲秋”的情绪中。因此，这个季节除了预防“秋燥”外，还要培养个人豁达的胸怀，一切往好的方面去想。趁着秋高气爽，多到郊外走走，转移自己的思绪，这样会好一些。

冬季气温低，阴气盛极，万物敛藏，体内阳气也处于内敛阶段，新陈代谢相对缓慢，所以冬季养生的关键在于“藏”。冬季是“进补”的最佳时间，但是要把握好度，每个人的体质不同，不要盲目跟风进补，应该根据自己身体的实际情况“进补”。

以上我们简单地介绍了一些四季养生的方法或者技巧，有些读者朋友不太明白也是可以理解的。因为养生是一个持久、精细的过程，养生的方法不是几句话就可以说透的。本书将全面、详细地告诉大家在一年的各个节气如何养生。在一年的二十四节气中该做什么、不该做什么、该吃什么、不该吃什么，每个节气常见病的快速防治方法，如何通过运动来提高身体抵抗力、强健体魄，并培养豁达的胸怀。

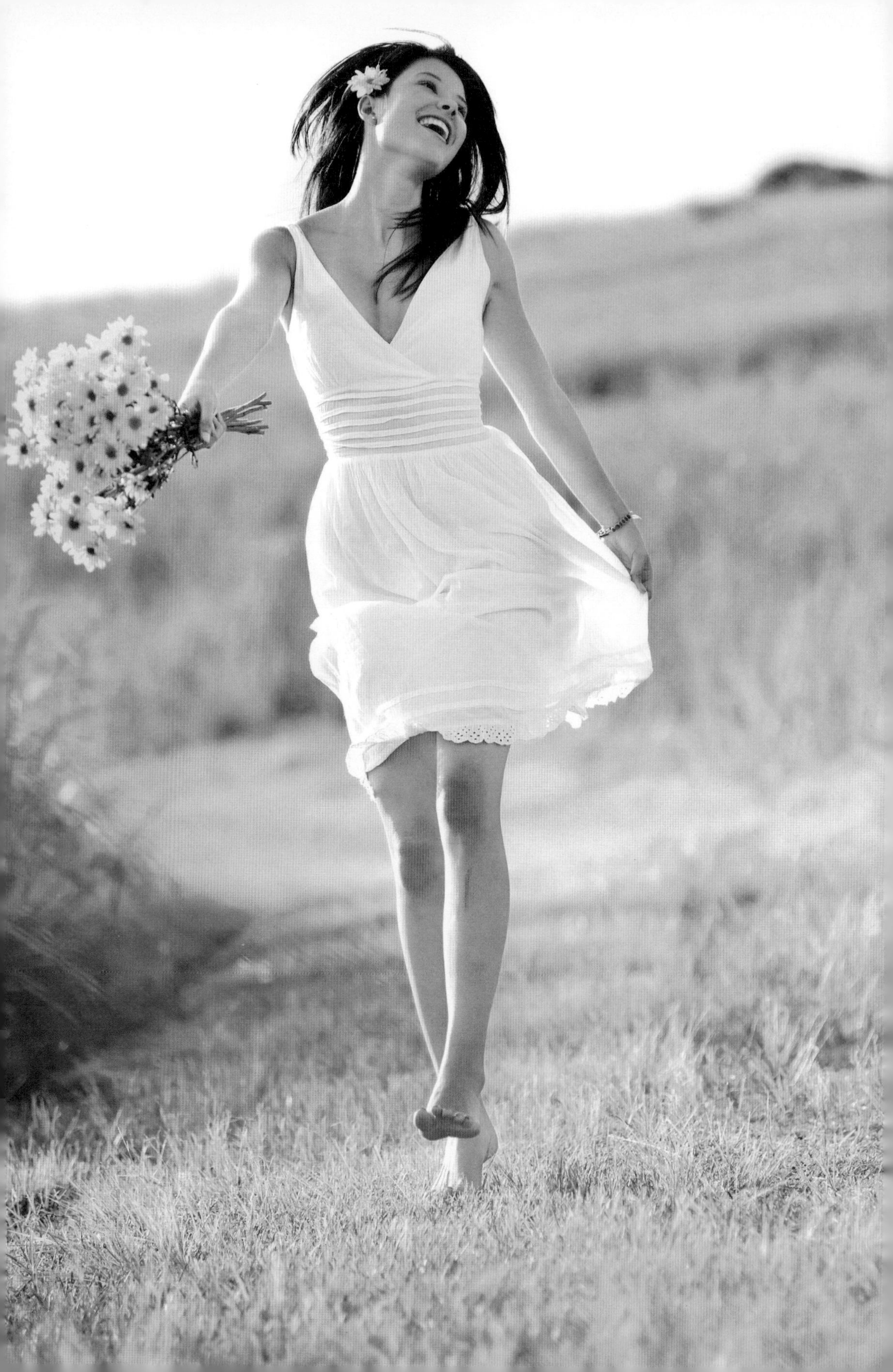

目录

contents

PART 2

夏季篇——清热养心，此谓蕃秀

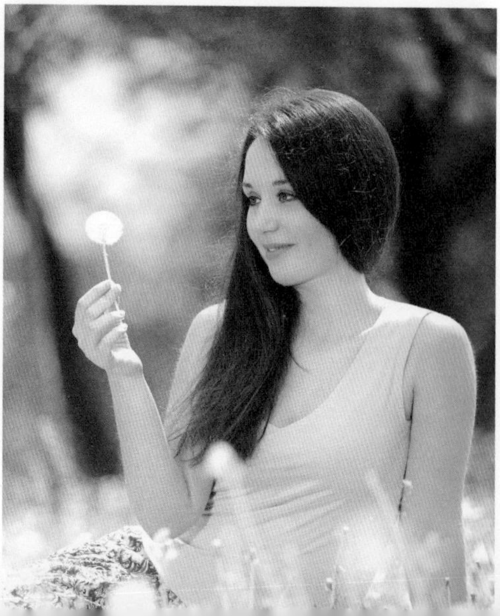

PART 3

秋季篇——滋阴养肺，此谓容平

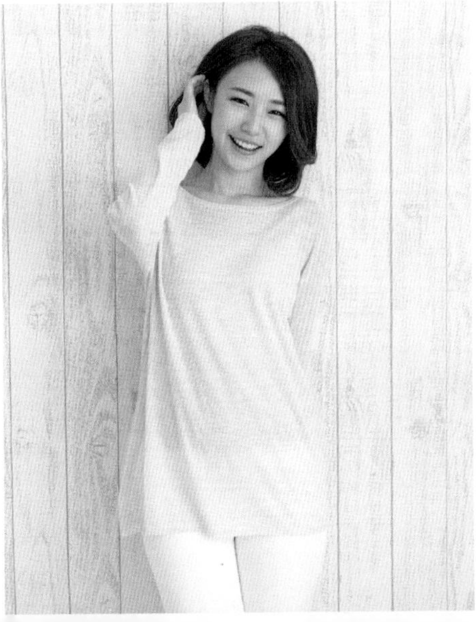

PART 4

冬季篇——养藏补肾，此谓闭藏

PART1

春季篇——养好肝脾，此谓发陈

《黄帝内经》讲『春夏养阳，秋冬养阴』。春季是人体阳气生发的季节，应顺应天地阴阳之气的变化，适当调养，使得阳气得以宣达。春天万物复苏，天气逐渐变暖，人体的阳气也如同植物一般向上、向外散发，此时应该保证阳气的畅通，保证饮食、睡眠、运动的适当，预防感冒的发生。

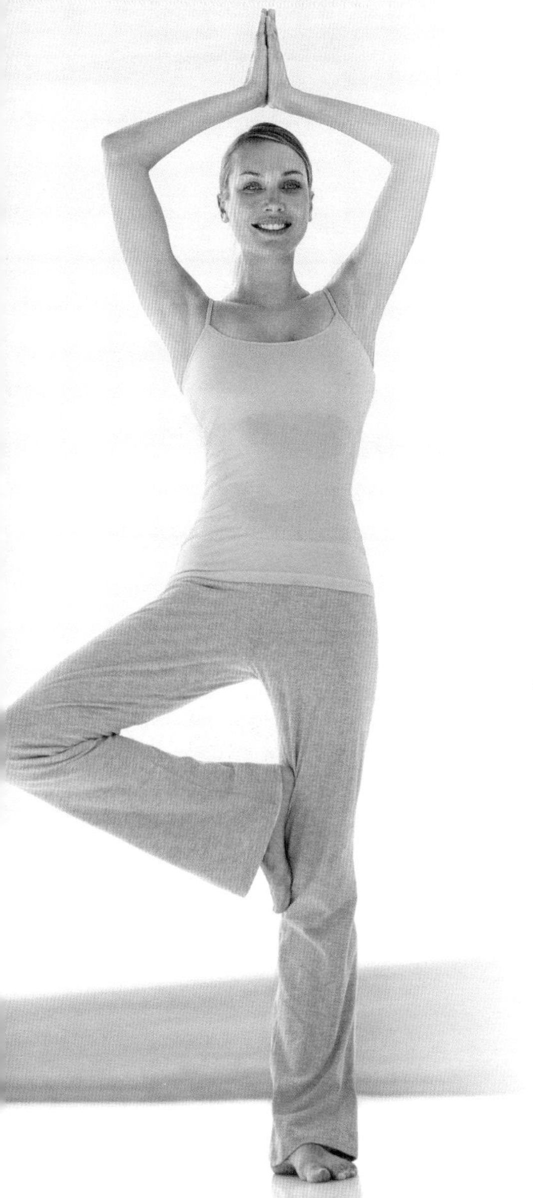

立春

激发生命原动力

立春养生指南

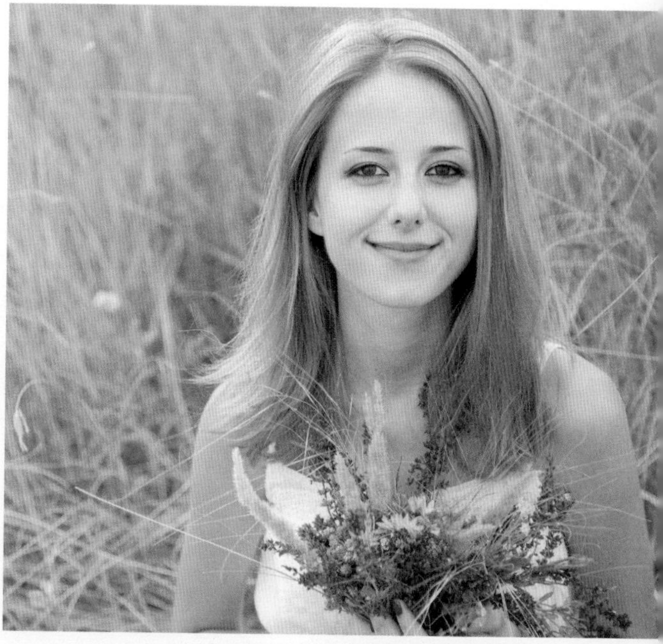

立春是二十四节气之首，也是春天的开始。在春回大地、乍暖还寒之际，生活起居也要结合岁时节序的变化，做好养生保健。春天阳气生发，皮肤的毛孔逐渐张开，肌肤腠理变得疏松，人体内的正气抵御外部袭击的能力变弱，风邪易乘虚而入，容易导致风寒外感、风湿痹痛、头痛发热、恶风、咳嗽气喘等症状。此时，提高人体免疫力势在必行，因此，养阳是关键。每年阳历2月4日前后，太阳到达黄经315°，为立春。立春不仅是二十四节气中的第一个节气，而且还是一个重大的节日。从天文学上说，立春标志着春季的开始，含有万物开始萌芽生长之意，民谚有“一年之计在于春”的说法。

立春，从字面上看，是春天来了，实际上，却是冬天尾巴的延伸。北国的春天，仍是冰天雪地。贴近地面的枯草，在北风的吹拂下，身躯不停地摇晃着。眼看进入六九，冬天仍在延续，人们裹着冬装，并没有脱去的迹象。华南大部分地区则是“白雪却嫌春色晚，故穿庭树作飞花”的景象。

立春过后，天气逐渐变暖，万物复苏，自然界的各种生物萌生发育，此时，人体内的阳气也随着春天的到来而向上向外生发。因此，我们在精神、起居、饮食、运动、调养等方面都要顺应春阳生发这一特点，在调摄养生中注意保护阳气。

立春的养生原则

春季养肝正当时

立春阳气生发，养肝能护阳。“肝喜调达而恶抑郁”，中医认为，肝脏与草木相似，所谓调达，就是指肝像树一样喜欢不受约束地生长，不喜欢受压抑。春天到了，草木在春季萌发生长，肝脏在春季时功能也更活跃，排浊气、畅气血，肝气起到了引导气血从里向外调动的作用，此时正是调养肝脏的大好时机。

养肝重在疏泄

中医学还认为肝的生理特点是主疏泄，在志为怒，恶抑郁而喜调达，故生气发怒易导致肝脏气血瘀滞不畅而成疾。养肝要戒怒，因此在立春时节，要力戒暴怒，即使生气也不要超过3分钟，要尽力做到心平气和、无忧无虑，从而使肝火“熄灭”，使肝气正常生发、顺调。

滋补原则

立春时节的养生要顺应春天阳气生发、万物始生的特点，注意保护阳气，着眼于一个“生”字。春季是人体气血生发的季节，犹如种子发芽。饮食应以滋补阴气，疏通气机兼以生发阳气的食物为主。宜食用味甘、性温的食品，以助阳气生发之力；忌食酸、涩的食品，以降低阳气生发的阻力。口味宜清淡可口，忌食油腻、生冷的食物，少食辛辣刺激性食物，如浓茶、浓咖啡、白酒、辣椒等，这是春季饮食滋补的总原则。

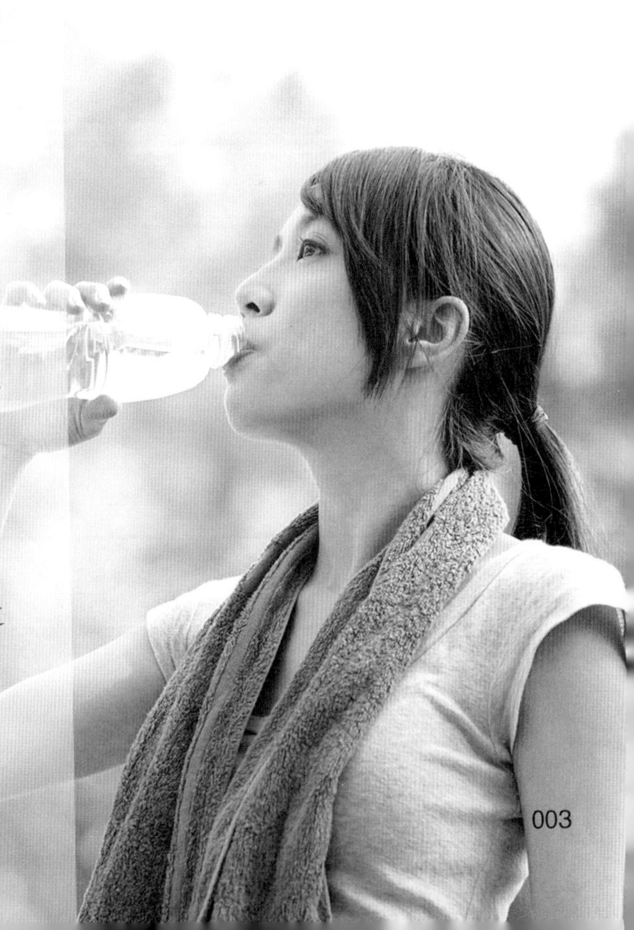

立春时分不要进行高强度的运动，以免由于体能损耗对人体养阳和生长产生不利影响。若运动量过大，大汗淋漓，津液消耗过多，则会损伤阳气；出汗过多，毛孔开泄，则易受风寒而诱发感冒。立春锻炼的目的是通过运动来强健体魄，因此应以小运动量为宜，以不出汗或微出汗为佳。特别是肝火易旺、情绪急躁之人，立春锻炼时更应采用舒缓、轻柔的运动方式。

散步是一项能促进体内各种节律正常运行的全身运动。双脚和双臂有节奏地交替运动，与心跳非常合拍。古往今来，许多名人都将散步当成陶冶情志、锻炼体魄的良方。散步是一种简单易行的健身运动，不受年龄、性别和健康状况的约束，也不受场地、设备条件的限制。春季阳气渐生，春光明媚，外出散步可以使人接触大自然，摆脱冬日的懒散，帮助身体多呼吸新鲜空气，促进血液循环和新陈代谢。观赏春日美景，感受盎然的生机能使人心情舒畅，因此散步对身心健康极为有利。

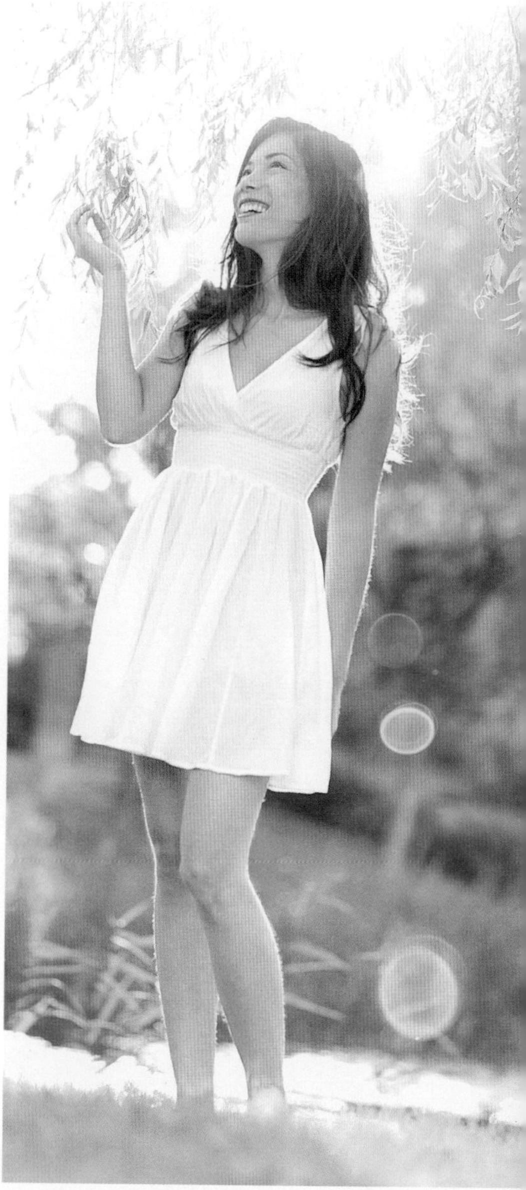

中医认为，人在闲逸地散步时，四肢自然而协调地动作，全身关节筋骨得到运动，加上情绪轻松舒畅，可使人气血流通，经络畅达，利关节而养筋骨，畅神志而益五脏。

现代医学认为，步行使全身肌肉、骨骼、韧带、血液都活动起来，呼吸、循环、泌尿、消化、内分泌、神经系统皆处于活跃状态中，能调整内脏功能的平衡、促进新陈代谢，达到延缓细胞衰老的目的。散步还能促进大脑皮质的活动，故有“散步防老年痴呆”“散步出智慧”之说，因此老年人在春季更应该勤于散步。

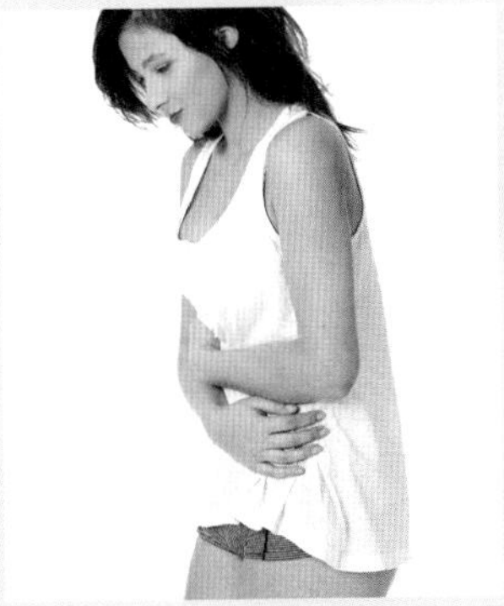

春天来了，须防痔疮

痔疮，主要是由肠胃内热蓄积所引发的，因此防痔疮的首要任务是扫除肠胃里的积热。而菠菜无疑是最好的“肠道清热润滑剂”。菠菜性凉，味甘，归肠、胃经，有活血补血、滋阴润燥、清热解毒、润肠通便的功效。

治疗方法 将清洗后的菠菜切成段，放入容器中，然后倒入红酒，以没过菠菜为宜，再将容器密封，浸泡数小时，就可以将红酒倒出来饮用了。容器中的菠菜要每隔三四天更换一次，以保证鲜嫩营养。容器里的红酒会越喝越少，故要不断往里添加。每天晚上睡觉之前喝上一杯10毫升左右的菠菜红酒饮，不仅能减轻痔疮带来的灼痛感，还有助于睡眠。

妙方巧治本季常见病——水痘

水痘为小儿常见传染病之一，是由水痘–带状疱疹病毒感染所致。临床表现以皮肤丘疹、疱疹、结痂三种皮损同时存在为主要特征。本病传染性较强，以冬春季多见。一旦感染可获终身免疫力。本病患者多见于10岁以下的小儿。

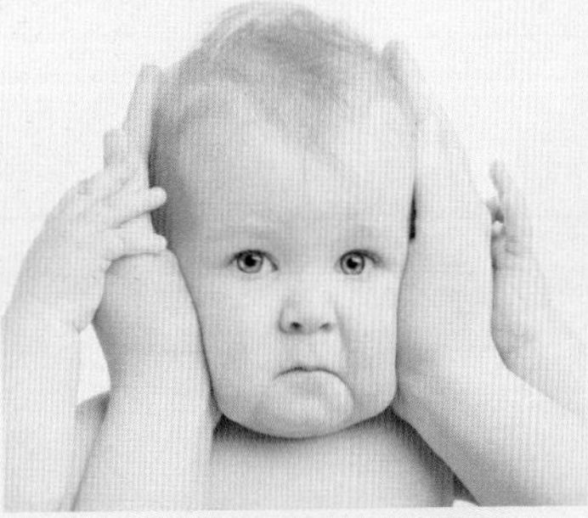

治疗方法 梨饮方：准备梨1个。将梨切成薄片，放入开水内浸30分钟，频频饮服。连服3～5天。主治水痘发病后期各种症状。

（生活中的预防：帮孩子养成良好的卫生习惯，勤洗手，以免传染病交叉感染；学校教室内要经常开窗通风，保持室内环境整洁；疾病流行期间健康儿童应尽量不到公共娱乐场所去玩，也不去病儿家串门，以防接触传染。）

立春之后，会明显感觉到白昼转长，日照、降水逐渐增多，气温也日趋上升。而立春后的 15 日在中国民间被分为三候：“初候，东风解冻。…… 二候，蛰虫始振。…… 三候，鱼陟负冰。”说的就是东风送暖，大地开始解冻。这和立春前的气候有很大差别，所以说立春常处于一年中的转折点。需要注意的是，在立春后的一段时间里，天气乍暖还寒，气候变化仍较大。

【推荐食材三部曲】

一部曲：牛肉

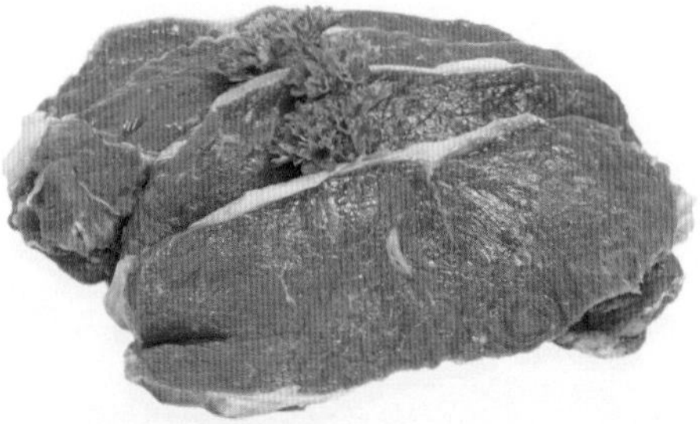

中医认为，牛肉入脾、胃二经，有补脾胃、益气血、强筋骨的功效。牛肉蛋白质含量高，脂肪含量低，味道鲜美，受人喜爱，享有『肉中骄子』的美称。

二部曲：菠菜

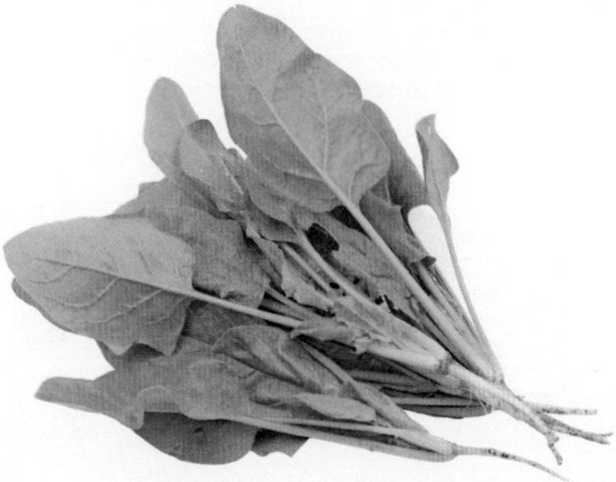

菠菜味甘，性凉，入大肠、胃二经，可清热除烦、润燥通便、生津止渴、养血滋阴，对春季里常因肝阴不足引起的高血压、头痛目眩、糖尿病和贫血等都有较好的治疗作用。

三部曲：鸡肝

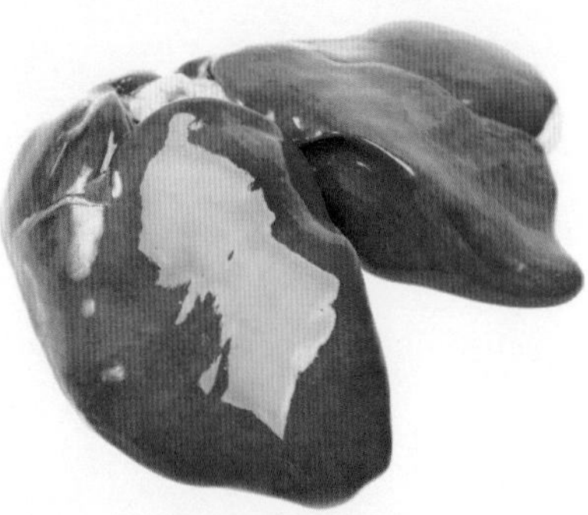

鸡肝味甘、苦、咸，性微温，无毒，入肝、肾二经。鸡肝可补血养肝，为食补养肝之佳品，较其他动物肝脏的作用更强，并且还可温胃。

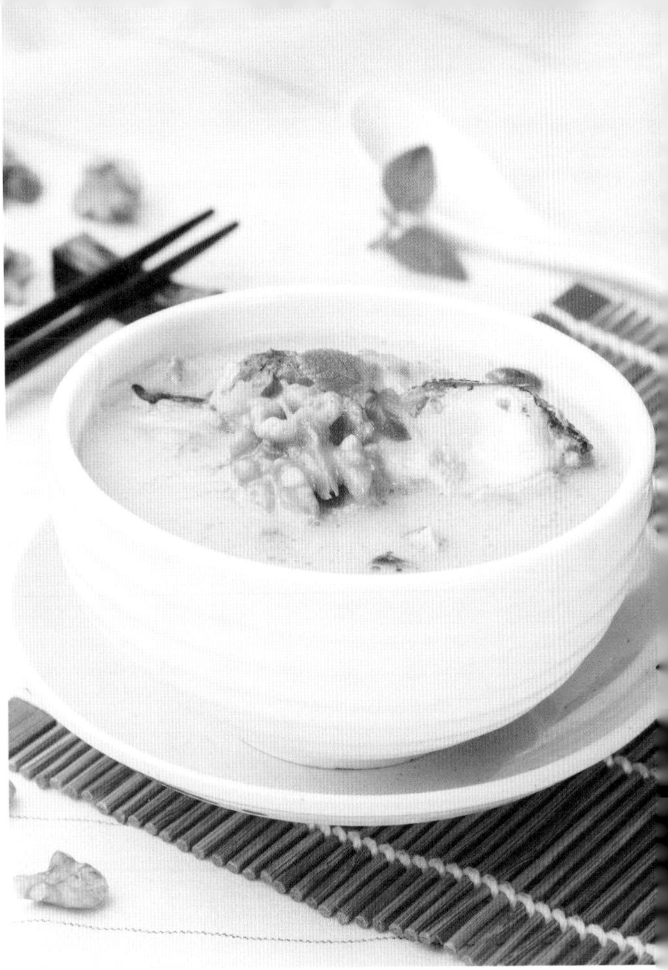

功效作用

天麻是一种古老的中药材。天麻具有息风止痉、平肝潜阳、祛风通络的功效。

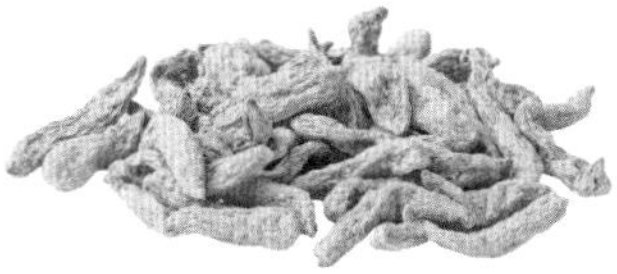

天麻

鱼头营养高、口味好、富含人体必需的卵磷脂和不饱和脂肪酸，有助于增强男性性功能，此外还能降低血脂、健脑及延缓衰老。

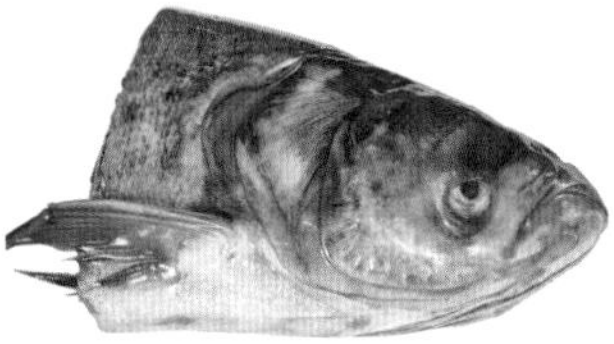

鱼头

天麻鱼头汤，帮你防风邪

关于天麻的健康食疗法中，天麻炖鱼头功效极佳。传统的中医食疗理论有“以脏补脏”之说，即常吃动物某脏器可补人体相对应的脏器。从这个观点来看，鱼头自然是补脑的，对风邪所引起的头痛、发热等症有很好的食疗效果，所以中医称鱼脑髓为“补脑汤”。荷兰也研究发现，年龄在 60 ~ 69 岁之间，每周至少吃一次鱼的人与那些不吃鱼的人相比，在之后 15 年内患中风的概率要减少一半。

原料组成

天麻 20 克，大鱼头 1 个，核桃 50 克，姜片、葱段、料酒、盐、食用油各适量

做法

①鱼头洗净沥干，备用。

②锅烧热加入食用油，爆香姜片，放入料酒，倒入鱼头、核桃和天麻。加适量水炖 1 小时。揭盖，最后放入适量盐和葱段调味即可。

雨水

养肝莫忘调脾胃

雨水养生指南

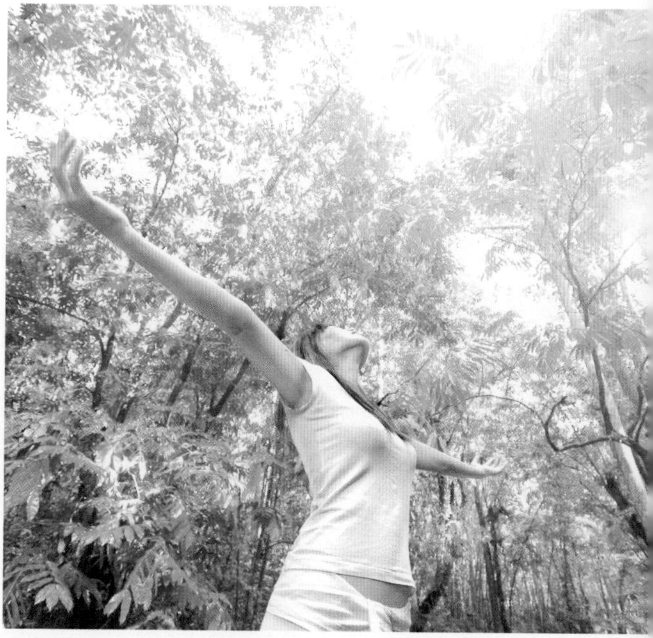

雨水是一年中的第二个节气，尚处在“三九天”末尾、春寒料峭、气温忽高忽低之际，生活起居应顺应自然，掌握阴退阳长的转折期。此时人体经过一冬的收缩，开始变得舒展，毛孔也由封闭状态开始张开。这时如过早脱去冬衣，往往会在不知不觉中感受风寒致病，如流行性感冒、急性支气管炎、肺炎等。

雨水，立春的下一个节气，在每年的2月19日前后，太阳到达黄经330°。此时，气温回升、冰雪融化、降水增多，故取名“雨水”。《月令七十二候集解》这样写道：“正月中。天一生水，春始属木，然生木者，必水也，故立春后继之雨水，且东风既解冻，则散而为雨水矣。”雨水和谷雨、小雪、大雪一样，都是反映降水现象的节气。

雨水这个节气并不意味雨天的到来，在南国，此时雨水仍稀少，冬季风的势力还没有完全退出我国大陆，夏季风尚未崭露头角。就在这个时节，第一场春雨来临了，因而称为“雨水”。从此之后，雨水会逐日增多。虽说雨水之后，气温回升较快，但是冷空气在减弱的趋势中并不甘示弱，不肯收去余寒。由于此时天气变化不定，所以，雨水是全年寒潮过程出现最多的时节之一，这种忽冷忽热、乍暖还寒的天气对已萌动和返青生长的作物、林、果等的生长危害很大。

雨水时节的穿着打扮

“雨水有雨百日阴。”雨水节气意味着气候转暖，春雨渐增。这表示今后春雨将会频繁来袭。早春气温开始回升，但昼夜温差变化大，防寒保暖仍是春季重要的保健原则。《寿亲养老新书》里指出“春季天气渐暖，衣服宜渐减，不可顿减，以免使人受寒”，所以还是要遵循“春捂”的老原则，注意做好保暖工作。春捂的重点要放在下半身的保暖上，重点就是腿和脚，因而不能把衣裤鞋袜穿得过于单薄，衣着宜下厚上薄。年轻的爸爸妈妈要特别注意春季对宝宝的护理，注意防风御寒，尤其是衣着方面，宜宽松舒展、柔软保暖；衣服不可骤减，春天要“多捂”。

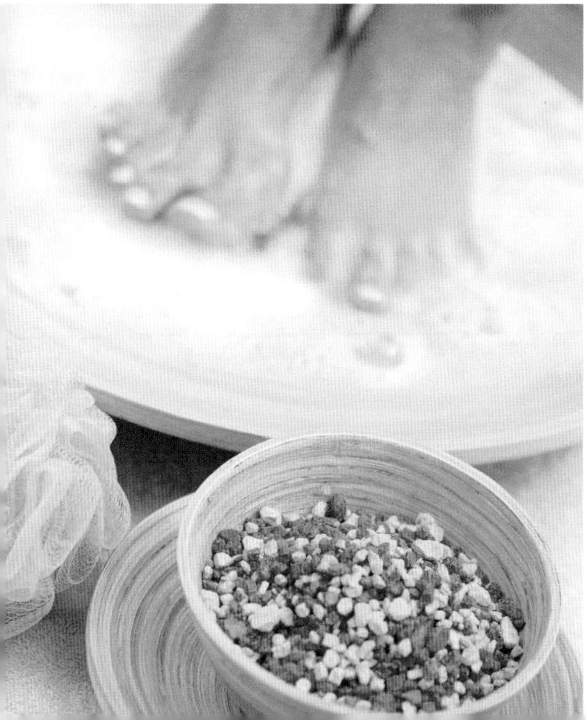

雨水节气的人体反应

容易感觉疲劳：在寒冷的冬天，人体的皮肤毛孔、汗腺会收缩，以减少体内热量的散发。到了雨水时节，人们常常出现头昏脑涨、手脚无力、做什么都打不起精神、想睡觉的现象。那是因为气温回升，皮肤毛孔舒张，供血量增多了，而供给大脑的氧气则相应减少，就会感到疲劳。抵抗力有所减弱：雨水时节气温冷暖不定，是全年寒潮出现最多的时节之一。

春季别忘“暖”脚

有句谚语说：“寒从脚起，湿从下入。”脚，素有“人体的第二心脏”之称。经络学认为，人体的五脏六腑在足部都有感应点和反射区。足踝以下，双脚共有66个穴位，占了全身穴位的1/10。这些穴位都是五脏六腑精气输注、汇聚的地方。

若是脚部受到湿寒侵袭，五脏六腑必然会受到影响。而且，脚位于人体的最底下，距心脏的距离最远，血液循环最为不畅，所以，脚很容易受到湿寒之气的侵袭。除穿上合适的鞋袜外，每晚睡前还需用温热水浸泡双脚。

护脾胃，固本培元

人体一天所需的物质能量、气血、津液、精髓等，都靠脾胃产生，脾胃强健，脏腑的功能才会强盛。脾胃不仅能生化能量，也是调节气机升降运动的枢纽。人身元气是健康之本，而脾胃则是元气之本。元代医家李东垣提出“脾胃伤则元气衰，元气衰则人折寿”的观点。《脾胃论》说“真气又名元气，乃先身生之精气，非胃气不能滋之”。说明脾胃虚弱是百病滋生的主要原因。

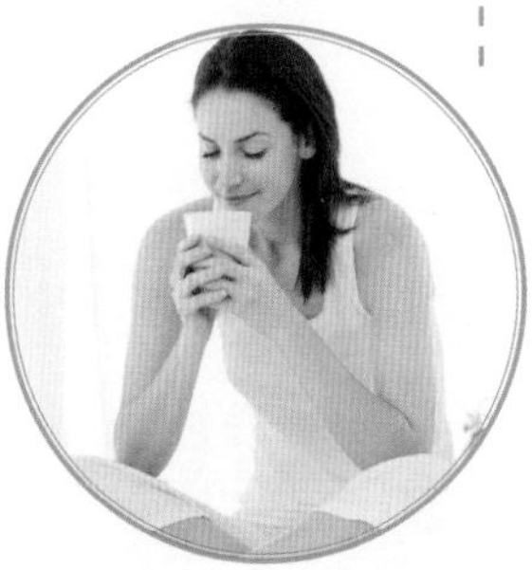

防湿邪，不伤脾胃

春季万物的生长都离不开雨水的滋润，但人体在这雨水的长期“滋润”下，不仅会浑身感到黏腻、不舒服，往往还会出现食欲不振、消化不良、腹泻等症状，这是由脾胃受到湿气困扰所引起的。《黄帝内经》中说“湿气通于脾”，所以，这一时期要加强对脾胃的养护，健脾祛湿，将多余的水分排出体外。

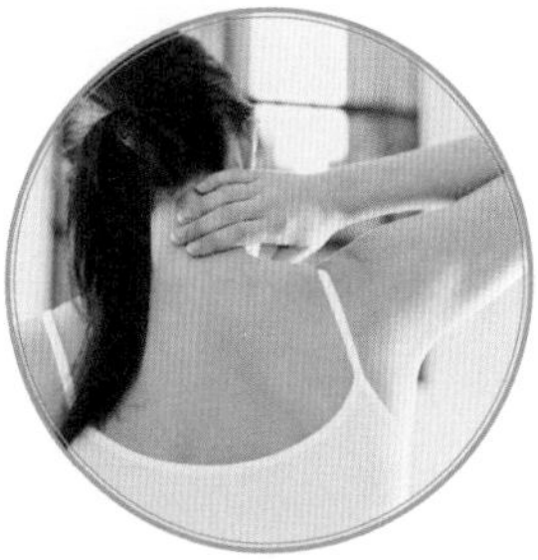

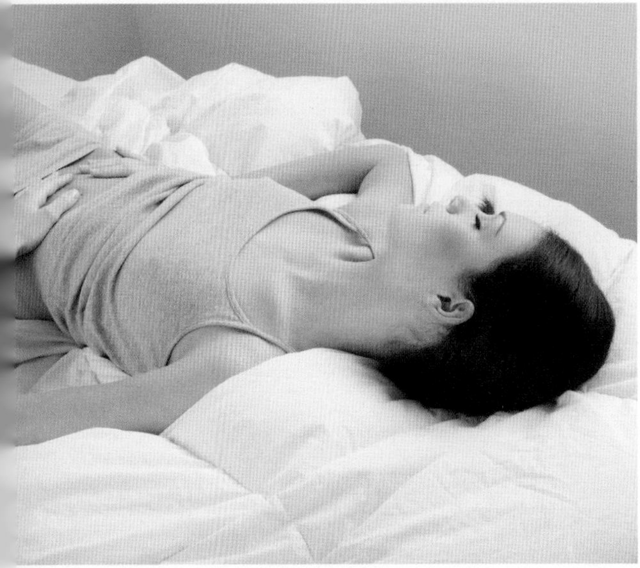

慎脱衣，避湿寒

初春阳气长，阴气退，气候日趋暖和，人体的毛孔开始打开，但此时北方的阴气未尽，虽然温度不像寒冬腊月那样冰冷刺骨，但对风寒之邪的抵抗力却会有所减弱，易感风邪而生病，要慎重减衣。（注意：瘀血体质的人应适当多吃些有疏肝、活血、化瘀作用的食物，避免进食寒凉饮食，少饮酒，减少对肝的损害。）

雨水时节降水开始增多，气温极易变化，会出现“倒春寒”。因此，在雨水时节前后，可减少室外活动，下雨或刮风等恶劣天气时，可在室内进行锻炼。而健身球不为场地所限，是一种很好的室内健身方式。

健身球是玉石、铁或其他材质制作的小球。健身球运动是通过手掌搓揉小球不断地对手部穴位进行良性刺激，从而达到防治疾病、强身健体目的的一种健身方法。经常进行健身球锻炼，能改善微循环状况，使心肌血流量增加，从而调整心血管系统的功能，有效地防治心脑血管病的发生。

健身球可以纠正植物神经紊乱，改善睡眠质量。健身球还可以刺激手指末梢神经，调节大脑皮质的功能活动，延缓脑组织的老化。

双球法：握双球于掌，手指紧贴球体，顺向旋转时，用拇指发力向掌心运球，使双球互绕顺转。双球在旋转时中间不要产生空隙，以免双球互相碰撞乱响，只许发出轻微的摩擦声。在双球旋转时，主要靠五个手指屈伸收展，协调配合来完成。倒向旋转时，用无名指、小指向掌心发力，使双球互绕倒转，与顺旋转方向相反。

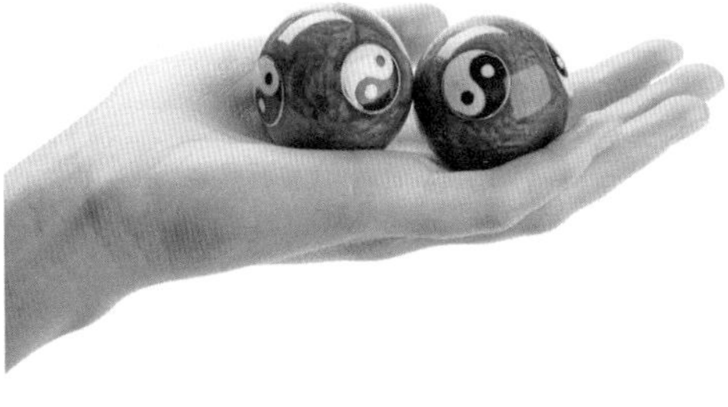

单球法：用手掌托住健身球，先用手指用力抓握数次，然后放松手指。也可手掌朝上，五指捏球，自拇指开始，五指依次用力捏压小球，然后五指按顺序拨动，使小球在手指上旋转，反复几次后，将另一手掌面朝下置于健身球上，双手挤压或搓揉。还可掌心朝上，用手抓住球，使用腕部力量将小球轻轻向上抛起，再用手掌接住。

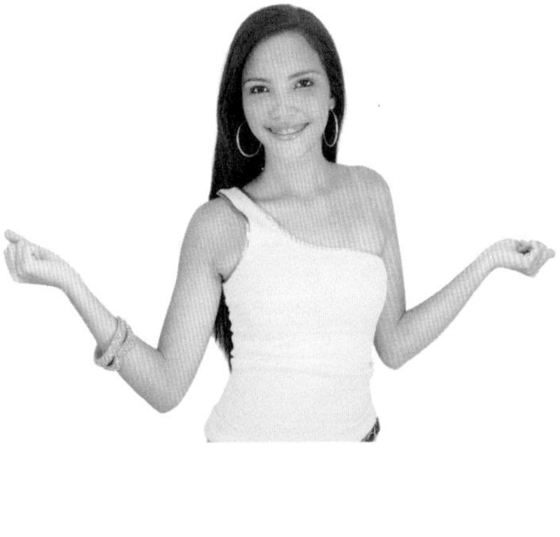

敲敲风市穴，告别关节炎

对于脚部的保暖，人们一般不会忽视。但是腿部保暖的问题，却经常被大家忽视了。有些爱美的姑娘眼看春天来到了，不顾腿部受寒，便早早地穿起了裙子。若是长期如此，风邪便会携湿寒由腿部侵入人体，在风邪的长期侵袭下，容易形成“风寒腿”，患上风湿性关节炎等疾病。刮痧、按摩、拔罐、艾灸等方法均可刺激风市穴，都可以作为日常保健的方法，来预防“老寒腿”、风湿性关节炎等疾病的发生。

【取穴】位于大腿外侧的中线上，当腘横纹上 7 寸。或直立垂手时，中指尖处。

【功效】祛风化湿、通经活络。

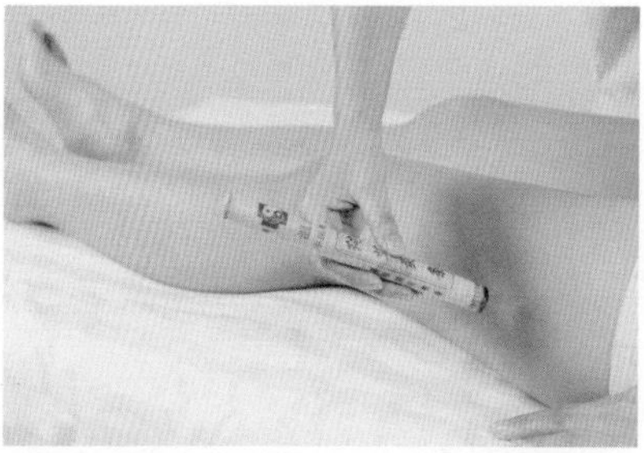

艾灸方法 用艾条温和灸风市穴 5 ~ 10 分钟，每日 1 次。

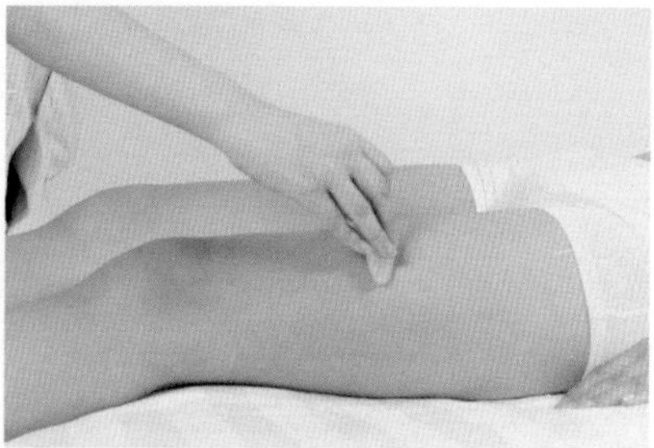

刮痧方法 用面刮法刮拭风市穴，以出痧为度，隔天 1 次。

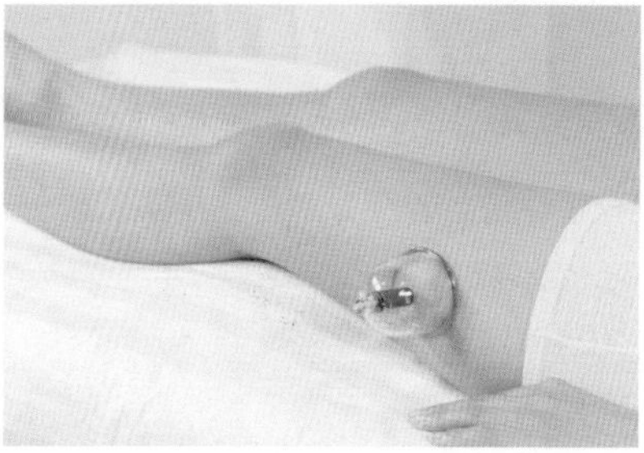

拔罐方法 用拔罐器将气罐吸附在风市穴上，留罐 10 ~ 15 分钟。

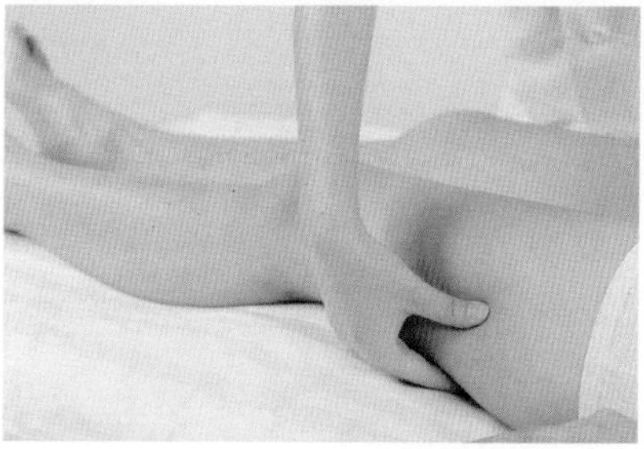

按摩方法 用手指指尖压揉风市穴 2 ~ 3 分钟，长期按摩。

春季以肝气为令，肝常被比作刚强急躁的“将军”，喜条达、舒畅，最怕的是抑郁、压制。肝气条达则可疏发心中的郁气，气血运行通畅；而抑郁恼怒则可导致肝脏气血郁滞而成疾。故春天最怕肝气抑郁，肝阳上亢，轻者神经衰弱、内分泌紊乱，重则可致精神失常、高血压、心脑血管疾病，并可降低人体免疫能力，导致疾病丛生。

【性味归经】

性	味	归经	毒性	用法用量
微寒	甘、苦	肺经、肝经	无	5～9克， 水煎或沸水泡服

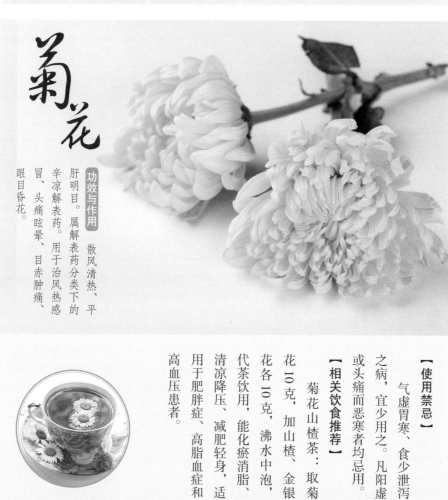

菊花

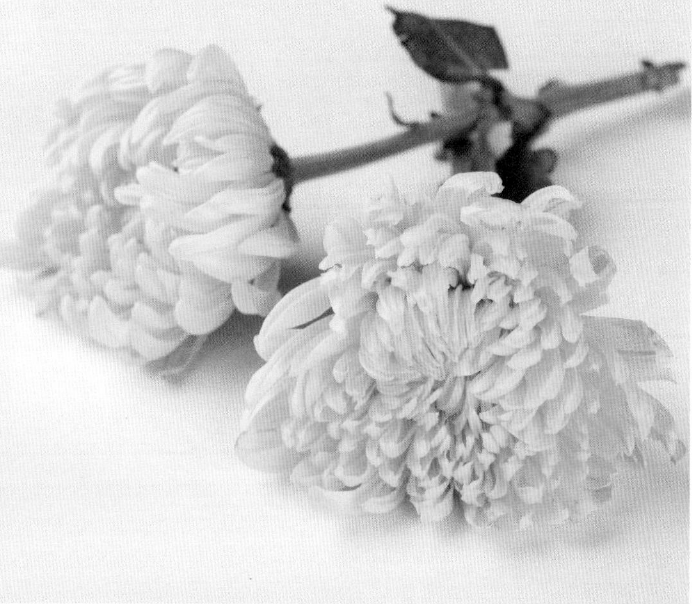

功效与作用 散风清热、平肝明目。属解表药分类下的辛凉解表药。用于治风热感冒、头痛眩晕、目赤肿痛、眼目昏花。

【使用禁忌】 气虚胃寒、食少泄泻之病，宜少用之。凡阳虚或头痛而恶寒者均忌用。

【相关饮食推荐】 菊花山楂茶：取菊花10克，加山楂、金银花各10克，沸水中泡，代茶饮用，能化瘀消脂、清凉降压、减肥轻身，适用于肥胖症、高脂血症和高血压患者。

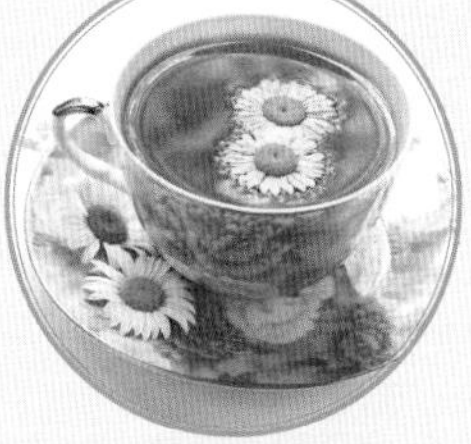

暖冬过后要提防春寒病的发生。“雨水”节气降水增多，天气变化不定，冷空气活动仍十分频繁，俗话说的“倒春寒”现象仍经常发生。暖冬气候使得大地水分蒸发快，空气变得异常干燥，容易使人出现口干舌燥、嗓子疼、流鼻血、眼发涩、皮肤干燥和发痒等症状。

【推荐食材三部曲】

一部曲：南瓜

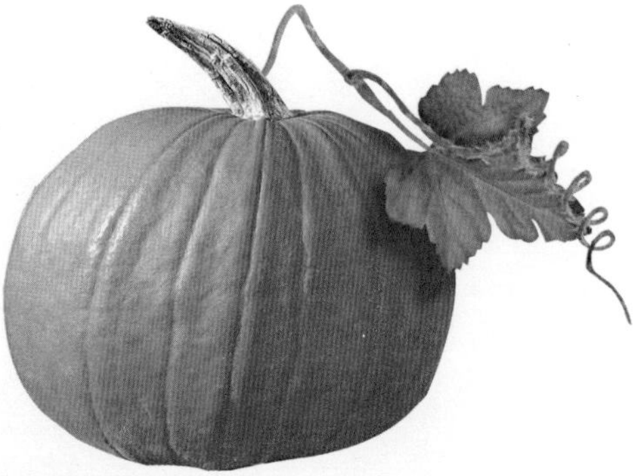

南瓜可健脾养胃、补血。中医认为南瓜性温，味甘，无毒，入脾、胃二经。能润肺益气、化痰、驱虫解毒、治咳止喘，还有利尿、美容等作用。

二部曲：小米

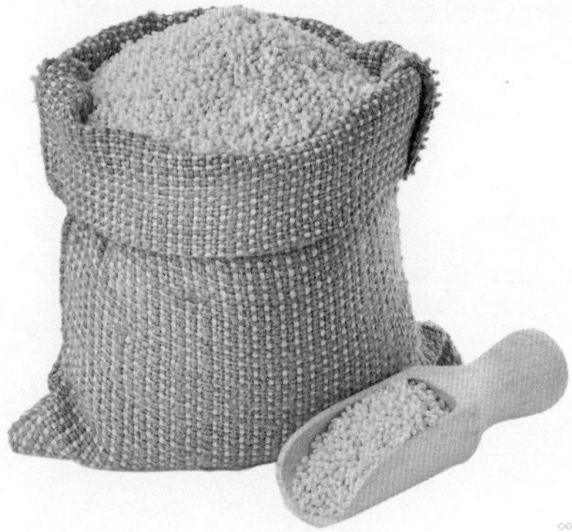

小米又名粟米，它清香甘甜，金黄酥糯，在北方食用较多。小米乃五谷之首，既养后天之本的脾胃，又养先天之本的肾脏，是养生保健的佳品。中医认为小米有和胃温中的作用，米味甘、咸，有清热解渴、健胃除湿、和胃安眠等功效，内热者及脾胃虚弱者更适合食用。

三部曲：玫瑰花

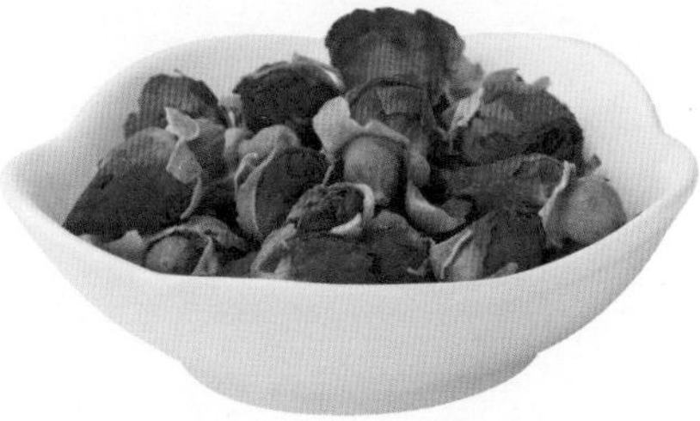

中医认为，玫瑰花味甘、微苦，性温，最明显的功效就是理气解郁、活血散瘀和调经止痛。此外，玫瑰花的药性非常温和，能够温养人的心肝血脉，舒发体内的郁气，起到镇静、安抚、抗抑郁的功效。

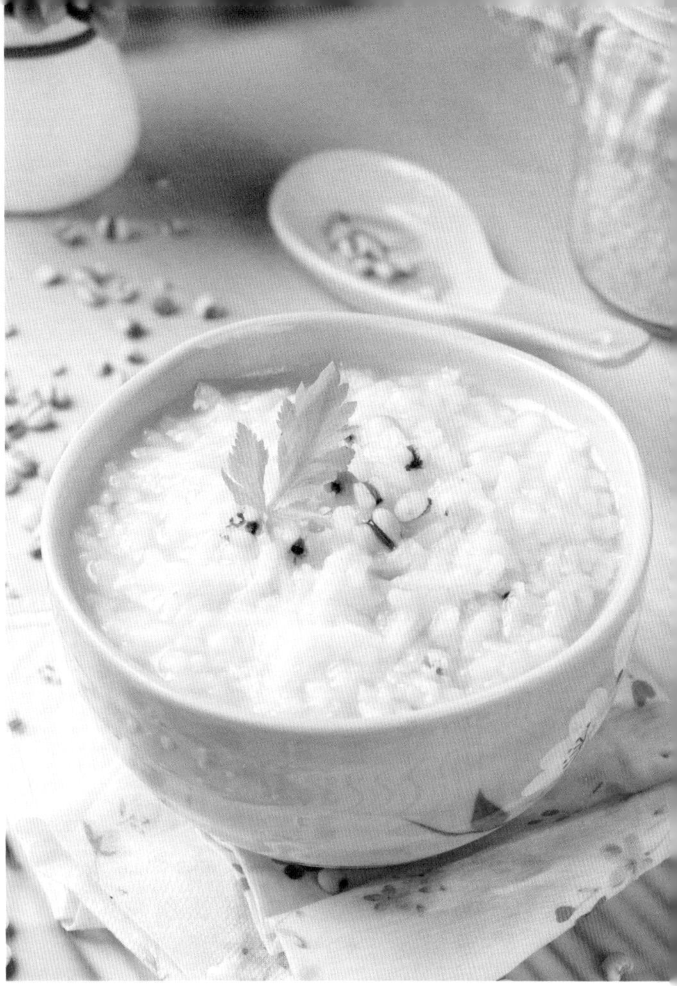

体内有湿，喝薏米党参粥

薏米，又叫薏苡仁，民间称为“天下第一米”。薏米具有健脾胃、消水肿、祛风湿、舒筋骨、清肺热等功效，其美容功效也是众所周知的。此外，薏米还是一种不可多得的抗癌食材，有首民谣是这样说的：“薏米胜过灵芝草，药用营养价值高，常吃可以延年寿，返老还童立功劳。”党参，味甘，性平，具有健脾补肺、益气生津的功效，对于脾胃虚弱、食欲不振、大便稀溏等症具有良好的疗效。

功效作用

薏米的营养价值很高，被誉为“世界禾本科植物之王”；在欧洲，它被称为“生命健康之禾”。

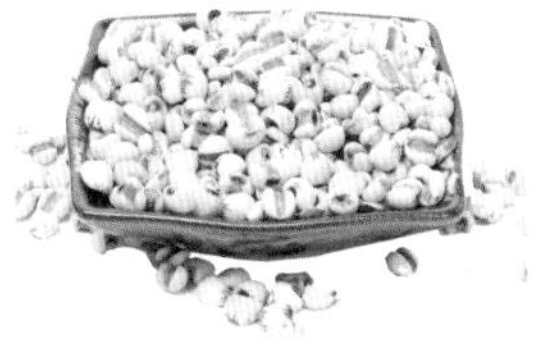

薏米

党参为中国常用的传统补益药，古代以山西上党地区出产的党参为上品，具有补中益气、健脾益肺之功效。

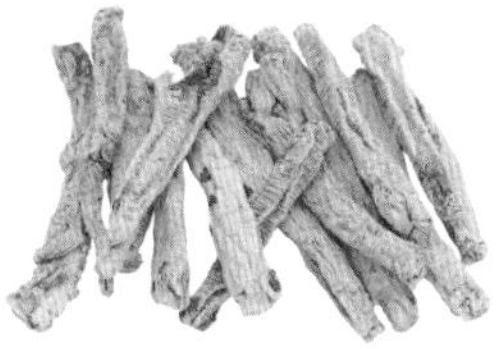

党参

原料组成

粳米 50 克，薏米 30 克，党参 15 克

做法

①将薏米洗净后去除杂质，浸泡 2 小时；党参洗净切成片；粳米淘洗干净。

②把粳米、薏米、党参置于锅中，加适量清水，置大火上烧沸，再改用小火熬煮 60 分钟即成。每日 1 次，早餐食用。

惊蛰

警惕肝病的侵扰

惊蛰养生指南

惊蛰时节，天气很好，但有的人却感觉后背凉、痛，四肢凉、麻、胀，这是气不足的缘故。天地之间的阳气生发得过快，人体内的阳气跟不上。尤其到了15天之后的春分，这种情况会进一步加剧。因此，惊蛰前后，补充阳气很关键。

惊蛰时节还要防风痹。因为早春多风，天气乍暖还寒，忽冷忽热，受风后容易发生关节肌肉酸痛，其特点是游走性的，可先后发生在肩、颈、腰等关节。养生方法是脱冬衣要晚，选择药物治疗时，可服舒筋活络丸或风湿骨痛丸等。这个时节最容易感染上病毒性疱疹，如带状疱疹，严重者会集中于腰部，俗称缠腰火丹，要及时治疗。

预防季节性疾病的流行。现代流行病学调查证实，惊蛰属肝病的高发季节。而且春季与肝相应，养生不当则可伤肝。此外，在此时，流感、流脑、水痘、带状疱疹、流行性出血热等都易暴发流行，因此，惊蛰节气要当心冷暖变化，预防此类季节性疾病的流行。

饮食调养要根据节气变化和每个人的体质情况而定。主要以“春夏养阳”为原则，可适当多吃能生发阳气的食物。春天肝气旺易伤脾，故惊蛰时要少吃酸，多吃养脾食物，还可以适当食用一些具有补益正气作用的食疗粥来增强体质。

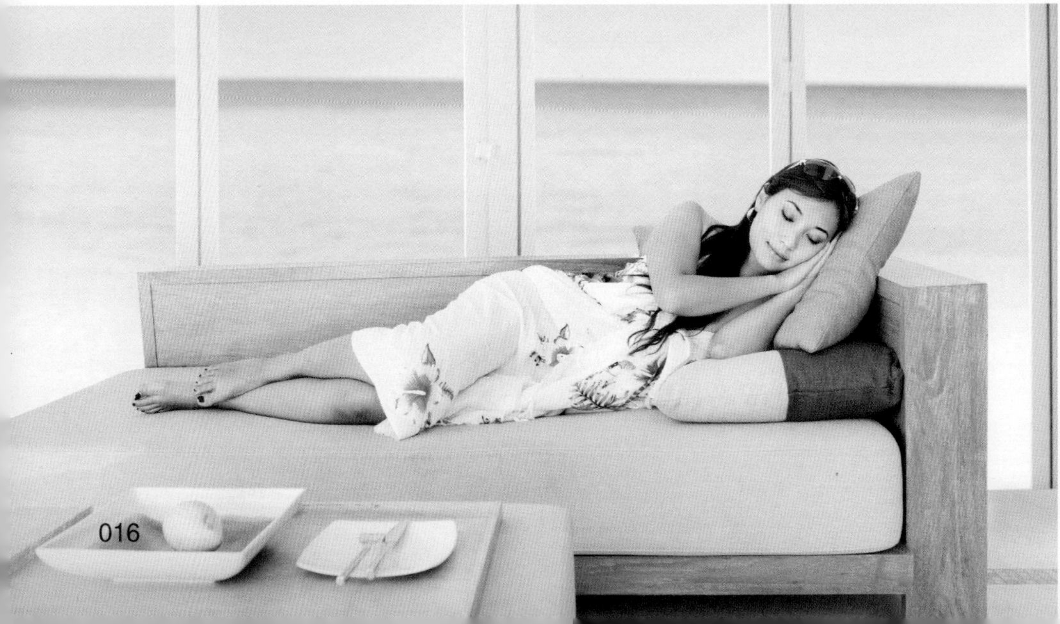

惊蛰养生小贴士

春季排毒养生

阳春三月，万物复苏，处处生机勃勃，人和自然界一样也充满了生气。然而，很多人会出现头昏、提不起精神、全身倦乏、情绪低落、食欲不振、咽喉疼痛、口疮、鼻出血、便秘、脸上出现痤疮和色斑等症状。这些一般是肝气不舒、毒素无法排出的表现。

春天肝旺

四季之中，春天属木，而人体的五脏之中肝也是木性，因而，春天通肝，容易造成肝火上亢，情绪激动，动辄大发脾气，或容易肝气郁结，情绪低落，出现色斑、面色黄等等。此外肝火过旺易乘脾土，脾失健运，出现食欲不振、腹胀等症状。

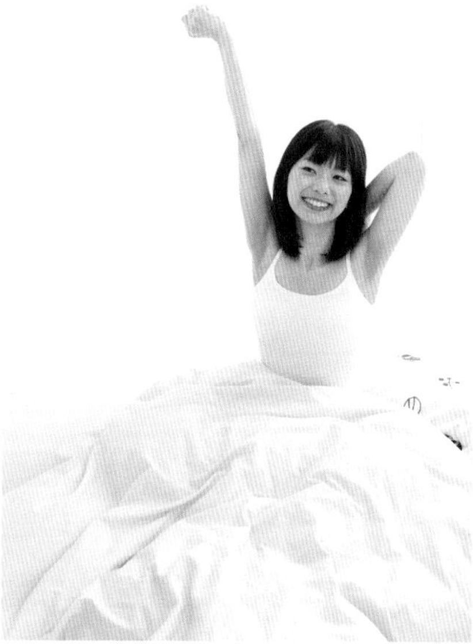

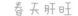

管道不通，阳气生发受阻

三月迎来了温暖的春天，气温升高，阳气升发，但冬天时人体活动较少，新陈代谢缓慢，体内毒素排出受阻，极易导致排毒管道不通畅，使阳气生发受阻，“清阳不出上窍”，人体就容易出现头昏、提不起精神、全身倦乏的症状。

春燥热毒内盛

春天自然界万物复苏、阳气上升，易扰动人体肝、胆、胃、肠蓄积的内热之毒而出现春燥，且春天风大雨少，气候干燥，人体水分易大量流失，加上天气反复无常，不能保持人体新陈代谢的平衡和稳定，导致机体阴阳失调、热毒内盛、火热上炎，则出现口疮、咽喉疼痛、痤疮；热入肠道，则出现便秘、尿黄。

提升气血，阴阳调和

惊蛰过后，人体的肝阳之气渐升，阴血相对不足，因此养生应顺应阳气长盛、万物始生的特点，使自身的精神、情志、气血也如春日一样舒展畅达、生机盎然。惊蛰过后是春暖花开的季节，同时也是各种病毒和细菌活跃的季节。肝病好发于此季节，尤其是甲型、戊型病毒性肝炎，发病时主要表现为发热、恶心、呕吐。此时当注意提升气血，使阴阳调和，巩固人体的免疫力。

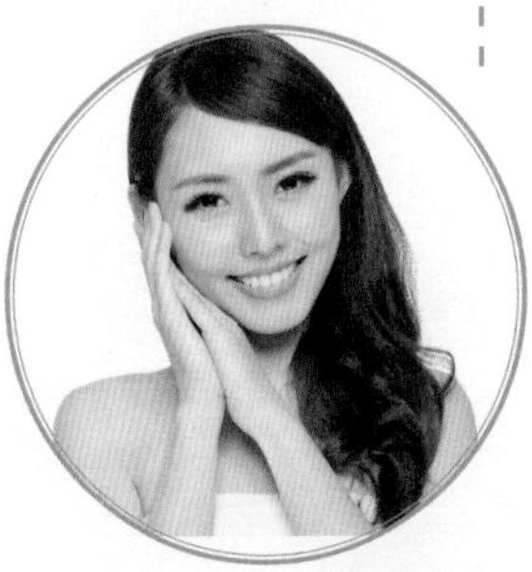

平衡作息，调养饮食起居

惊蛰时的养生，要根据自然物候现象及自身体质差异进行精神、饮食、起居的调养。《黄帝内经》中说“春三月，此谓发陈，天地俱生，万物以荣。夜卧早起，广步于庭，被发缓形，以使志生”。春天早睡早起，慢步缓行，可以使精神愉悦、身体通达。

提高疾病预防意识：惊蛰时节是春暖花开的日子，又是疾病多发的时期。因而，这一节气中必须做好一些疾病的预防工作。由于春季与肝相呼应，养生不当则易伤肝，要重点保护肝脏。

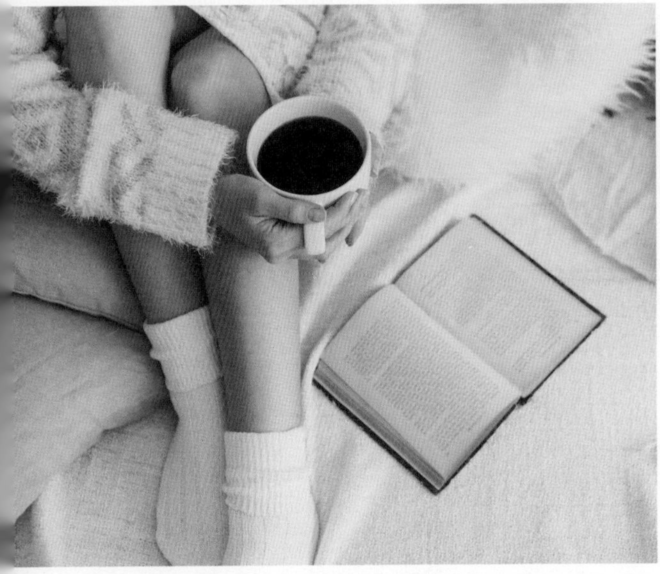

温热健脾，多甘少酸

虽然冬季已经过去，但仍有余寒未清，人体内的阳气已经苏醒，开始生发、壮盛，此时可以吃些温补的食物以御寒助阳。例如韭菜、大蒜、洋葱、香菜、姜、葱，这些食物性温，味辛，可以驱散风寒、抑制病菌。应少吃酸味食物，中医认为，春天里，人体的肝气容易亢奋，酸味食物容易助长肝气，一般来说应减少食用。名医孙思邈就有“春日应该省酸”之说。

内养功强调呼吸停顿、气沉丹田等意念，是静功的主要功法之一。内功法具有“大脑静”而“脏腑动”的特点，尤其适于春季练习。

练功之前要简单进行一些准备。首先，要保证练功的环境尽可能整洁安静，空气清新。其次，要心神安定，精神愉悦。练功前 20 分钟左右，应稍作休息，使心神安定、精神舒畅。另外，练功前要宽衣松带，解除束缚。无论卧式、立式、坐式时，都必须将纽扣、衣带、鞋带或紧身衣服等预先解开，全身放松，使血液循环不受阻碍。

不论采用哪种姿势练习内养功，只要自然、端正即可。练习坐式时宜用宽凳子或椅子，其高度以练功者的膝关节弯曲呈 90° 为宜。练习时身体不偏不斜，不含胸，头颈和上身端正，头部略向前倾，臀部向后稍微凸，背不弯曲。若是盘膝坐，则两手相握或两手相叠向上，置于小腿前或放在小腿上。姿势端正后，两眼微闭，注视鼻尖，口亦微闭，舌抵上腭。

在意念活动中，想象以腹内脐下 1.5 寸处的气海穴为中心形成一个球形，使思想集中，排除杂念，即意守丹田，又称“调心”。这样以一念代万念，则易于入静。练呼吸时要意守呼吸，体会呼吸的柔和自然、舒适平稳，达到“意念合一”。妇女练意守丹田有的会出现经期延长或经量过多，此时应改为意守膻中。练完功后要用一手掌按在肚脐上，另一手掌贴在这只手的手背上。两手同时以肚脐为中心揉转，先由内向外，由小到大缓缓画圈，左转 30 圈。稍作停顿后，再由外向内，由大到小画圈，右转 30 圈，到肚脐处停止，即是收功。然后，可以随意活动活动身体，但不要做剧烈运动。

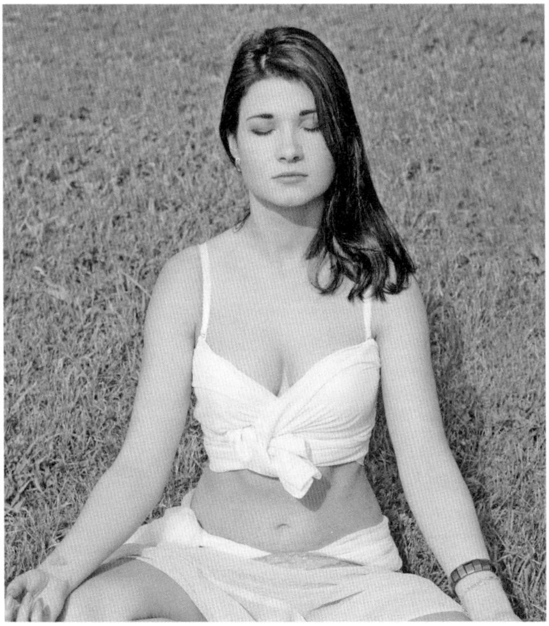

惊蛰天要补气就找“关元穴”

我们常听到“丹田之气”“意守丹田”“气沉丹田”等，这里的“丹田”其实可以认为是经络学说中的关元穴。关元穴是男子藏精、女子蓄血之处，同时还是足太阴脾经、足厥阴肝经、足少阴肾经与任脉的交会穴，故统治足三阴、小肠、任脉诸经病。在补肾壮阳、温通经络、理气和血、补虚益损等方面，关元穴均有不可取代的作用，此外，关元穴还具有补气的功效。

【取穴】位于下腹部，前正中线上，当脐中下 3 寸。

【功效】固本培元、导赤通淋。

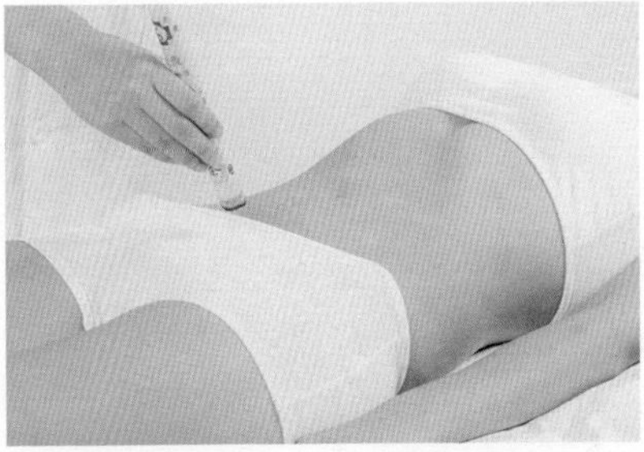

艾灸方法 用艾条温和灸关元穴 5 ~ 10 分钟，每日 1 次。

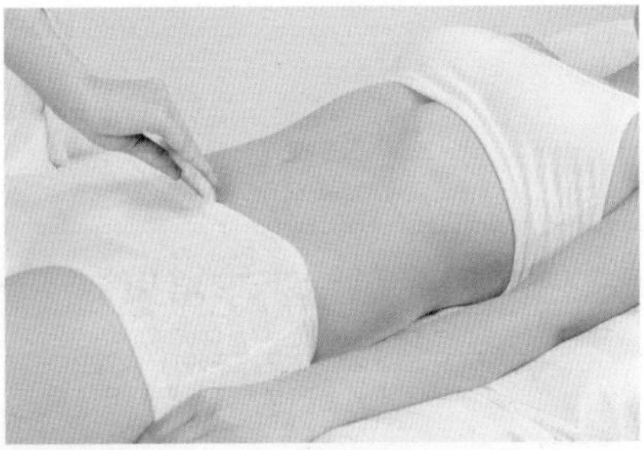

刮痧方法 用面刮法刮拭关元穴，以出痧为度，隔天 1 次。

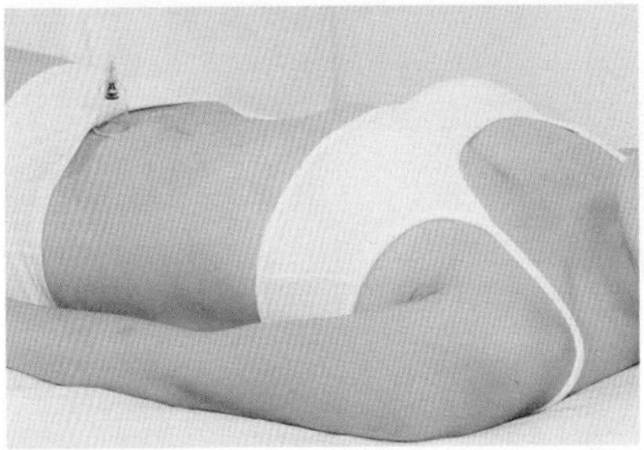

拔罐方法 用拔罐器将气罐吸附在关元穴上，留罐 10 ~ 15 分钟，隔天 1 次。

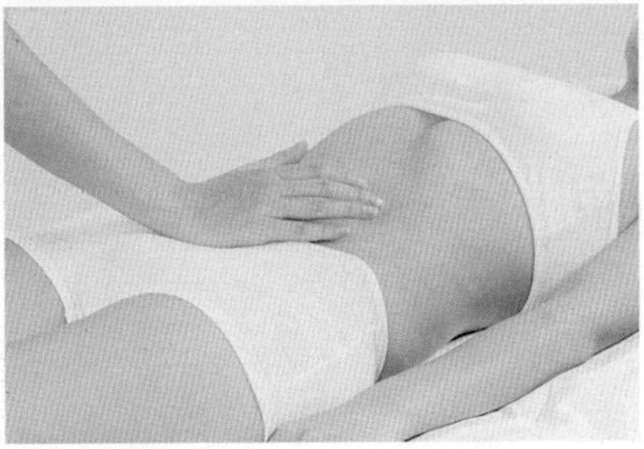

按摩方法 用手掌根部推揉关元穴 2 ~ 3 分钟，长期按摩，可改善痛经、失眠等病症。

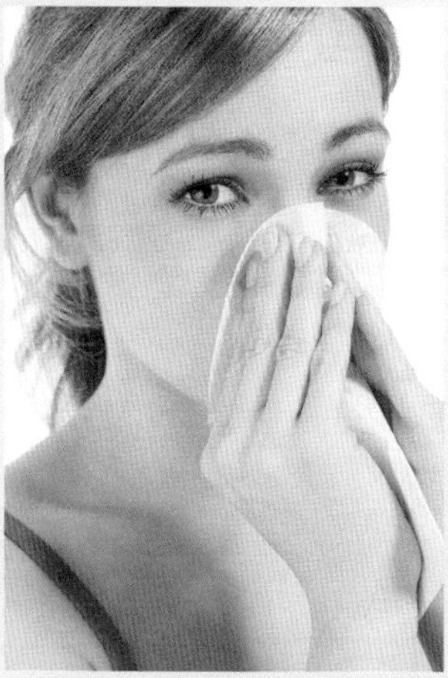

预防惊蛰易得的流感

蛰是藏的意思，惊蛰的意思就是天气回暖，春雷始鸣，惊醒蛰伏于地下冬眠的昆虫，同时也是各种病毒和细菌活跃的季节。因此，春季也是流行性疾病多发的季节，诸如流感、流脑、水痘、带状疱疹、甲型肝炎、腮腺炎、肺炎等。流感是这个节气最易发生的病毒性感染病，并且传播速度快、传播范围广。体质弱的老人，要注意预防。

治疗方法 可选择中药预防。贯众、板蓝根、葛根、藿香、甘草各9克煎服，每日1剂，连服3日，可起预防作用。

妙方巧治本季常见病——哮喘

春天是哮喘病的好发季节，主要是因为春天天气冷热变化较大，容易引起上呼吸道感染，诱发哮喘。突然的冷空气刺激，也可以引起气管痉挛，发生哮喘。其次，野草、树木的风媒花粉散放出许多花粉颗粒漂浮于空气中，具有过敏性体质的人吸入花粉后会打喷嚏、流鼻涕、鼻痒、咳嗽，引起哮喘。

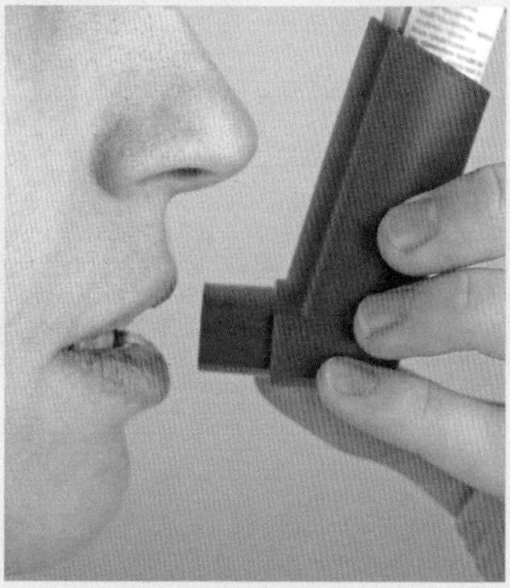

治疗方法 白果百合冰糖饮：准备白果30克，百合30克，冰糖30克。将白果去壳取仁，再将膜和胚芽去掉，与百合、冰糖一起入锅，加水1200毫升，煎煮1小时，取汁饮用。

惊蛰时节阳气生发，但与此同时，这个时候也是流行性感冒、肝炎、风疹等病毒传播的时节。另外，也是人体内部阳气特别容易“受伤”的时候，一旦伤及，很容易导致胃疼、腹泻等疾病，细菌、病毒也在这个时候活跃，容易导致病毒传播。因此，在这个时节，更应该注意保暖，增强自身免疫力，预防感冒。

【推荐食材三部曲】

一部曲：豌豆

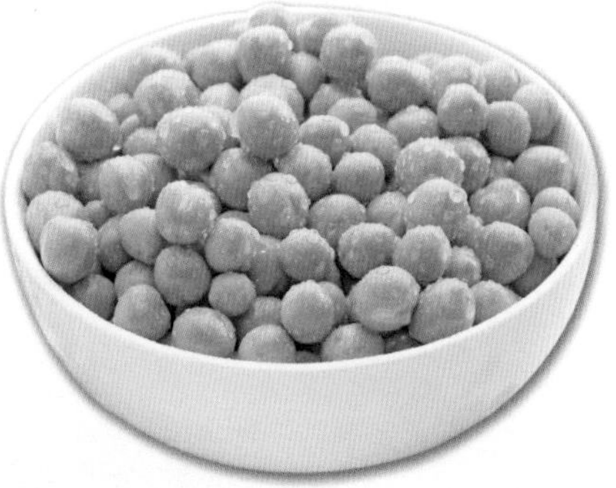

中医认为，豌豆味甘，性平，入脾、胃二经；具有益中气、止泻、利小便之功效；主治脚气、痈肿、乳汁不通、脾胃不适、呃逆呕吐、心腹胀痛等病症。

二部曲：黑米

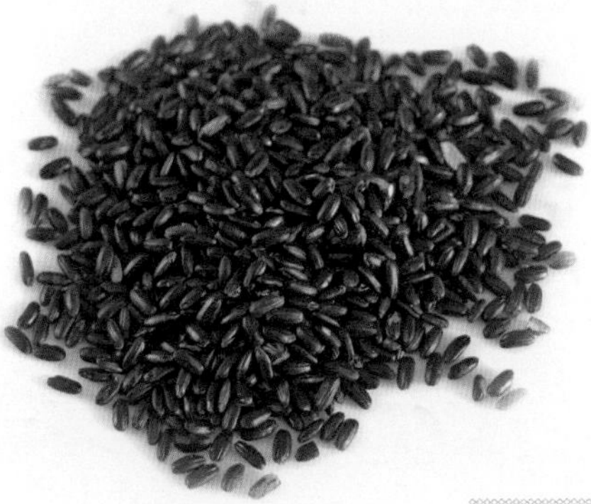

黑米有显著的药用价值，医书记载黑米有『滋阴补肾、明目活血、清肝润肠』等功效，最适于孕妇、产妇等补血之用，又称为『月米』『补血米』。历代帝王把它作为宫廷养生珍品，称为『贡米』。

三部曲：海蜇

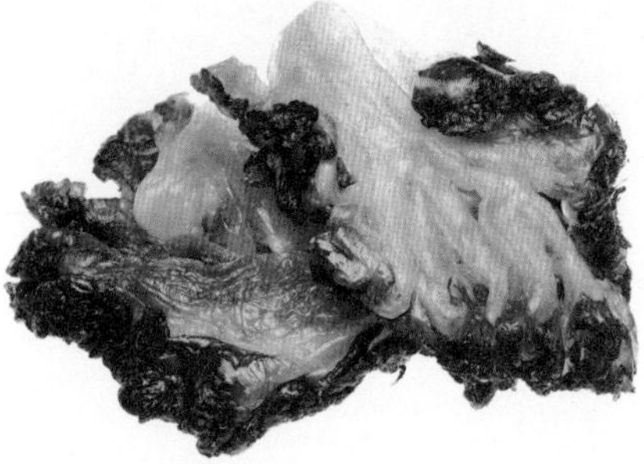

海蜇味咸，性平，入肝、肾二经，有清热解毒、化痰软坚、降压消肿等功效，对气管炎、哮喘、高血压、胃溃疡等疾病均有不错的食疗功效。

功效作用

据《本草纲目》记载："梨者，利也，其性下行流利。"药用能治风热、润肺、凉心、消痰、降火、解毒。雪梨，味甘，性寒，含苹果酸、柠檬酸、维生素 B_1、维生素 B_2、维生素 C、胡萝卜素等，具有生津润燥、清热化痰之功效，特别适合秋天食用。雪梨加冰糖可以润肺和治感冒。医学研究证明，梨确有止咳化痰、养血生肌的作用。

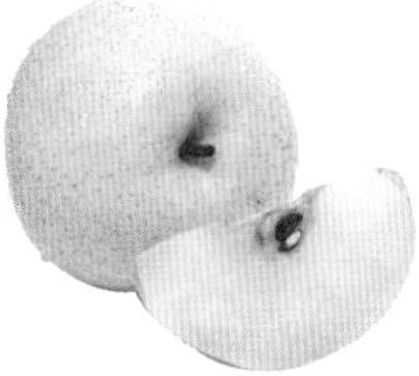

雪梨

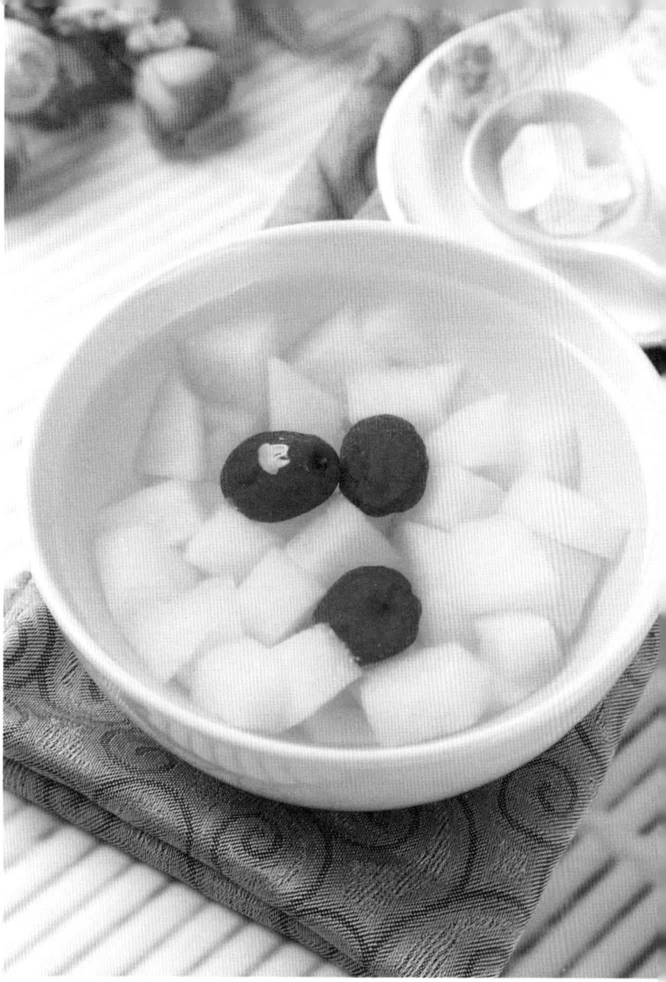

惊蛰吃了冰糖雪梨，病痛都远离

原料组成

梨 2 个，大枣 15 克，冰糖适量

做法

①将梨洗净，切块备用。

②将梨块同冰糖、大枣一起放入锅中，加适量水煮 15 分钟，盛出放入碗中即可。

惊蛰之日，在山西、内蒙古等地，民间就有吃梨的习俗，意思是与害虫别离。在乍暖还寒的春天里，气候比较干燥，人们很容易口干舌燥、外感咳嗽。梨和"离"谐音，惊蛰食用梨表达了人们希望病痛远离身体的心愿。梨的吃法有很多，比如生食、蒸、榨汁，或者水煮，特别是冰糖雪梨对缓解咳嗽具有很好的疗效，而且制作简单方便，平时不妨把它当作甜点食用。

春分 顺势养阳正当时

春分养生指南

由于春分前后几天，天气变化剧烈，温度与湿度往往相差很大，气候的骤变会导致人体的平衡失调，因此体弱者容易生病，旧病者容易复发。如高血压、心脏病、月经失调、眩晕、失眠等，都是春分前后的多发病。另外，这个节气也是精神病、过敏性疾病等好发的时节。所以，春分前后，要注意避免情绪的波动，多做户外运动，将一切烦恼置之度外，迎风顺气、随风送忧。古人云：“春分者，阴阳相半也，故昼夜均而寒暑平。”在中医看来，春分时节正是调理体内阴阳平衡、协调机体功能的重要时机，因此要把握好这个养生的好时机。

适时添衣。春分后天气日渐暖和，但昼夜温差较大，不时会有寒流侵袭，而且雨水较多，甚至阴雨连绵。此时要注意添减衣物，注意下肢及脚部保暖，最好能使身体保持微微出汗的状态，以散去冬天潜伏在身体内的寒邪。老人和小孩由于抵抗力较差，容易患感冒或风疹等疾病，因此在适时添减衣物的同时，不妨多晒太阳，祛散寒邪。

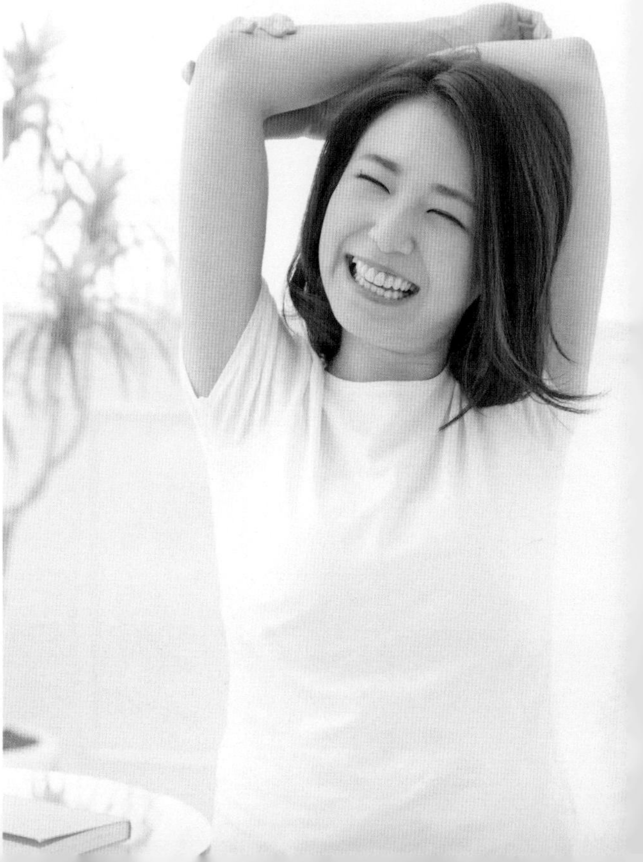

调理情志。春分时节，人体的血液和激素活动正处于相对的高峰期，而多变的气候容易导致人体的平衡失调，诱发高血压、心脏病及月经失调，所以要避免情绪的波动，应该多去户外散步、踏青，使情绪保持愉悦舒畅，才能与“春生”之机相适应，符合春季保养“生机”的道理。

春分的养生原则

保持阴阳平衡

养生应该因时而变。根据时节的变化改变养生方法，从生理和心理上保持人体的阴阳平衡状态，这是养生保健的关键。人的身体之所以会生病是因为阴阳失去平衡，造成阳过盛或阴过盛，阴虚或阳虚。只要设法使太多的一方减少，太少的一方增加，使阴阳恢复平衡，疾病自然就会消失于无形了。

加强运动

《素问·至真要大论》中记载，“谨察阴阳所在而调之，以平为期”。是说人体应该根据不同时期的阴阳状况，除了保障脏腑、气血、精气等平衡外，也要保持脑力、体力和体育运动的和谐一致，达到“供需”关系的平衡。春分时节，春光明媚、百花盛开，是到郊外踏青的好时候，可在这个时节与亲朋好友结伴出行，在郊外散散步、爬爬山、放风筝等等，既愉悦心情又增强体质。

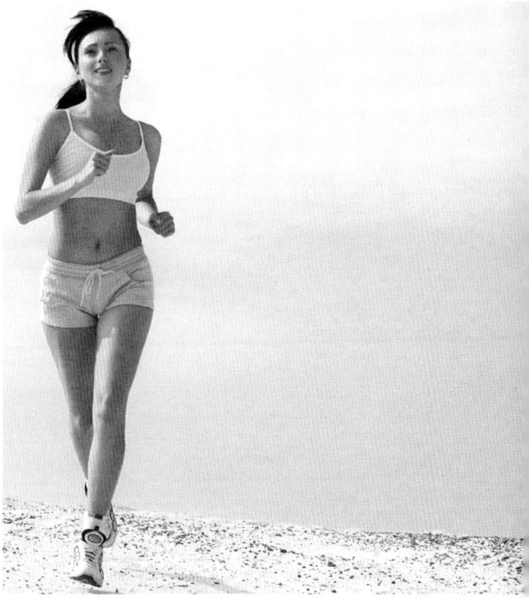

健脾祛湿，寒热均衡

春分与惊蛰时节同属仲春，此时肝气旺、肾气弱，故在饮食方面要戒酸性食物，多吃辛味食物。同时，由于肝气旺，易克脾土，而且春季雨水多，湿气重，饮食也要注意健运脾胃、健脾祛湿。饮食上可多吃姜、葱、山药、枸杞子、土豆、菜花、荞面、鸡肉、鲤鱼、鲫鱼等。

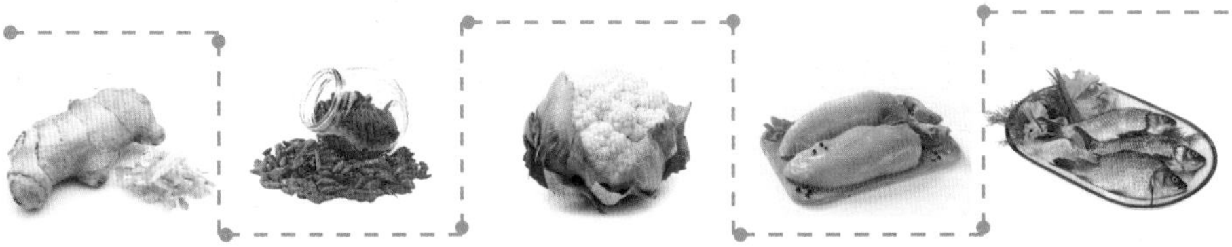

风筝最早源于我国。据传，第一只风筝是巧匠鲁班受到鹞鹰盘旋的启发，“削竹为鹊，成而飞之”。最早的风筝称为“鸢”。汉代时，我国发明了造纸术。人们开始用纸糊风筝，自此又出现了“纸鸢”一词。据明人陈沂《询刍录》说，五代时“李邺于宫中作纸鸢，引线乘风为戏。后于鸢首，以竹为笛，使风入作声如筝”，从此才开始叫“风筝”。

春分前后清气上升，微风飘荡，正是放风筝的最好季节。自古以来人们就希望通过放风筝来避邪，如今大家更是借放风筝表达对新春新年的祈盼。

放风筝是一种很好的全身运动。踏青时，一线在手，视风筝乘风高飞，随风上下，飘忽不定，实是一大快事。在放风筝的过程中，由于要不停地跑动、牵线、控制，全身的肌肉、关节都要参加活动，急缓相间，有张有弛，有利于放松筋骨、活动肌肉。《续博物志》中说：“春日放鸢，引线而上，令小儿张口而视，可以泄内热。”《燕京岁时记》中还进一步阐明放风筝对眼睛有好处：“儿童放（风筝）之空中，最能清目。”这是由于在放飞风筝时，眼睛要一直盯着高空的风筝，远眺作用可以调节眼肌功能，消除眼的疲劳，从而达到保护视力的目的。

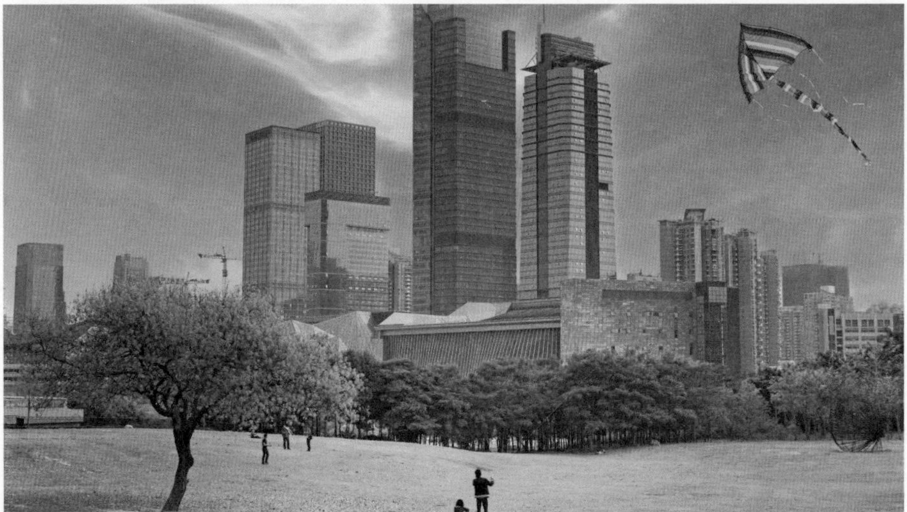

春分宜养阳，大椎帮你补阳气

阳，是指人体阳气，中医认为“阳气者，卫外而为”，即指阳气对人体起着保卫作用。春季人体阳气充实，可增强人体抵抗力，抵御风邪为主的邪气对人体的侵袭。而大椎穴是诸阳之会，是人体阳气聚集的部位。大椎穴受到寒邪侵袭，易使体弱者感冒，颈椎病、肩周炎、脊柱病等在这个时期也易复发。因此，春季要多使用围巾，注意在大椎穴处保暖，有助于预防感冒、防止旧疾复发。

【取穴】位于颈部，第七颈椎棘突下凹陷中。

【功效】通经活络、助升阳气。

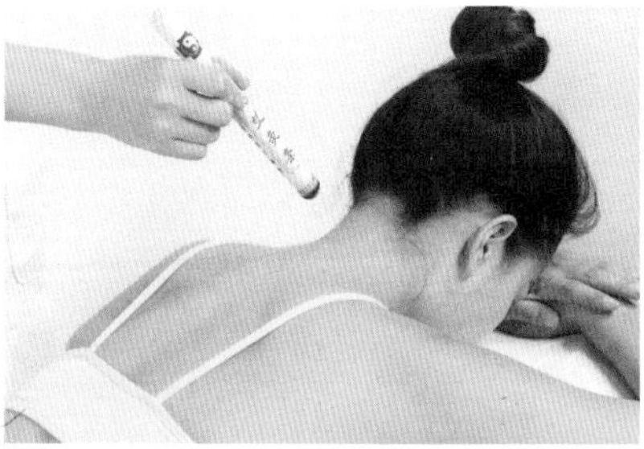

艾灸方法 用艾条温和灸大椎穴5～10分钟，每日1次。

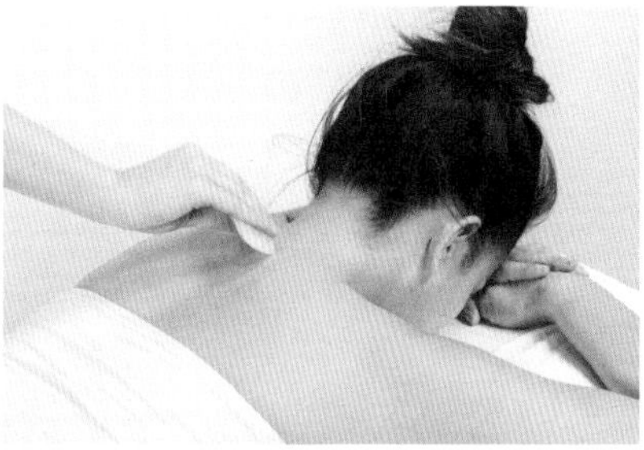

刮痧方法 用面刮法由上到下刮拭大椎穴2～3分钟。

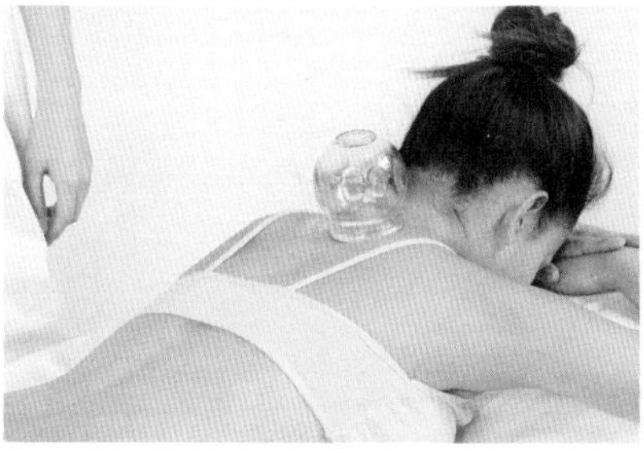

拔罐方法 将火罐吸附在大椎穴上，留罐10～15分钟，隔天1次。

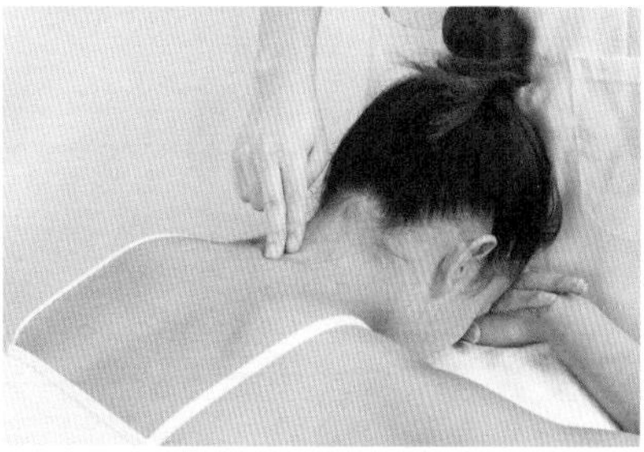

按摩方法 用食指、中指指腹揉按大椎穴60～100次，每天坚持按摩。

春分节气，虽然气候适宜，但风多雨少，人体内的水分容易通过出汗、呼吸而大量丢失。春分时节容易上火，不少情况下还会因为肺胃蕴热，吃得太多太腻太辛辣而导致“上火”。春分时节，别吃得太多，捂得太厚；多饮水，促进体内“致热物质”从尿、汗中排出，可适量吃点板蓝根预防。板蓝根对化解春季上火很有好处，可用于清热解毒，还可以缓解咽喉疼痛，是初春时节祛火解毒的良药。

【性味归经】

性	味	归经	毒性	用法用量
寒	苦	心经、胃经	无	9 ~ 15 克

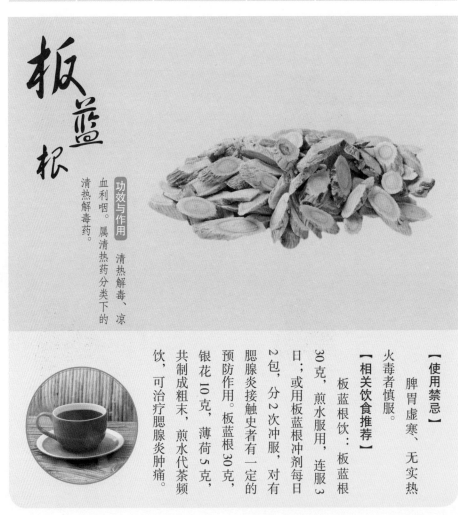

板蓝根

功效与作用 清热解毒、凉血利咽。属清热药分类下的清热解毒药。

【使用禁忌】

脾胃虚寒、无实热火毒者慎服。

【相关饮食推荐】

板蓝根饮：板蓝根30克，煎水服用，连服3日；或用板蓝根冲剂每日2包，分2次冲服，对有腮腺炎接触史者有一定的预防作用。板蓝根30克，银花10克，薄荷5克，共制成粗末，煎水代茶频饮，可治疗腮腺炎肿痛。

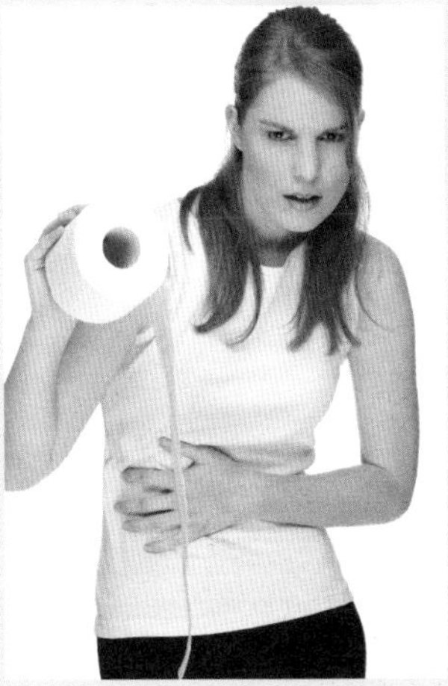

“生姜红糖饮”可治老人春分易患的五更泻

中医认为，五更泻是因为肾阳不足导致命门火衰，命门之火不能温煦脾土，也就是不能帮助脾胃腐熟水谷、消化吸收，运化失常就会出现腹泻。五更时分正当阴气最盛、阳气未复，在这种特定环境下，虚者愈虚，再加上这个时候昼夜温差大，也就形成了五更泻。春分时天气温差大，人们很容易着凉，也会引起腹泻。

治疗方法 将姜洗净，切成薄片，用米醋浸腌24小时即可。每次用3片姜加适量红糖，以沸水冲泡代茶，经常饮用有止泻效果。另外，五更泻还可服用附子理中丸。

妙方巧治本季常见病——咳嗽

春季咳嗽多因感冒引起，从而导致上呼吸道感染甚至气管炎，这也是咳嗽增多的主要原因。此外，春季气候干燥，上呼吸道黏膜因此也易受细菌侵袭而出现干咳。春季是花开的季节，花粉也会引起某些过敏的人咳嗽。

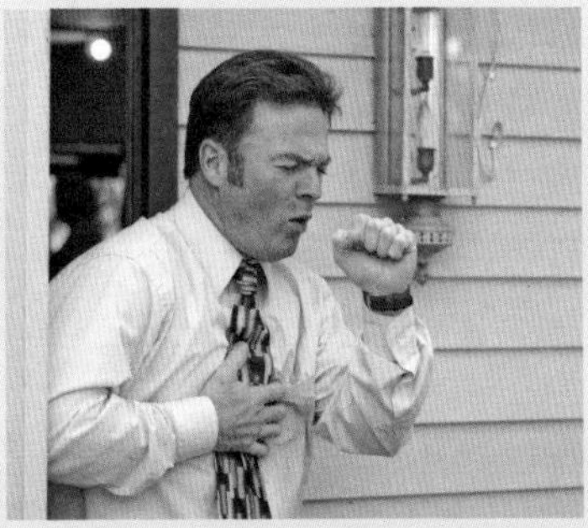

治疗方法 银鱼杏仁方：将银鱼洗净，姜切丝，葱切末，甜杏仁去皮。锅烧热入食用油，油热八成时入姜、葱、杏仁煸炒，再入盐、酱油、银鱼，加入水800毫升，煎煮30分钟后即成。

对于春困，有多种解释，也有多种相应的调理建议。比如建议大家多吃含钾、含锌、高蛋白的食物，还可以吃一些如薄荷叶等提神的食物来迅速提神；而中医会从五脏调理出发，建议多吃养肝、补脾的食物来消除身体的疲劳，可用山药、大枣、陈皮、党参等烹饪美食。

【推荐食材三部曲】

一部曲：大枣

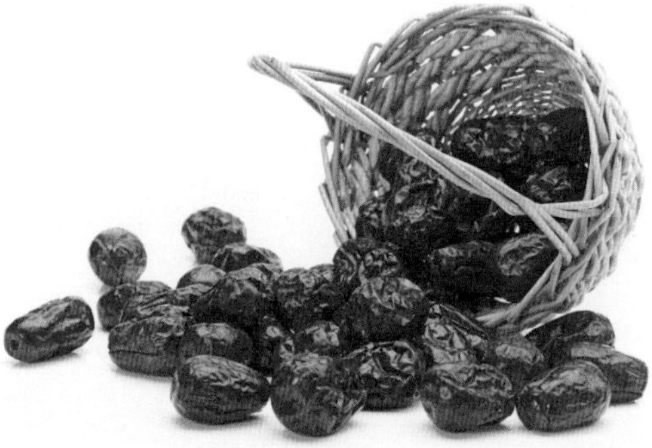

中医认为，大枣味甘，性温，入脾、胃二经，有补脾益气、养血安神的功效。主治脾胃虚弱、体倦乏力、食少便溏、血虚萎黄、消瘦或妇女脏躁、精神不安等。

二部曲：银耳

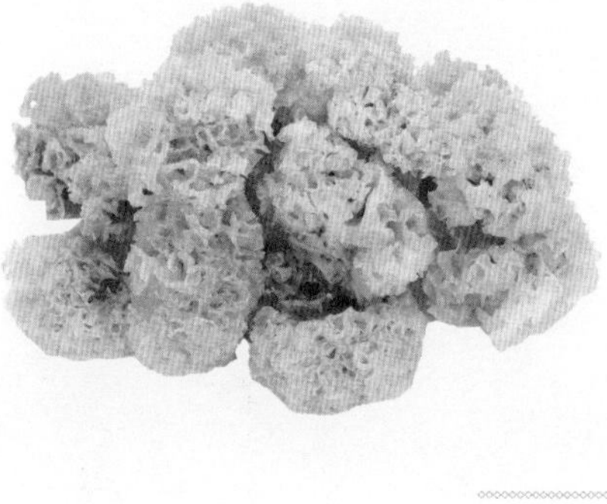

中医认为，银耳味甘、淡，性平，入肺、胃二经，具有滋阴润肺、养胃生津的功效。适用于干咳、少痰或痰中带血丝、口燥咽干、阴虚型神经衰弱和失眠多梦等症状。

三部曲：党参

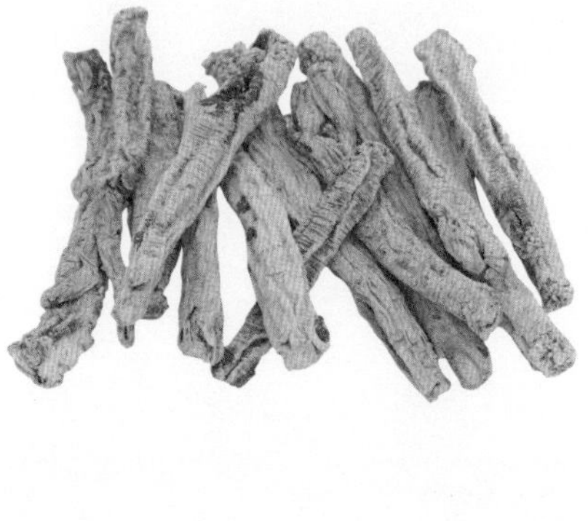

中医认为党参性平，味甘，入脾、肺二经，有补中益气、健脾益肺之功效。可用于治疗脾肺虚弱、气短心悸、食少便溏、虚喘咳嗽、内热消渴等病证。

功效作用

黑豆有排脓拔毒、消肿止痛等功效,并有益于防治高血压、高脂血症、心脏病等疾病。

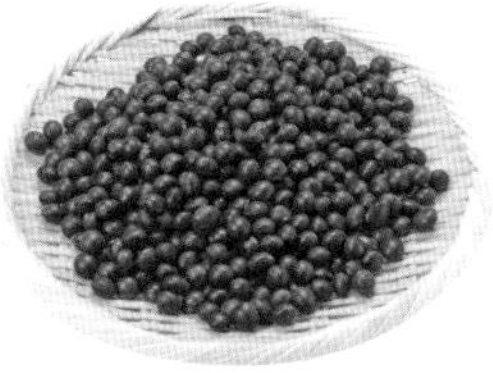

黑豆

猪骨即猪的骨头。我们经常食用的是排骨和腿骨。猪骨汤能壮腰膝、益力气、补虚弱、强筋骨。

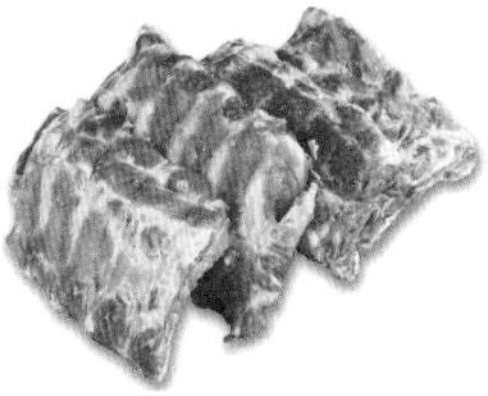

猪骨

原料组成

大枣20克,黑豆30克,猪骨300克,姜片、葱段、盐、黄酒、胡萝卜块各适量

做法

将大枣、黑豆和猪骨洗净后同入锅中,加适量清水。先用大火烧沸,加黄酒、盐、姜片、葱段、胡萝卜块等,再改用小火煨炖至黑豆熟烂,汤汁黏稠即成。

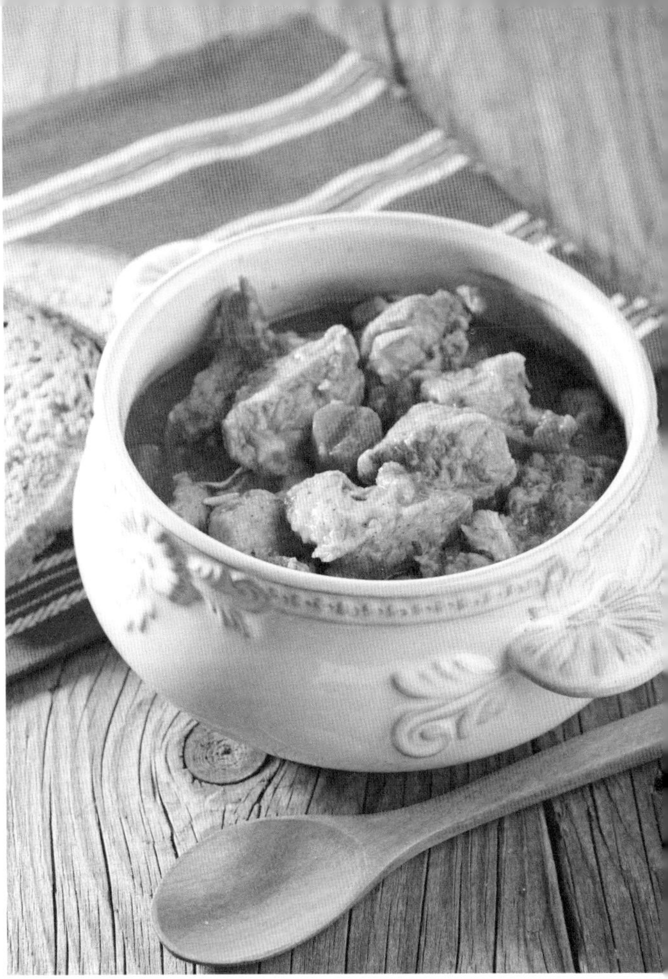

猪骨黑豆汤,喝了眼睛更明亮

春分时节,随着身体阴阳的此消彼长,与春季有关的疾病也多了起来,特别是眼病的患病率相当高。中医认为,眼疾应从调肝补肾入手。肝开窍于目,肝是眼睛的根,只有肝的精气充足了,眼睛才能黑白清晰、炯炯有神。如肝火上炎,可见双目肿赤;肝虚则会双目干涩、视物不清,重则患青光眼、白内障、视网膜脱落等。

清明 要与自然同气相求

清明养生指南

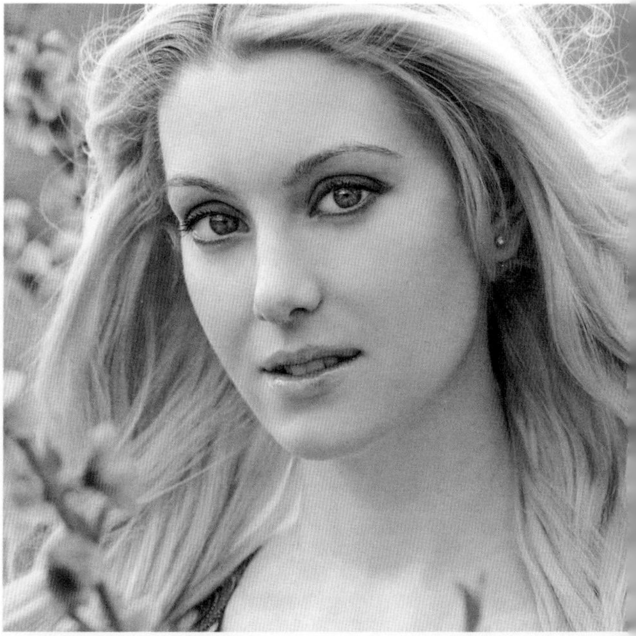

清明时节，人体肌肤腠理舒展，五脏六腑因内外清气而润濡，人们宜多到户外运动，如晨运、登山、踏青、郊游等，而且宜加大运动量。清明过后雨水增多，气候潮湿，容易使人产生疲倦嗜睡的感觉。按传统中医养生理论，肝属木，木生火，火为心，而心脏在此节气中会过于旺盛，所以这一时期是高血压的易发期，高血压患者对此要高度重视。

从立春到清明整整两个月，其间经过雨水、惊蛰、春分，至清明时节大地渐暖，到了清气上升的时候。《素问·阴阳应象大论》中说："寒气生浊，热气生清"。清明，含上清下明之意，即天空清而大地明，养生保健重在与自然同气相求。那么，如何与自然同气相求呢？饮食是其中很重要的方面，人的许多疾病都是因为在饮食起居中逆于自然而生。

春属木，肝属木，在此节气中肝阳易亢，不可对肝脏进补，应多食一些有利于疏肝养阴的食物。此外，现代医学证实，春天的气候变化大，心脑血管病患者适应性较差，容易出现血压增高、头痛、头晕、失眠的症状，还易发作心绞痛。

在精神调养方面，人们应当减轻和消除异常的情志反应，移情易性，保持心情舒畅。经常到森林、河边散步，多呼吸新鲜空气，并进行适当的体育运动。

清明前后重养肝

春天的微风已经吹来，寒冷的冬天已离我们渐渐远去，此时尤其要注重养肝。肝在春季对人体起着非常重要的作用，因为肝有抒发的作用，可以调节气机，使气血向外充盈。此时，最好别生气郁闷，因为自然界万物都在生发，一旦郁闷，肝气就要受影响，气血就不能够顺畅地生发。饮食方面，也可以吃些利于肝脏生发、疏泄、养阴的食材，如荠菜、韭菜、菠菜等绿色蔬菜，但是需定时定量，不可暴饮暴食。此时，各种慢性疾病易复发，因此，有慢性病的人要忌食易动风生痰、发毒助火助邪之品，如海鱼、海虾、海蟹、咸菜、竹笋、毛笋、羊肉、公鸡等“发物”。

注意高血压

春季是万物复苏的季节，一些旧病也开始复发，如高血压、精神病等在春天都是高发病，谓之犯老病。春天人们普遍肝气较盛，肝火旺，人易急躁易怒，而高血压最忌发怒。由于季节的关系，没有高血压的人，春天里血压也会有所上升，高血压患者自然更要留神血压的警报。现代医学研究表明，外界的不良刺激，长时间的精神紧张、焦虑和烦躁等情绪波动，都可导致和加重高血压病的症状。因此，要特别注意控制血压。

避免情绪波动

清明节是重要的祭祀节日，许多人难免悲伤。不过，悲伤过度对身体健康不利，尤其是患有高血压、冠心病的人更应控制情绪，以防旧病复发。另外，春暖花开之际，也是多种精神疾病的高发期，再加上清明扫墓容易使人情绪低落、抑郁，诱发精神疾病。因此，人们在清明前后不要过于悲伤，应保持稳定的情绪和舒畅的心情。

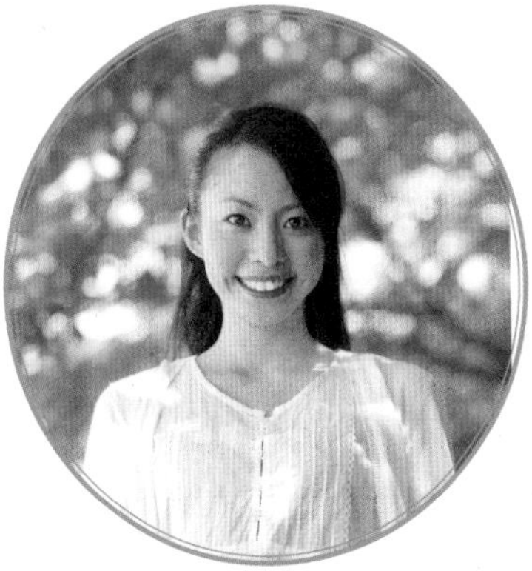

呼吸新鲜空气

清明是外出踏青的最佳时节，此时不仅能游览山水，还能呼吸到清新的空气。尤其是郊外的空气中含有“空气维生素”之称的负离子，将之吸入人体后不仅能作用于末梢感受器官，调节大脑神经系统，还能促进细胞新陈代谢活动及肺的换气功能和造血功能，从而使人感到大脑清醒、精神振奋。

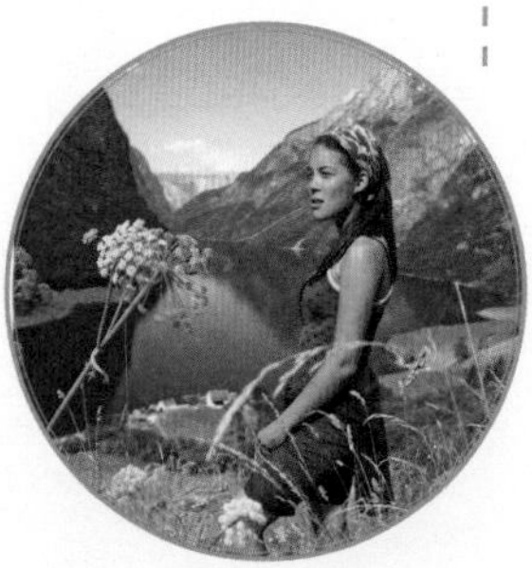

警惕过敏

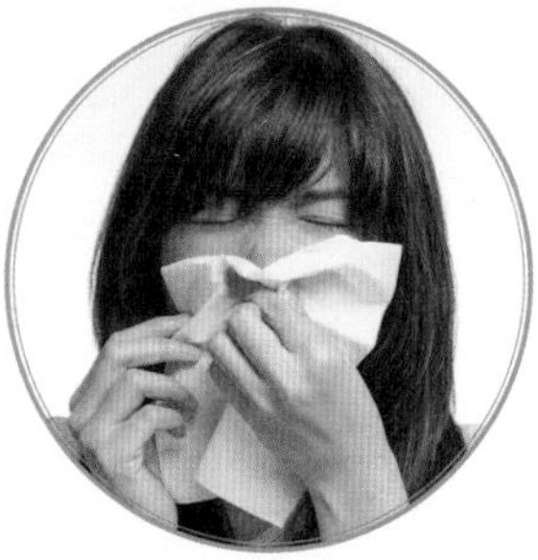

花粉的传播程度跟湿度、温度和风速有很大关系，春暖花开时节，气温高、空气干燥、风速大，花粉的扩散量就大。此外，清明时节，百花吐蕊，花香四溢，过敏性体质的人更易皮肤过敏。所以，在春天花粉扩散的高峰期，特别是在大风或天气晴好的日子，有花粉过敏症的人应减少外出。

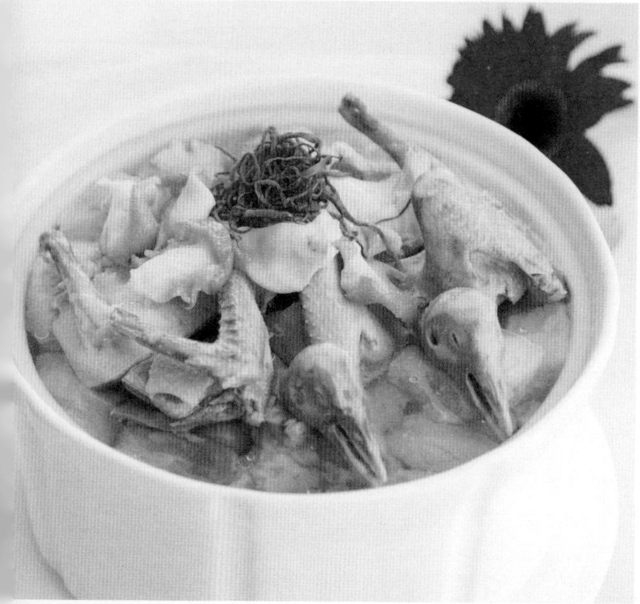

清明时宜清补

清明正是冷空气与暖空气交替相遇之际，天气一会儿阳光灿烂，一会儿阴雨绵绵。人体往往因为湿气侵入而觉得四肢发麻，因此在饮食调理中，除了要利水排湿之外，还要适当养血舒筋。这里特别推荐桑椹薏米炖白鸽，此汤既利水渗湿，又养血舒筋，同时还有祛风止痛的功效，不燥不凉，是春天补益的良品，同时还能辅助治疗血虚风痹。

杜甫《丽人行》诗云：“三月三日天气新，长安水边多丽人。”说的是唐朝时长安城外，美女如云，结伴春游的情景。春日踏青，是我国传统的饶有趣味的节令活动。

踏青，又称春游，是传统的养生运动之一。人们经过寒冬收敛之季，此时应顺应自然之生机，走出户外去踏青。正如白居易《春游》诗中说的：“逢春不游乐，但恐是痴人。”踏青之举，可以追溯到周代的“祓禊”。“祓禊”是一种古老的除灾去病活动。古人为了确保人畜平安，每于大地回春的三月上巳之日，到水边祭祀，并聚在一起，在河边沐浴、熏身，使用各种具有挥发香气的中药擦拭身体。《周礼·春官》说：“女巫掌岁时祓除衅浴。”

随着时代的演进，“祓楔”风俗已逐渐消逝，但在柔风和畅、春芽初萌、春光明媚、自然生发之气始生的春季到郊外寻芳探胜却一直沿袭下来，成为人们喜爱的一种休闲健身运动。郊外的空气新鲜，包含了人们称之为“空气维生素”的负离子，负离子进入血液循环后，能促进细胞代谢活动，从而使人感到精神为之一新，心胸舒畅，呼吸、脉搏、血压平稳，大脑清醒，工作学习效率倍增。负离子随着人的呼吸进入肺内之后，作用于人的神经末梢感受器，能对大脑神经起到良好的调节作用。踏青可因人、因时、因地制宜。

人们在踏青之时，不仅观赏了大自然的奇妙风景，领略了祖国山河的壮丽风光，而且也活动了身体筋骨关节，锻炼了体魄，使气血流通，利关节而养筋骨，畅神志而益五脏，是极富情趣和养生意义的雅事。

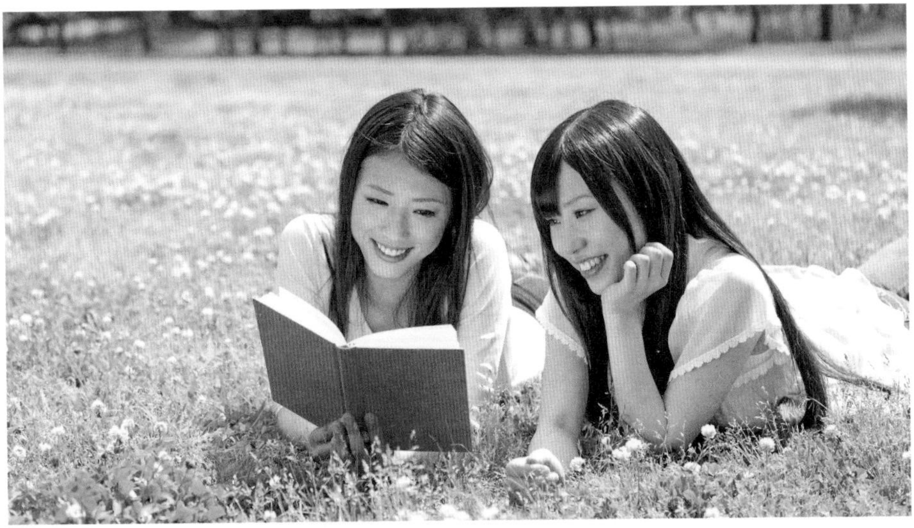

春季易引发高血压，即找涌泉

因为春季是肝气向外舒展的季节，而肝脏的主要功能是调节全身的气血运行，如果肝气郁结无法向外排出，人体气血运行便会出现紊乱的现象，进而诱发高血压等疾病。按摩脚底下的涌泉穴是降血压的好方法。涌泉穴是人体中最低的穴位，是足少阴肾经的起点，是肾经的井穴，位于心肾两经相交的地方。涌泉穴位于肾经上，能治疗肾病和经脉循行部位的病症，以及与肾相关的肝、脾、肺、心等脏腑的病症。

【取穴】位于足底部，蜷足时足前部凹陷处，当足底二、三趾趾缝纹头端与足跟连线的前 1/3 与后 2/3 交点上。

【功效】散热、利咽、清头目。

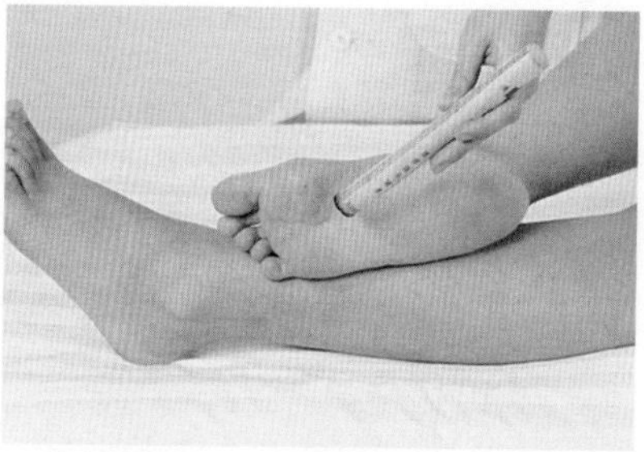

艾灸方法 用艾条温和灸涌泉穴 5 ~ 10分钟，每日 1 次。

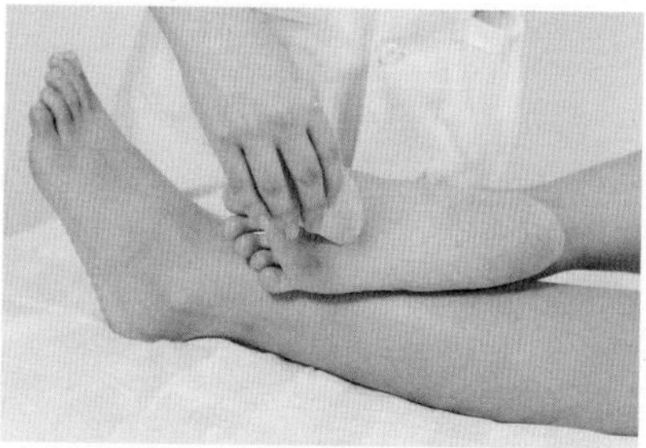

刮痧方法 用角刮法刮拭涌泉穴，以出痧为度，隔天 1 次。

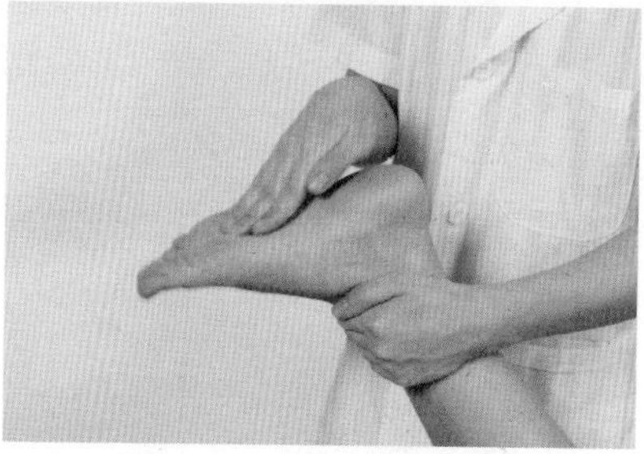

按摩方法 用手掌搓揉脚底，让脚底发热，再按揉穴位。

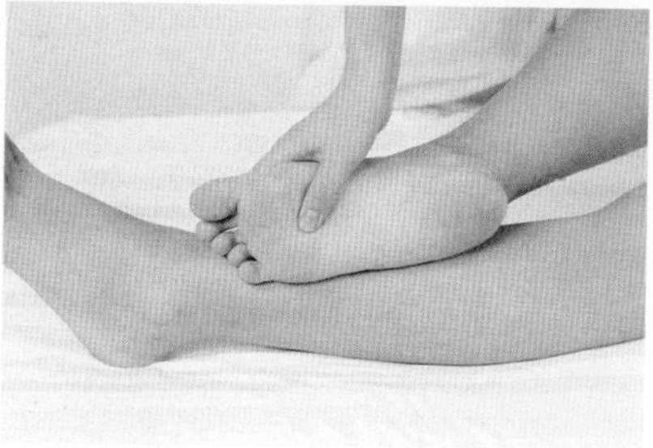

按摩方法 用拇指指腹用力按揉涌泉穴 100 ~ 200 次，每天坚持。

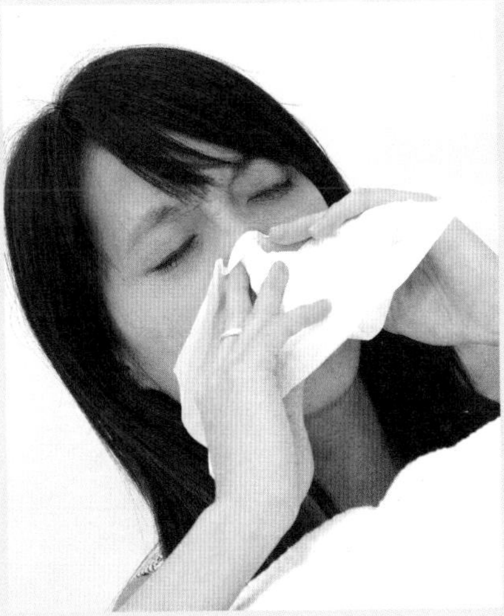

清明时节，预防鼻炎

阳春三月，邀上好友，郊外踏青，愉悦身心，强健体魄，真是惬意之极。但是在大家尽情享受自然春光之时，有些人却出现了打喷嚏、流鼻涕等过敏性鼻炎的症状。中医认为，过敏性鼻炎是因为体内肺气不足，气机不畅，肺中的寒气无法排出导致的。肺气虚往往跟脾脏虚有关。

治疗方法 在日常饮食上要多吃一些散寒的食物，如葱、蒜、洋葱、姜、紫苏等。避免食用虾蟹等寒凉食物，更不要食用冰激凌和冰镇饮料。

妙方巧治本季常见病——红眼病

急性结膜炎俗称“红眼病”。多发于春季，为季节性传染病。它主要是通过接触传染，往往通过接触病人眼分泌物或与红眼病人握手或用脏手揉眼睛等被传染。其病因多为病毒、细菌和过敏反应。患者自觉眼痛或痒，有分泌物并流泪。

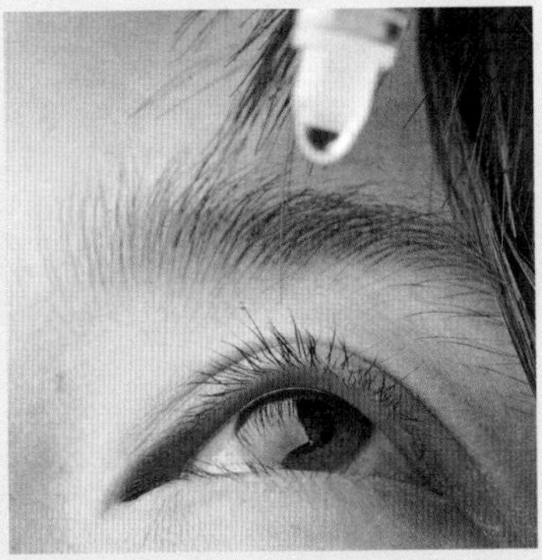

治疗方法 桑叶菊花方：桑叶、菊花各10克，红花3克。桑叶、菊花、红花洗净，共置于杯中，开水泡后，先熏患眼，熏后温服，每剂可连泡两次，亦可每日数剂。注意服药期间禁食刺激、辛燥之品。

饮食原则：养肝脾，防流感，吃野菜

风多、雨多是清明节前后的气候特征，此时人们会扫墓踏青，户外活动增多，如果不留心就容易受到风邪的侵犯。饮食方面，以平肝、补肾、润肺为主，以健脾、扶阳、祛湿为食养原则，姜、葱、韭菜宜适度进食，要避免吃燥性、刺激性食物，如羊肉、辣椒等，多吃新鲜的果蔬。

【推荐食材三部曲】

一部曲：荠菜

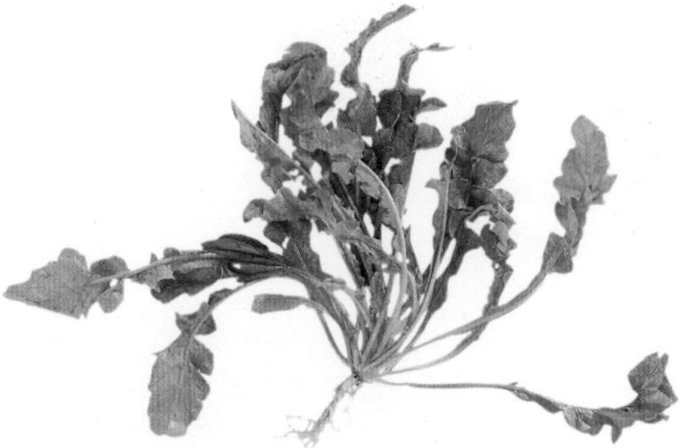

中医认为，荠菜味甘、淡，性凉，入心、肝、脾三经，有凉血止血、清热利尿、降血压的功效。可用于治疗产后子宫出血、崩漏、尿血、水肿、小便不利。

二部曲：燕麦

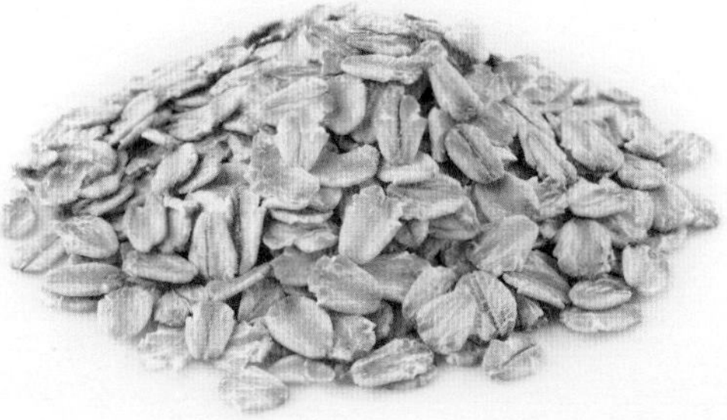

燕麦可分为裸粒燕麦和带壳燕麦两种，一般裸粒燕麦可食用，带壳燕麦多作青饲料栽培。燕麦是谷类中最好的全价营养食品之一。中医认为，燕麦味甘，性平，有催产止汗的功效。

三部曲：茼蒿

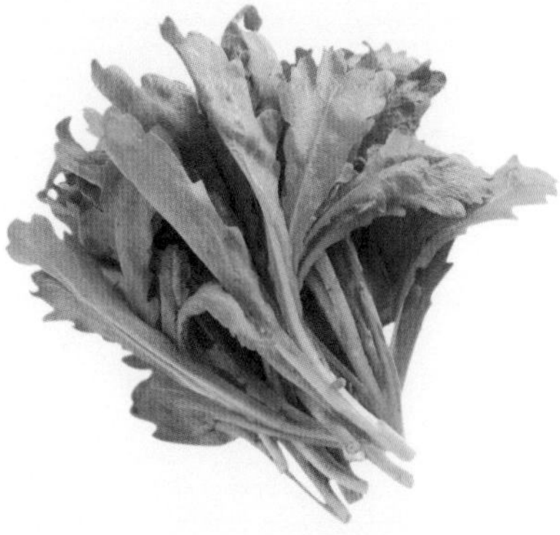

中医认为，茼蒿味辛、甘，性凉，入肺、肝二经，属于辛甘发散的食物。主治痰热咳嗽、肝热头昏目眩、脾胃不和等症。适合潮湿阴冷的天气食用。

功效作用

白扁豆味甘，性微温，有健脾化湿、利尿消肿、清肝明目等功效。

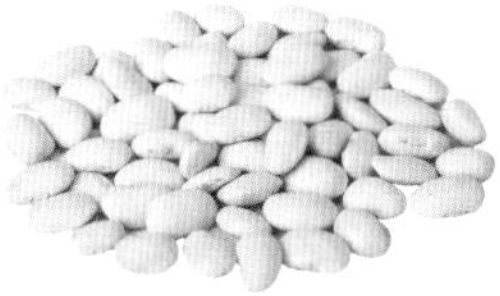

白扁豆

莲子善于补五脏不足，通利十二经脉气血，使气血畅而不腐。莲子所含氧化黄心树宁碱对鼻咽癌有抑制作用。

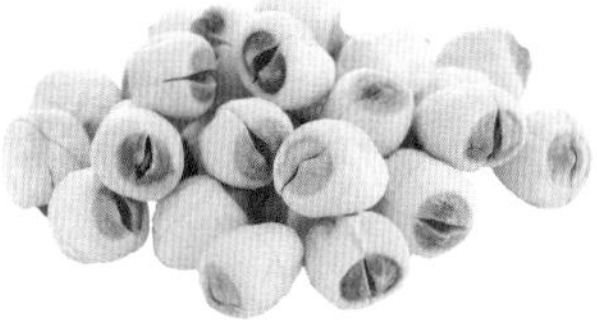

莲子

原料组成

白扁豆20克，莲子15克，银耳1朵，粳米100克，枸杞子10克

做法

①将银耳用冷水泡发后撕成小朵备用。

②白扁豆、莲子、粳米、枸杞子洗净后连同银耳一起放入锅中。加入适量清水，用大火煮30分钟后，改用小火慢熬，粥熟关火即可。

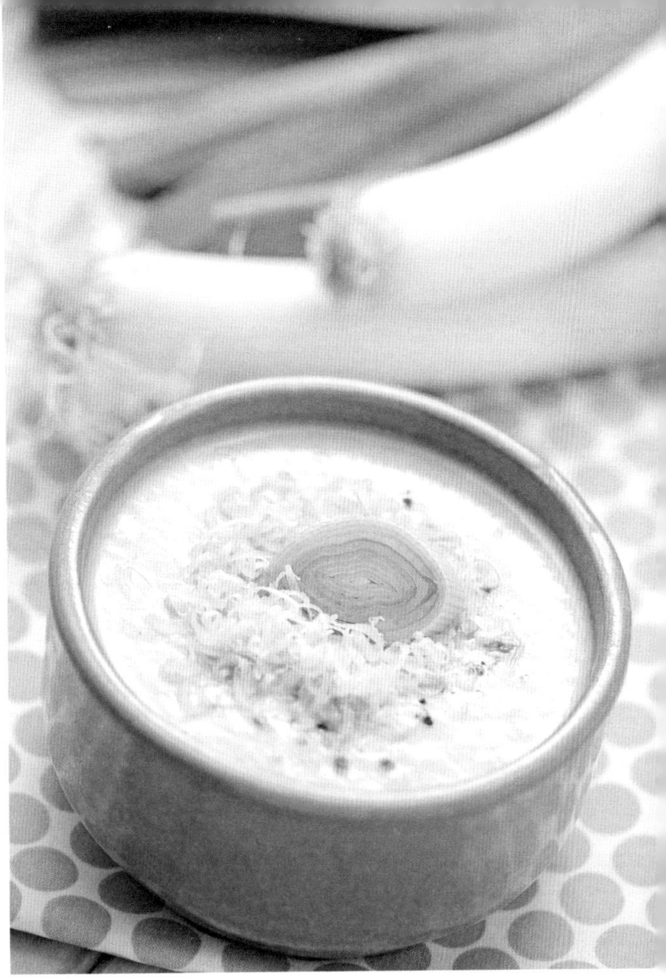

扁豆莲子粥，赶跑春天的瞌睡虫

自些人认为，春困是睡眠不足的缘故，只要多睡觉就可以了。中医上讲，清气不升便不能养神，而浊气没有下降，便会蒙蔽心神，人自然也就会变得头昏欲睡。所以典籍中有“脾胃受湿，沉困无力，怠惰嗜卧”的说法。由此看来，祛除脾胃湿气才是解决春困的根本办法。在此推荐一道食疗粥——扁豆莲子粥，可有效解决春困问题。

健脾祛湿喜迎夏

谷雨养生指南

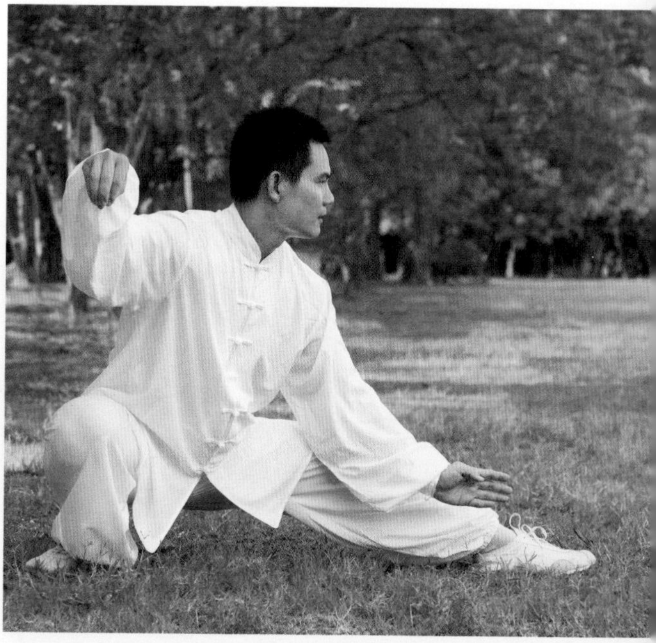

谷雨是二十四节气中的第六个节气，在每年4月20日或21日，此时太阳到达黄经30°。《月令七十二候集解》中说，“三月中。自雨水后，土膏脉动，今又雨其谷于水也……盖谷以此时播种，自上而下也”。谷雨，一言以蔽之，就是雨水充沛、百谷生长之意。谷雨跟早春二月时的雨水相比，虽同有一个“雨”字，但在含义上却有着很大的不同。雨水节气，不见雪花飞舞，静听春雨无声，意味着黄河中下游地区开始下雨。而谷雨来自古人的“雨生百谷”之说，此时的降水对农作物的生长极为重要。不过，谷雨的“谷”字不单是指谷子这一种庄稼，而是所有农作物的总称。

谷雨时节阳气渐长，阴气渐消，要早睡早起，不要过度出汗，以调养脏气。另外，由于谷雨时节雨水较多，要防湿邪侵入人体，出现肩颈痛、关节疼痛、脘腹胀满、不欲饮食等病症。谷雨节气以后是神经痛，如肋间神经痛、坐骨神经痛等的发病期，预防的办法是调畅情志，避免情绪波动，特别是不要生气。保持心情舒畅、心胸宽广，听音乐、钓鱼、春游、打太极拳、散步等都能陶冶性情。切忌遇事忧愁焦虑，甚至动肝火。肝脏气伏，心气逐渐旺盛，脾气也处于旺盛时期，正是身体补益的大好时机，但不能像冬天一样进补，应当食用一些益肝补肾的食物，以顺应阴阳的变化，为安然度过盛夏打下基础。

进补要适当

谷雨到时，已是暮春，绝大多数地区多大风天气，因此，人体容易流失水分，抵抗力也会随之下降，诱发或加重感冒及常见慢性病。于是，补水就显得特别重要。晨起喝杯水不仅可补充因身体代谢失去的水分，洗涤已排空的肠胃，还可有效预防心脑血管疾病的发生。

暮春时节，在适当进食优质蛋白类食物及蔬果之外，还可饮用绿豆汤、红豆汤、酸梅汤及绿茶，防止体内积热。但是不宜进食羊肉、狗肉及辣椒、花椒、胡椒等大辛大热之品，以防邪热化火。

防花粉过敏

谷雨前后，由于天气转暖，人们的室外活动会增加，尤其是在北方地区，桃花、杏花相继开放，杨絮、柳絮四处飞扬，过敏体质者很容易出现脸部红肿、打喷嚏、流鼻涕等不适。为此，应格外注意防止花粉症及过敏性鼻炎、过敏性哮喘等。在饮食上应减少高蛋白质、高热量食物的摄入。

防旧病复发

谷雨后，降雨增多，空气中的湿度逐渐加大，所谓“百草回芽、旧病萌发”，所以，每到春夏之交，是各种疾病容易作乱的时机，要格外注意防病。同时，谷雨节气后，常有大风天气，影响人体的神经系统，使人感到紧张、烦躁，导致神经痛高发，如坐骨神经痛、三叉神经痛、肋间神经痛等。

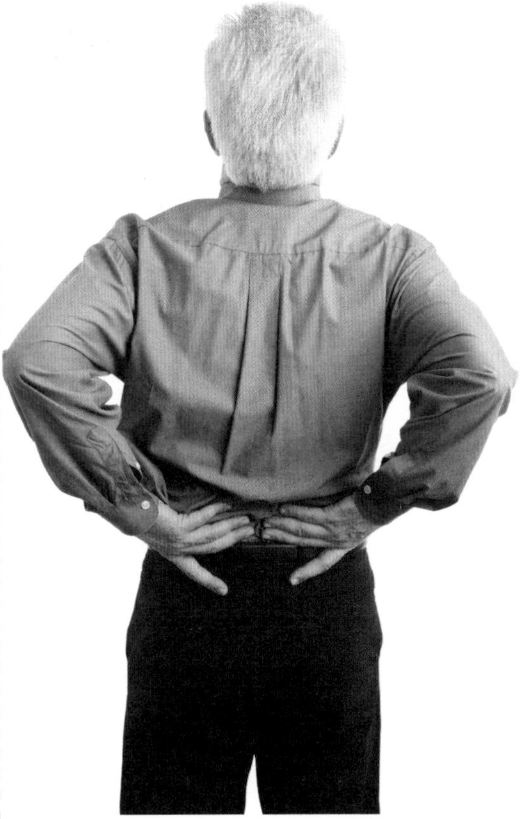

谷雨时节防神经痛

谷雨时节阳气渐长，阴气渐消，要早睡早起，不要过度出汗，以调养脏气。谷雨时节雨水较多，要防湿邪侵入人体。由于谷雨节气后降雨增多，空气中的湿度逐渐加大，因此这个时候是神经痛的发病期，如肋间神经痛、坐骨神经痛、三叉神经痛等，日常起居应做好防范。

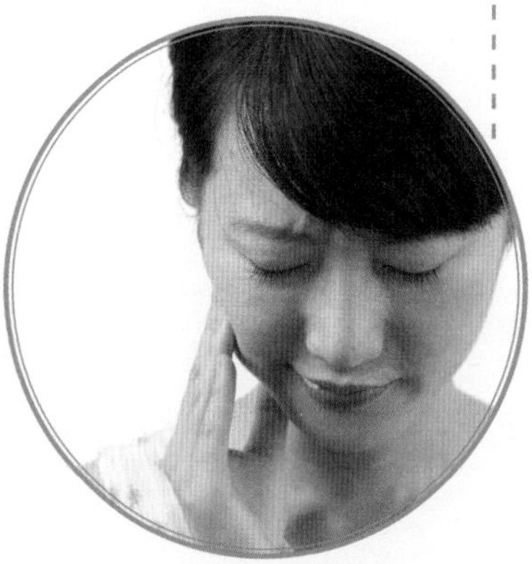

过敏性体质需谨慎

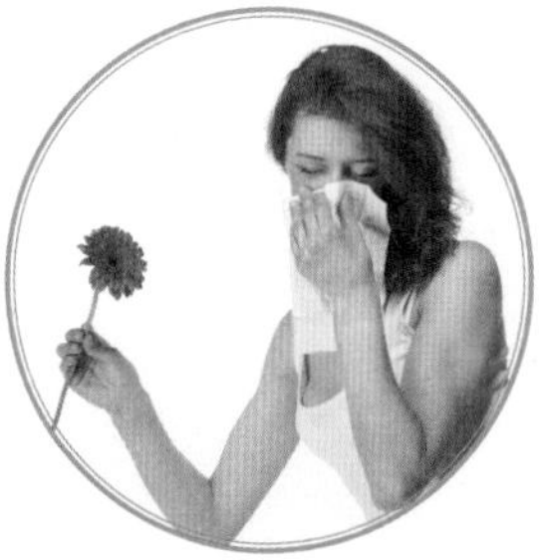

过了谷雨便意味着春季快过去了，按照中医“春养肝”的观点，要抓紧时机调理肝血。此时的食疗要点重在养肝清肝、滋养明目。而在众多的蔬菜之中，最适宜养肝的是菠菜。中医认为，菠菜味甘性凉，入肠、胃经。有补血止血、利五脏、通血脉、止渴润肠、滋阴平肝、助消化、清理肠胃热毒的功效，对肝气不舒并发胃病的辅助治疗常有良效。

防胃病

谷雨时节，脾处于旺盛时期，脾的旺盛会使胃也强健起来，使消化功能处于旺盛状态。其实人体在每个季节交替的前18天内，都会处于这种状态，消化功能旺盛有利于营养的吸收，使身体能够适应下一季节的气候变化。可是饮食不当却极易使肠胃受损，所以这一时期也是胃病的易发期。胃病一般是指慢性胃炎与溃疡病。保持心情舒畅可减少胃病的发生率。

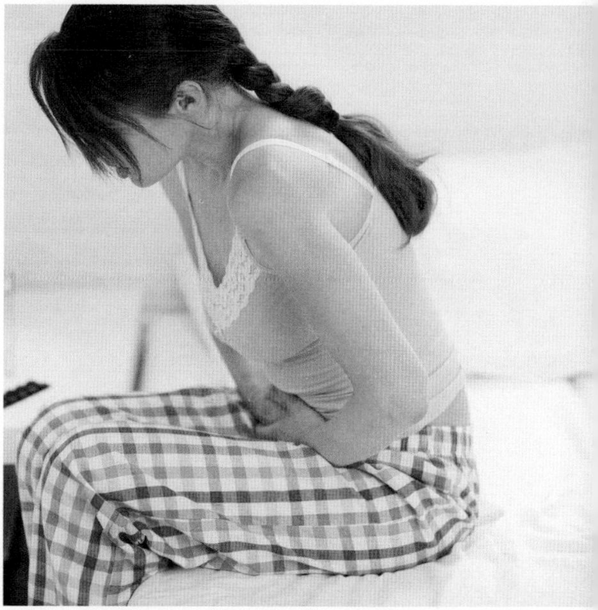

按摩肝俞穴，告别抑郁

春季多抑郁，这并不奇怪，因为基本上都是由于肝郁所致。肝气不疏，郁结不畅，会使人经常生气发怒、情绪失控。肝属木，木的性格是舒展的，尤其是在春天，各种树木都伸展枝条，在风中轻轻摇摆。树木只有这样才能茁壮成长，肝也需要这样才能健康。肝气郁结，就好比把一棵树罩住，使其无法随心所欲地抽条、生长。我们可以选用肝俞穴来疏肝解郁、行气止痛。

【取穴】位于背部，当第九胸椎棘突下，旁开 1.5 寸。

【功效】疏肝利胆、降火止痉。

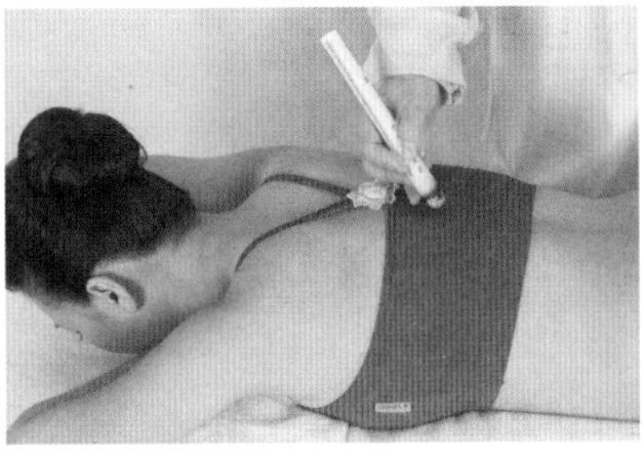

艾灸方法 用艾条温和灸肝俞穴 5 ~ 10 分钟，每日 1 次。

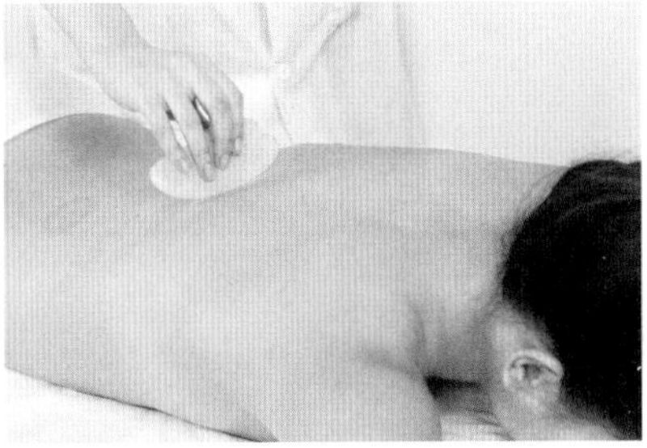

刮痧方法 用面刮法从上向下刮拭肝俞穴 3 ~ 5 分钟，隔天 1 次。

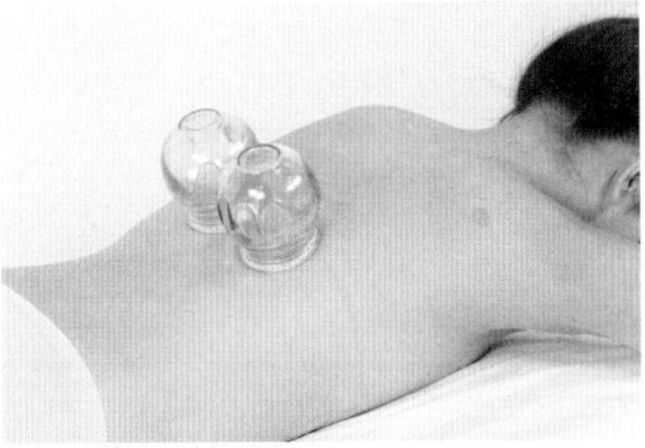

拔罐方法 用火罐拔取肝俞穴，留罐 5 ~ 10 分钟，隔天 1 次。

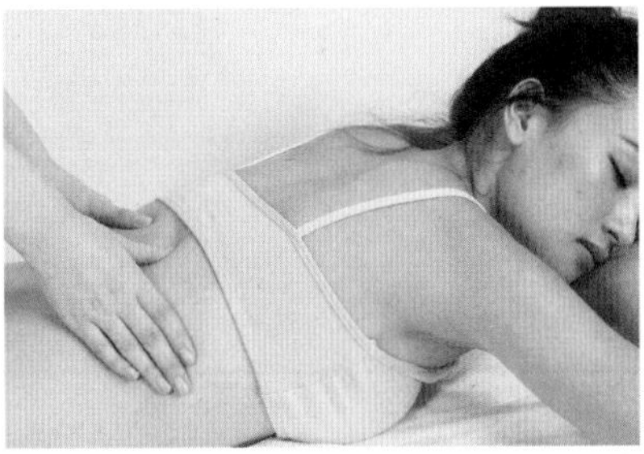

按摩方法 用拇指指腹按揉肝俞穴 100 ~ 200 次，每天坚持。

春天的主气是“风”，风的特性是流动、变化，易侵入人体引发伤风感冒。如果风邪中又夹带病毒，就会引发“风温”，即各种流行性疾病的发生，常见的有流感、流行性腮腺炎、流行性脑膜炎、病毒性肺炎等。病毒的种类繁多，从临床实践中发现，很多中药用于治疗病毒性疾病疗效显著。其中连翘具有清热解毒、凉血、利咽的功效，常用于流行性腮腺炎的治疗，效果良好。

【性味归经】

性	味	归经	毒性	用法用量
微寒	微苦	肺经、心经、小肠经	无	6 ~ 15 克，水煎服

连翘

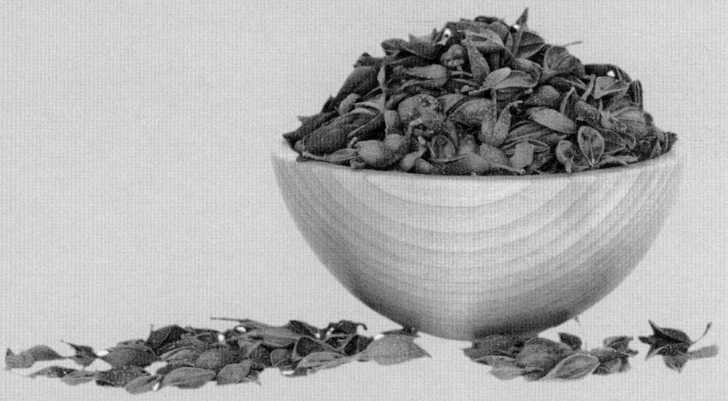

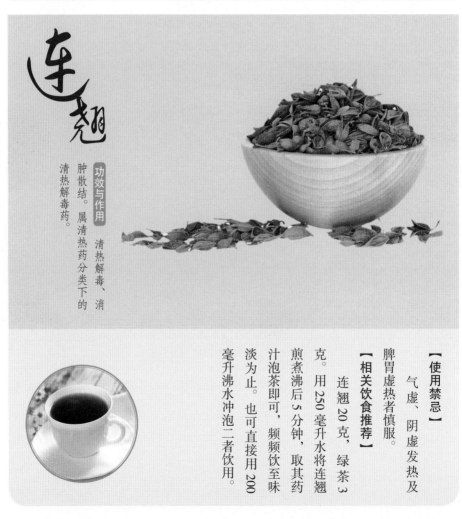

功效与作用 清热解毒、消肿散结。属清热药分类下的清热解毒药。

【使用禁忌】

气虚、阴虚发热及脾胃虚热者慎服。

【相关饮食推荐】

连翘 20 克，绿茶 3 克。用 250 毫升水将连翘煎煮沸后 5 分钟，取其药汁泡茶即可，频频饮至味淡为止。也可直接用 200 毫升沸水冲泡二者饮用。

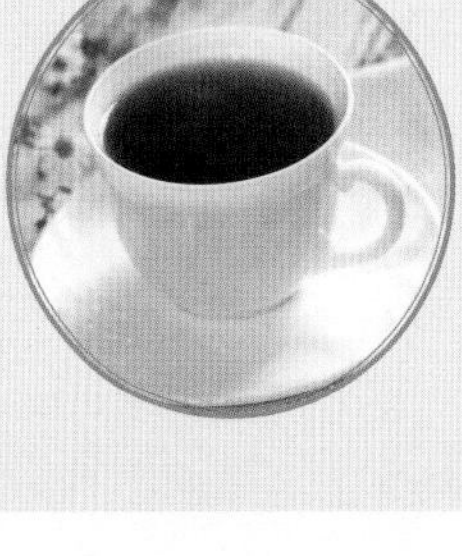

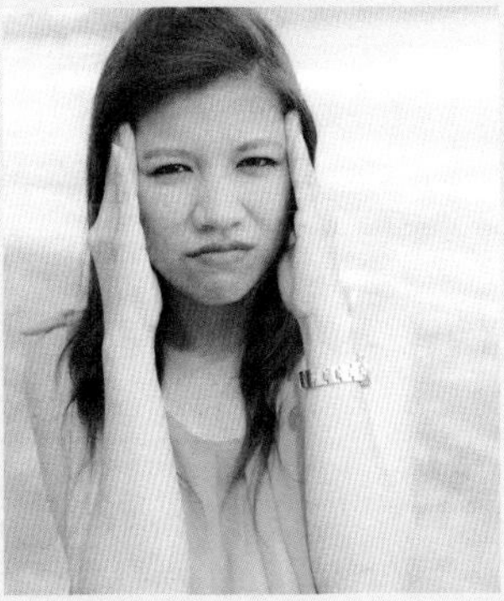

谷雨时节预防抑郁症

许多抑郁症患者都会选择自杀，就是因为情志始终难以舒畅。实际上调理肝气，是可以缓解春季抑郁的。核心就在于调理肝的疏泄功能，让肝气舒展开来。

治疗方法 按摩十宣穴。十宣穴位于十个手指尖端的正中，左右手共十个穴。宣即为宣泄，刺激十宣穴，能调节情志、怡神健脑。用拇指的指甲反复用力重掐十宣穴，以有酸痛感为主，刺激总时间每次以不超过5分钟为宜。（注意：保持心情舒畅，具有乐观、豁达的精神，坚强战胜疾病的信心；保持充足的睡眠，避免过度劳累，注意劳逸结合，生活规律。）

妙方巧治本季常见病——湿疹

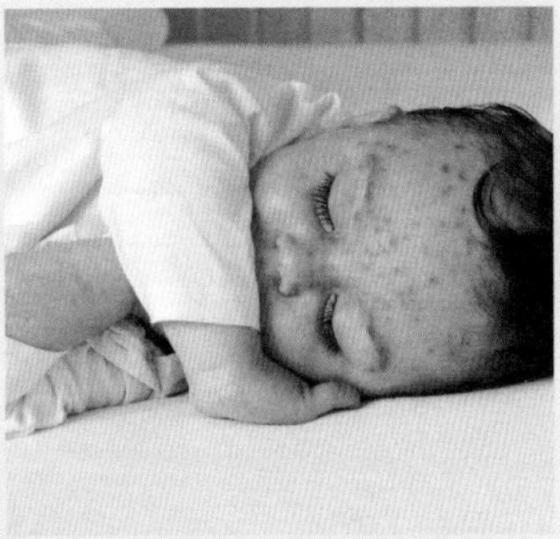

春天是容易诱发湿疹的季节。一些有过敏体质、过敏史的幼儿尤其容易发作。饮食是造成过敏的最常见的因素，但过敏体质是最根本的原因。婴儿的湿疹俗称“奶癣”，是小儿最常见的过敏性皮肤病，春季的外界环境中会出现诸多的过敏原，易导致儿童湿疹的发作。

治疗方法 核桃仁方：将核桃仁捣碎，炒至焦黑出油，研成糊状，冷却后外敷患处。每日换药1～2次。

谷雨属于暮春时节，特点是气温上升快、雨水多。谷雨这个时节降雨明显增多，空气的湿度逐渐加大，一些脾胃虚弱、阳气不足的人易受湿气侵犯。湿气会犯脾胃，出现消化不良的症状，甚至腹泻。所以要健脾除湿，多吃健脾胃、祛湿的食物，适当温补，让湿气随大小便外排，让身体各部分功能达到平衡。

【推荐食材三部曲】

一部曲：土茯苓

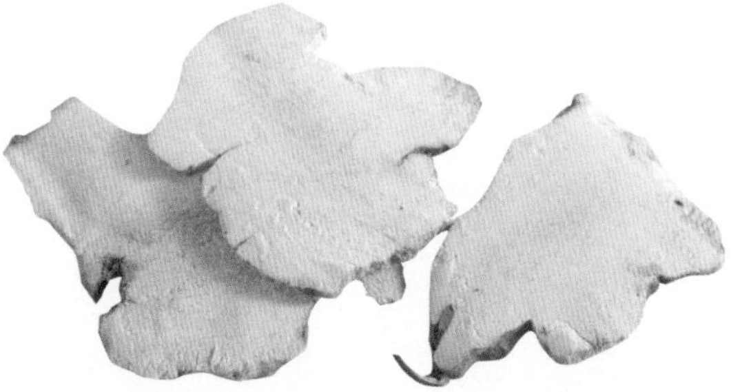

中医认为，土茯苓味甘、淡，性平，入肝、胃二经，有解毒、除湿、利关节等功效。

二部曲：豆芽

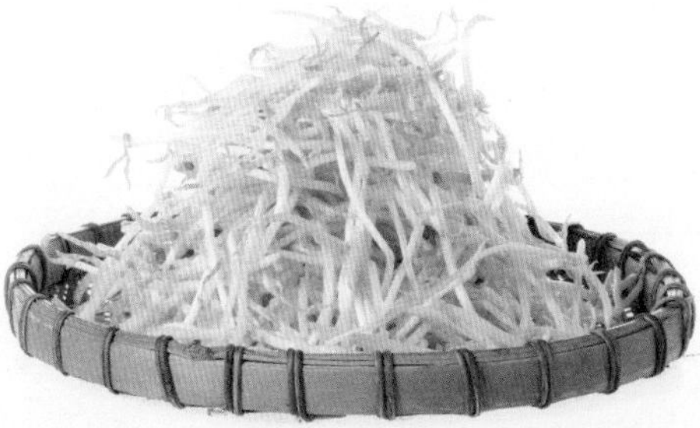

据《本草纲目》载，豆芽白美独异，食后清心养身，具有『解酒毒、热毒、利三焦』之功。黄豆芽能减少人体内的乳酸堆积，以消疲解乏。中医认为，绿豆芽味甘，性凉，入胃、三焦二经，可清热消暑、解毒利尿。

三部曲：海带

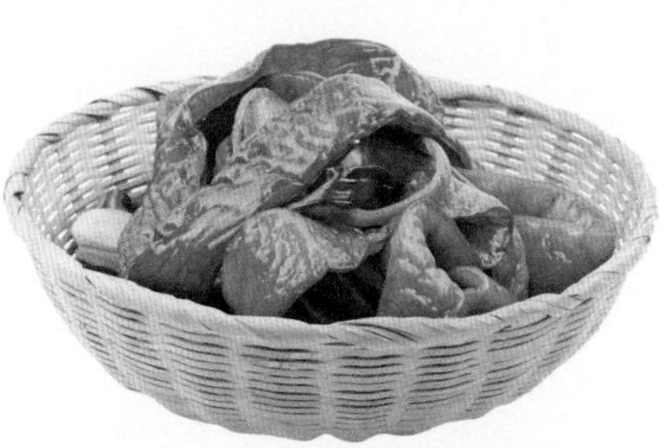

海带，在中医里的名字叫昆布，别名江白菜、纶布、海昆布等。中医认为其味咸，性寒，入肝、胃、肾三经；有消痰利水、平喘、排毒、通便的功效。

PART2

夏季篇——清热养心，此谓蕃秀

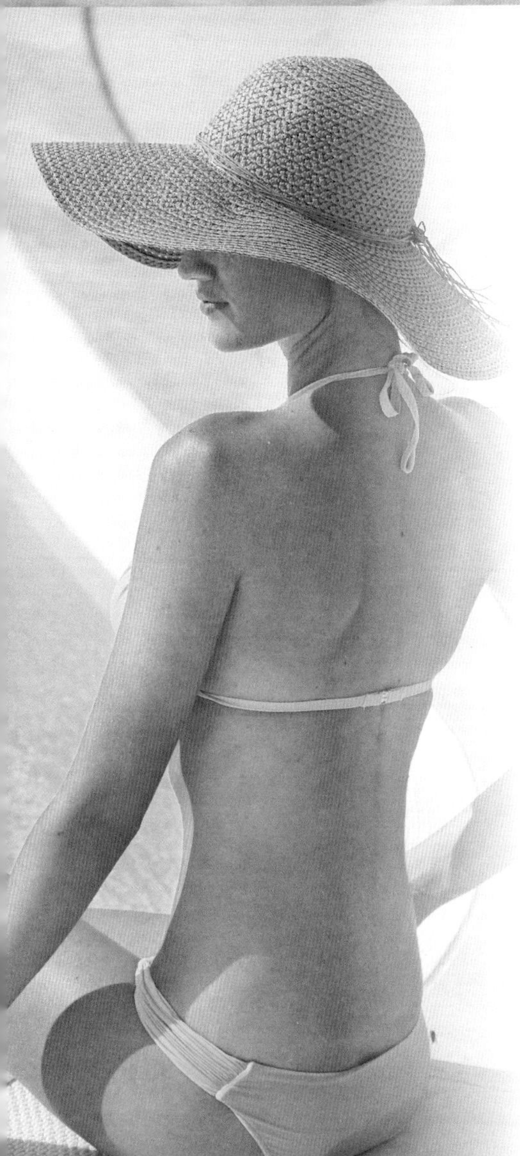

夏季是一年之中的第二个季节。《黄帝内经》称：『夏三月，此谓蕃秀，天地气交，万物华实。夜卧早起，无厌于日，使志无怒，使华英成秀，使气得泄。』意思是说夏季三个月，是自然界万物繁荣生长的季节。人应该顺应夏季的特点，晚睡早起，不要抱怨白昼太长，不要恼怒或激动，而要使自己的情绪像自然界的植物一样充沛旺盛。

立夏

养护心脏

立夏养生指南

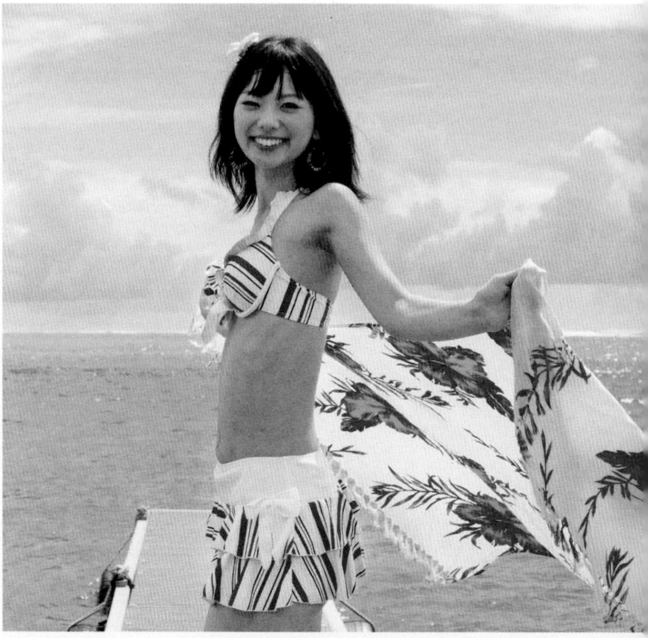

每年5月5日或5月6日是农历的立夏，此时太阳黄经为45°。“斗指东南，维为立夏，万物至此皆长大，故名立夏也。”夏季分为三月，即孟夏、仲夏、季夏。在天文学上，立夏意味着春天的结束，夏天的开始。

立夏前后，全国大部分地区平均气温在18～20℃，正是“百般红紫斗芳菲”的仲春和暮春季节，江南地区已经进入“绿树浓荫夏日长，楼台倒影入池塘”的夏季。东北和西北的部分地区才刚刚进入春季，但气温回升很快，不过降水仍然不多，加上春季多风，蒸发强烈，大气干燥和土壤干旱常严重影响农作物的正常生长。

立夏以后，江南正式进入雨季，雨量和雨日均明显增多。伴随着连绵的阴雨，农民们会趁此安排农活。比如，立夏前后正是大江南北早稻插秧的季节，而雨水来临的迟早与雨量多少，又直接关系着日后的收成。但是，连绵的阴雨还会导致作物的湿害，甚至引起多种病害的流行。

立夏时节常常衣单被薄，此时即使体健之人也要谨防外感，一旦患病不可轻易运用发汗之剂，以免汗多伤心。初夏时老人易气血瘀滞，从而出现血脉阻滞。由生气发火而引起的心脏疾病并不少见，甚至会有人因此而发生猝死，所以此时老年人要做好精神养生，保持心态平和，切忌狂喜大怒，要保持心情舒畅。

立夏的养生原则

养护心脏

心为阳脏而主阳气，也就是说心为阳中之太阳，心的阳气能推动血液循环，维持人的生命活动，使之生机不息，而心与夏气相通应，即心阳在夏季最为旺盛,功能最强。立夏在农历四月前后，天气渐热，植物繁盛，此季节有利于心脏的生理活动，人在与节气相交之时故应顺之，是养护心脏的最好时机。

滋补原则

夏季提倡吃凉性食物滋补，但并非所有的人对羊肉、狗肉等温性肉类都该“敬而远之”。冬季常发慢性病，如慢性支气管炎、支气管哮喘、风湿性关节炎等患者，若在夏季缓解期内吃一些具有温补作用的食物，到冬季就能最大限度地减少或避免上述疾病的发生，达到“冬病夏治”的效果。

保持平和心态

立夏以后，天气转热，中医学认为，“暑易伤气”“暑易入心”。在盛夏暑日，尤其要重视精神养生，因为神气充足则人体的功能旺盛而协调，神气涣散则人体的一切功能遭到破坏。应重视精神的调养，保持神清气和、心情愉快的状态，切忌大悲大喜，使机体的气机宣畅，通泄自如，情绪向外，以免伤心、伤身、伤神，尤其是老年人更要做到这一点。

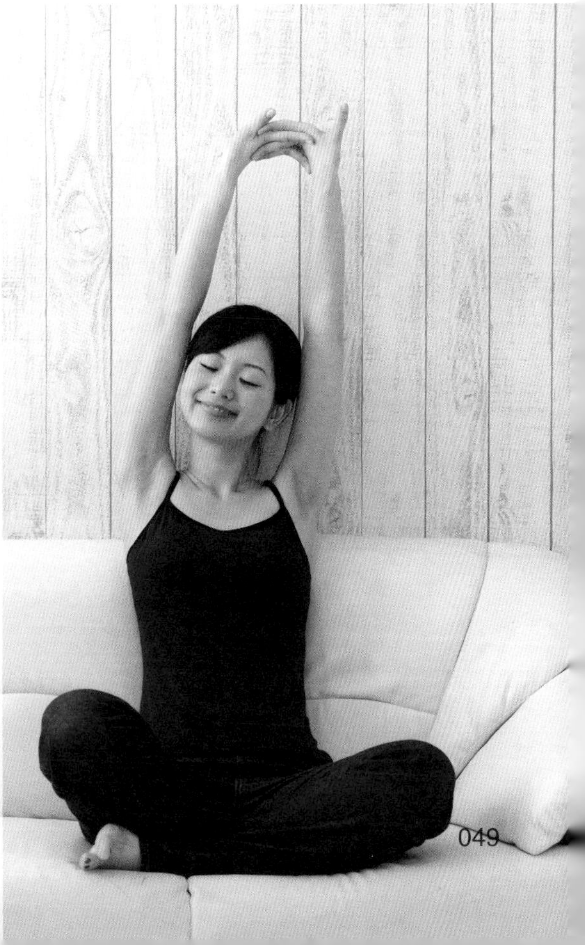

立夏养生运动——脑颈操

立夏时节，天气逐渐变得炎热，人们的生理状态也会随之发生一系列的变化，容易出现烦躁不安、易怒上火等症状，因此，如何养生就显得尤为重要。

大脑是人体司令部，脑衰则体衰。脖子也很重要，它是连接头与躯体的“交通要道”。自立夏开始，就进入炎热的夏季。夏季人的运动量减少，头颈关节容易疲劳，可练习脑颈操来进行缓解。脑颈操可坐着练，运动量不大，适于夏季练习。

1. 挺胸，头向左扭至极点，停一会儿，然后回到原位；再向右扭到极点，再回到原位，反复做四个八拍。

2. 头由左向右转，停一会儿；再由右向左转，停一会儿，做四个八拍。

3. 头向左扭至极点，停一会儿；再向右扭至极点，停一会儿。然后以下巴引导，头向前画弧，停一会儿；然后头再后仰至极点，停一会儿，做四个八拍。

4. 头尽量向上伸，至极点，停一会儿；再尽量向下收，停一会儿，做四个八拍。

5. 嘴尽量张大，停一会儿。搓手至热，然后干洗脸数次，即结束。

立夏时节，要顺应夏季昼长夜短的特点，及时调整自己的生活节奏，适当午睡对保障身体健康、减少某些疾病的发生起着关键作用。业余时间不妨听听音乐，或去公园散步、郊游，尽可能地让机体和精神获得充分的放松。此时节还要节欲守神，保持淡泊宁静的心境，遇事不乱，凡事顺其自然，静养勿躁。

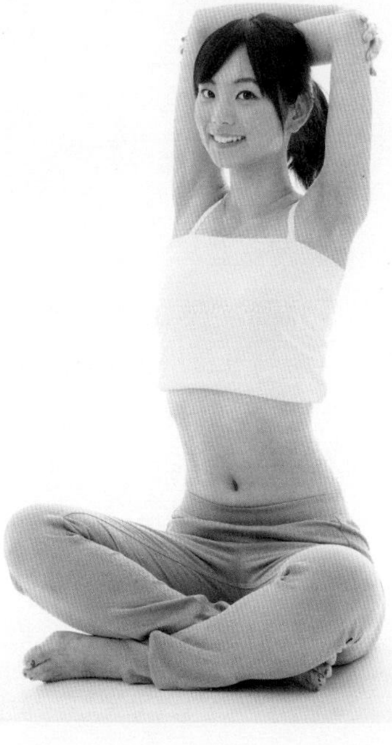

“内关穴”养护心脏

由于夏季主气为暑，暑属阳、属火。心也属火，暑气暑热直通于心，故夏季的暑热之气最易伤心。立夏也是心脏病容易复发的时节，因此预防心脏病，养护心脏尤其重要。我们可以按摩内关穴养护心脏。内关穴具有双向调节心律的作用。若心跳快，按揉它可以减缓；若心跳过慢，按揉它又可以增加心率。一般坚持一两个月，心烦、心悸、呼吸憋闷等感觉就会明显减轻或消失。

【取穴】位于前臂掌侧，当曲泽与大陵的连线上，腕横纹上2寸，掌长肌腱与桡侧腕屈肌腱之间。

【功效】宁心安神、理气止痛。

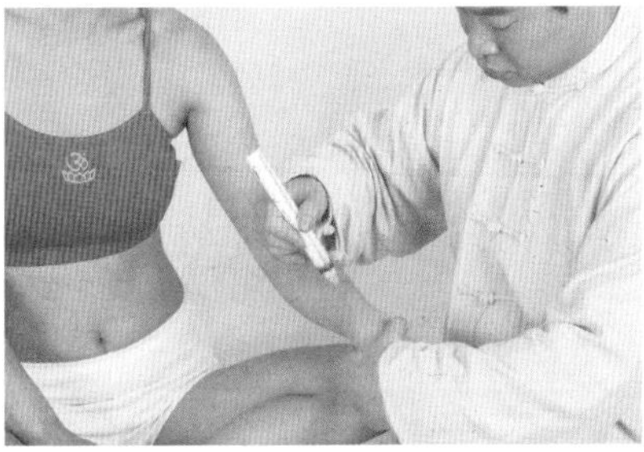

艾灸方法 用艾条温和灸内关穴5～10分钟，每日1次。

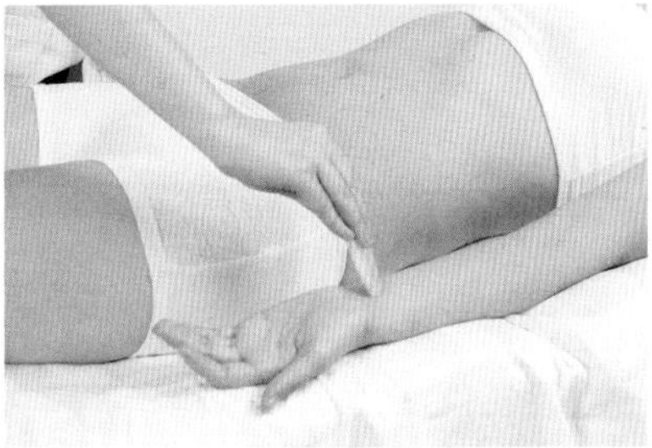

刮痧方法 用角刮法从上向下刮拭内关穴3～5分钟，隔天1次。

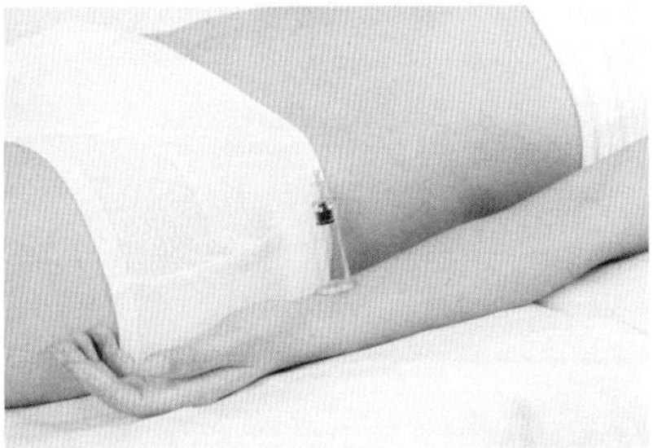

拔罐方法 用拔罐器将气罐吸附在内关穴上，留罐5～10分钟，隔天1次。

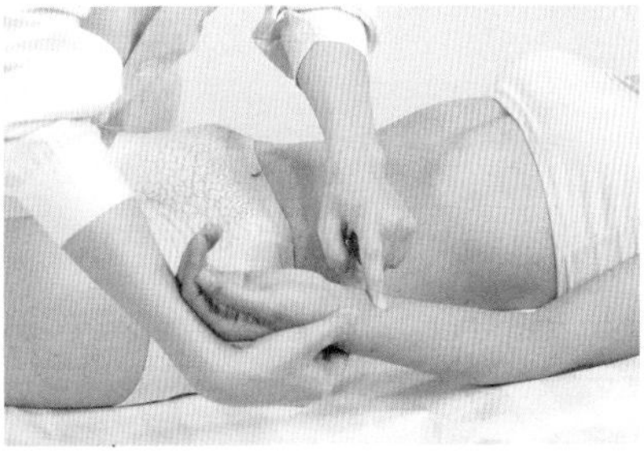

按摩方法 用食指指腹揉按内关穴100～200次，每天坚持。

人一到夏天总感觉不想吃东西，很多时候都是因为脾为湿邪所困而致。体内水湿之气无法代谢，积聚于体内，就会产生疾病。立夏到来，雨水增多。湿邪过盛，此时一定要注意防湿、除湿。山楂既可以助消化，还可以调节脾胃功能。

【性味归经】

性	味	归经	毒性	用法用量
微温	甘、酸	脾经、胃经、肝经	无	6 ~ 12 克，煎汤内服；或入丸、散

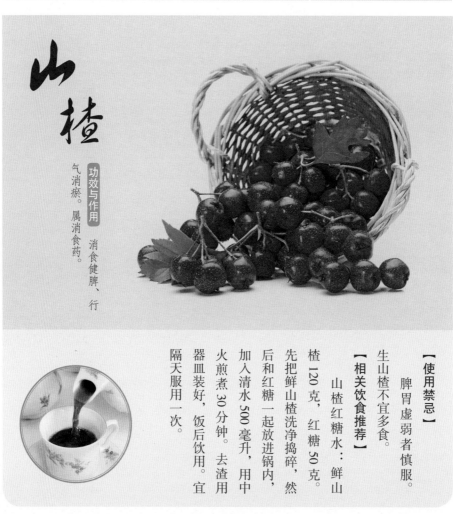

山楂

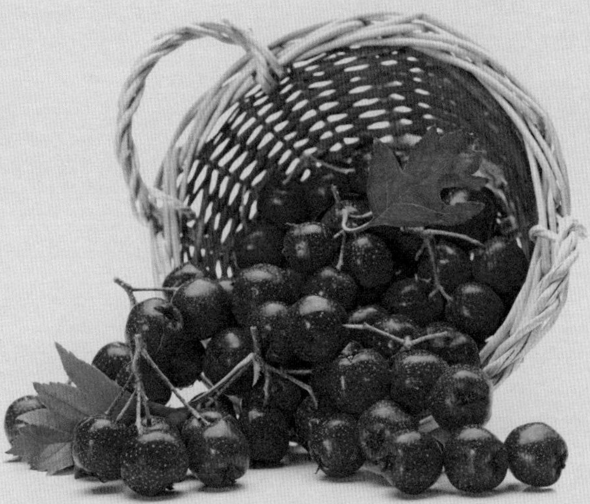

功效与作用 消食健脾、行气消瘀。属消食药。

【使用禁忌】

脾胃虚弱者慎服。生山楂不宜多食。

【相关饮食推荐】

山楂红糖水：鲜山楂 120 克，红糖 50 克。先把鲜山楂洗净捣碎，然后和红糖一起放进锅内，加入清水 500 毫升，用中火煎煮 30 分钟。去渣用器皿装好，饭后饮用。宜隔天服用一次。

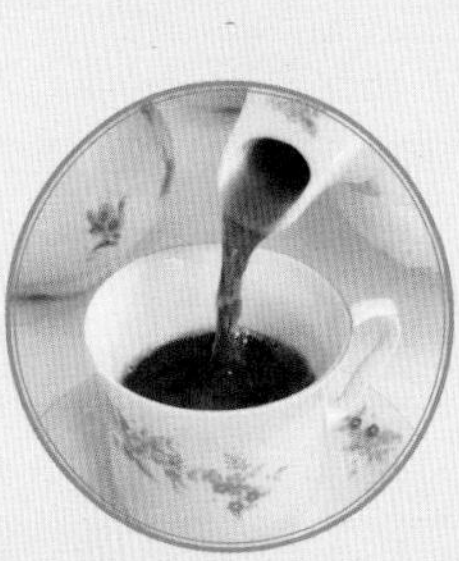

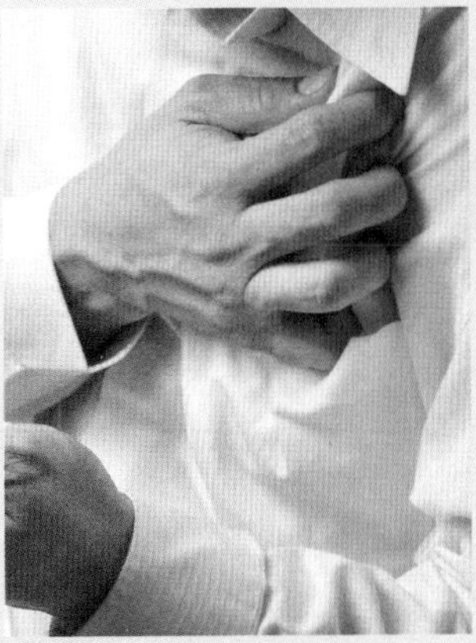

要预防立夏好发的心脏病

暑邪侵袭心脏的表现为憋气、心慌、头晕、心动过缓、心动过速等，也有部分中老年人出现胃痛、背痛、手麻等症状。从立夏开始，暑热之邪逐渐旺盛，最易引发或加重中老年人的心脏疾患。中医有“未病先防”的理念，所以应及早采取一些措施，避免诱发心血管疾病。

治疗方法 心脏不好的老年人立夏后每天至少应保证 6 小时以上的睡眠时间，并应坚持午睡。同时要注意饮水，可防止血黏度上升，每日饮水 1500 ~ 2000 毫升，最好分 8 ~ 10 次饮用，平均每次饮 200 毫升左右。饮食上，每次吃饭不要太饱，宜淡不宜咸。

妙方巧治本季常见病——腹泻

由于饮食、贪凉等因素的影响，夏季就成了感染性腹泻的多发季节，因此防治腹泻显得更为重要。腹泻严重者可造成胃肠分泌液的大量丢失，产生水、电解质平衡的紊乱，以及营养物质的缺乏所带来的各种后果。出现腹泻问题后切记对症处方，这样才能尽快痊愈。

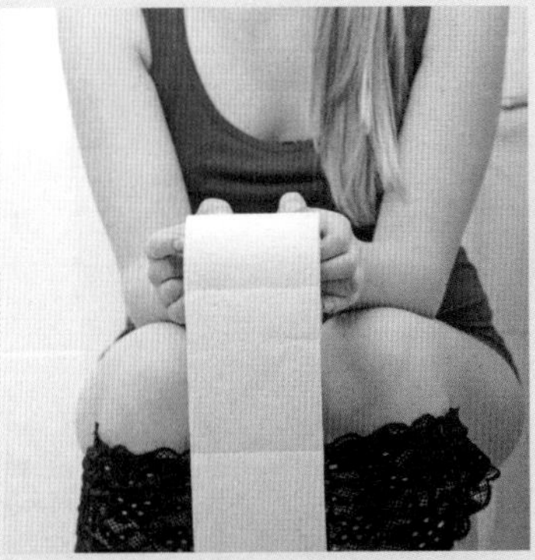

治疗方法 芋头方：去皮芋头 15 克，萝卜 30 克，蒜 10 克，红糖适量。将芋头、萝卜、蒜洗净入锅，加水煎汤，待汤将成时，加入适量红糖搅至溶化，盛出后即可服用。

对人体脏腑来说，立夏时肝气渐弱、心气渐强，此时饮食应增酸减苦，补肾助肝。夏季由于天气炎热，一些疾病会随高温而来。同时，炎热导致出汗多，体内丢失的水分也会增加，脾胃消化功能会相继变弱，营养摄入也会减少，因此吃清淡流食是夏季饮食养生的重要方法。

【推荐食材三部曲】

一部曲：木瓜

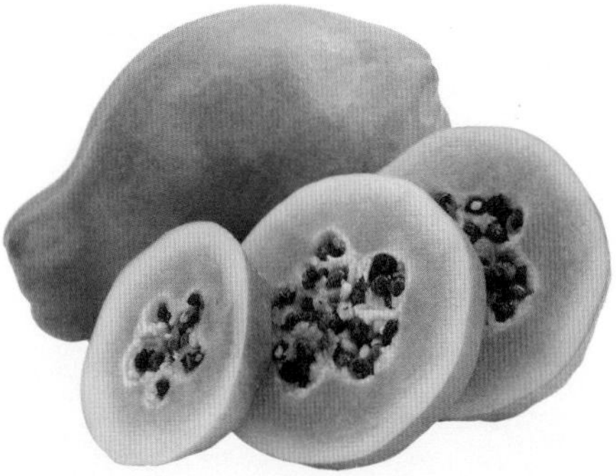

中医认为，木瓜味酸，性温，入肝、脾二经，可平肝、舒筋活络、和胃化湿。木瓜在中国素有『万寿果』之称，顾名思义，多吃可延年益寿。

二部曲：鸭肉

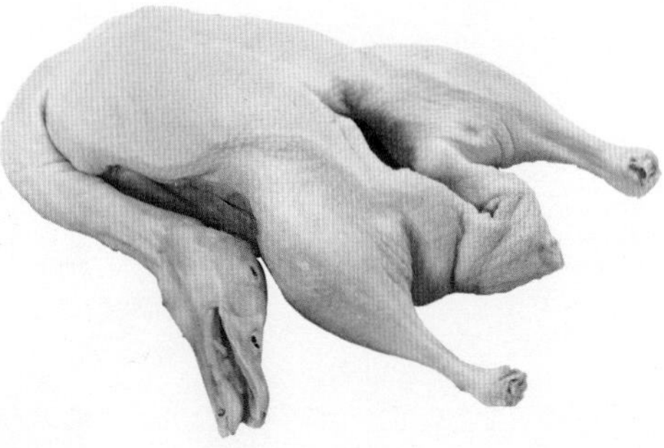

中医认为，鸭肉味甘、咸，性微凉，入肾、脾、胃、肺四经，有滋阴清热、健脾益胃、利水消肿的功效。主治咳嗽痰少、咽喉干燥、头晕头痛。鸭属水禽，性偏凉，从中医『热者寒之』的治病原则看，特别适合体内有热、上火的人食用。

三部曲：醋

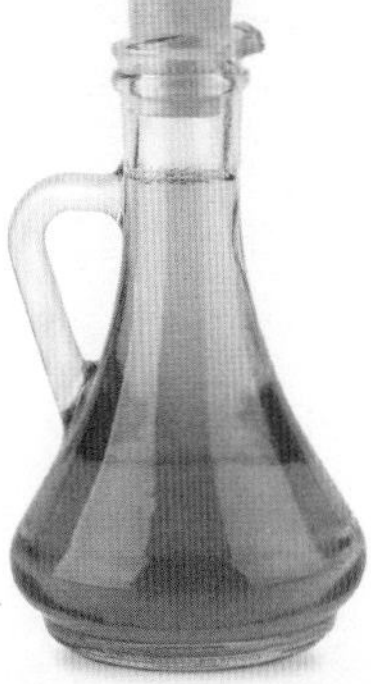

醋是我国自古以来就使用的调味料和中药，醋的制法多样，产地众多。中医认为，醋味酸苦，性温，入胃、脾、大肠、肝四经，能够止血、杀毒、散瘀。

功效作用

红豆可利水除湿、和血排脓、消肿解毒。治水肿、脚气、黄疸、泻痢、便血、痈肿。

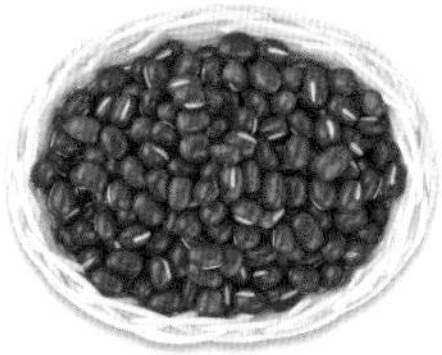

红豆

中医认为绿豆可解百毒，能帮助体内毒物的排泄，促进机体的正常代谢。

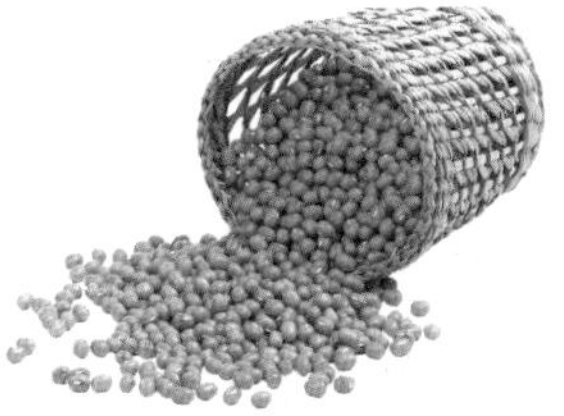

绿豆

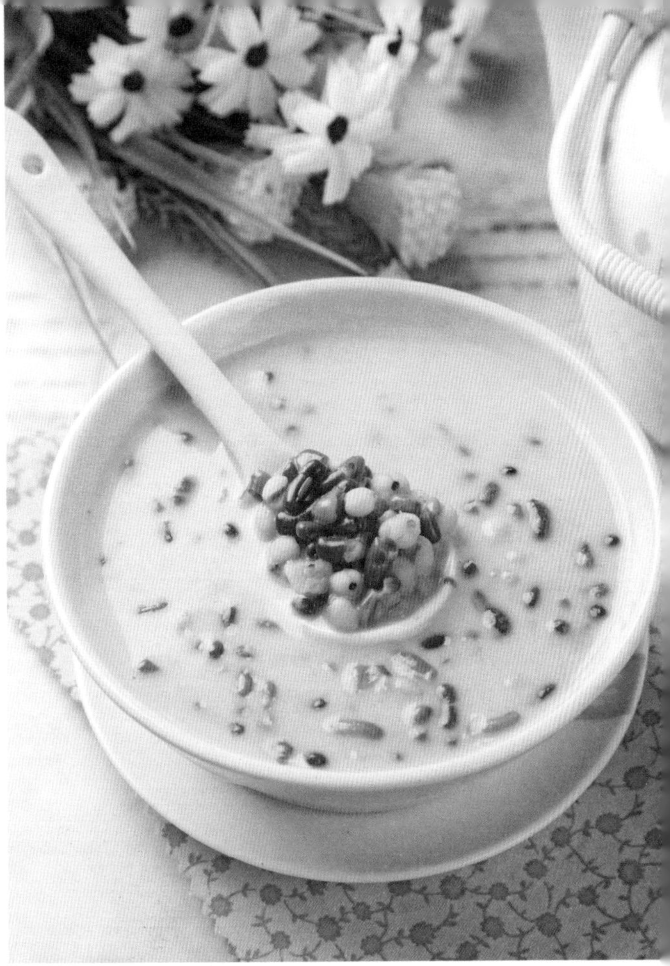

“红绿豆羹”——立夏养生佳品

立夏的饮食应以清淡、质软、易于消化为主，少吃高脂厚味及辛辣上火之物。清淡饮食能清热、防暑、敛汗、补液，还能增进食欲。多吃新鲜蔬菜瓜果，既可满足所需营养，又可预防中暑。主食以稀为宜，如红绿豆羹。红绿豆羹，即指用绿豆和红豆为主要材料混合熬制而成的汤羹。绿豆为一种常见的杂粮，性寒，味甘，有清热解毒、降火消暑的功效，十分适合在夏天食用。

原料组成

红豆 100 克，绿豆 100 克，山楂 30 克，白糖适量

做法

①先将山楂洗净切碎，绿豆、红豆分别浸泡 2 小时。

②所有材料同入锅共煮为汤羹。羹将熟时加入白糖调味即成。

未病先防，清热除湿正当时

小满养生指南

每年公历5月20～22日为小满节气。小满的含义是夏熟作物的籽粒开始灌浆饱满，但还未成熟，只是小满，还未大满。进入小满节气以后雨水开始增多，故民间谚语说："小满小满，江满水满"。因此，小满节气的到来往往预示着夏季闷热潮湿的天气即将来临。小满节气的养生要做好防热防湿的准备，否则极易引发风湿等疾病。小满作为夏季的第二个节气，也是阳气最为旺盛的节气之一，天气渐趋炎热，人们容易感到心浮气躁，人的情绪波动也较大，所以平时要注意控制自己的情绪。

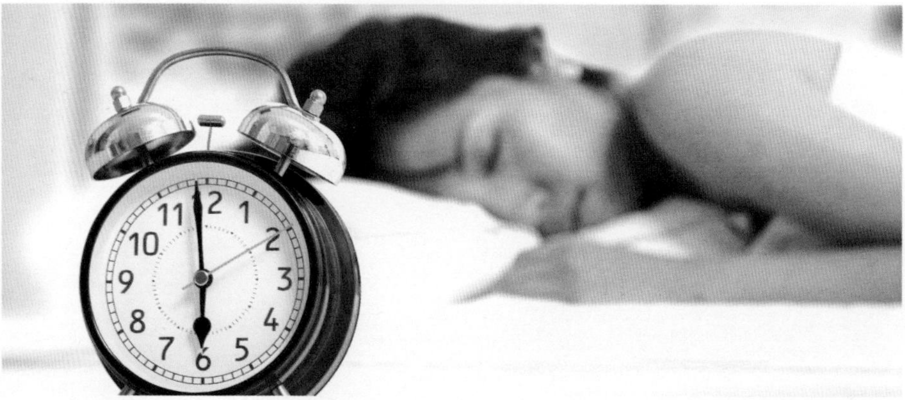

小满节气正值5月下旬，气温明显增高，小满后雨量开始增加，湿气较重，加上气温升高，人若贪凉卧睡，极易引发风湿等各种疾病，要注意"未病先防"，平时多吃一些具有清热利湿效果的食物。起居应顺应阴阳消长的规律，即此时应晚睡早起，以顺应体内阳气的生发。在没有任何疾病的情况下，也要做好各种预防工作。小满天气炎热，昼长夜短，晚间睡眠不足，人体经过一个上午的劳动和工作，体力和精力消耗较大。所以午睡对保障身体健康、减少某些疾病的发生也起着关键的作用。

小满的养生原则

注意天气变化

小满节气正值5月下旬，气温明显升高，雨量增多，容易有暴雨、雷雨大风、冰雹等激烈天气发生。这一节气中，气温变化大，要注意随时添加衣服，不要着凉受风而患感冒。又由于小满节气多雨潮湿，若贪凉卧睡必将引发风湿、湿性皮肤病等疾病。此外，随着小满的来临，气温逐渐升高，真正的炎夏即将来临。因此，小满时节外出时要注意防晒，选择适合自己的防晒护肤品。

清淡健胃，多吃苦味食物

多吃健胃食物：夏季蔬菜水果相对比较多，在保证清洁卫生的条件下能生吃的尽量生吃。如果想增加食欲，可以适当吃点苦味的食物，苦味食物不仅有清火的作用，同时淡淡的苦味还能增进食欲，有健胃的作用。另外，要适当补充蛋白质。蛋白质的来源主要分为两类，一类是动物性蛋白质，以清蒸鱼最好；另一类是植物性蛋白质，以摄取豆类食物为佳。

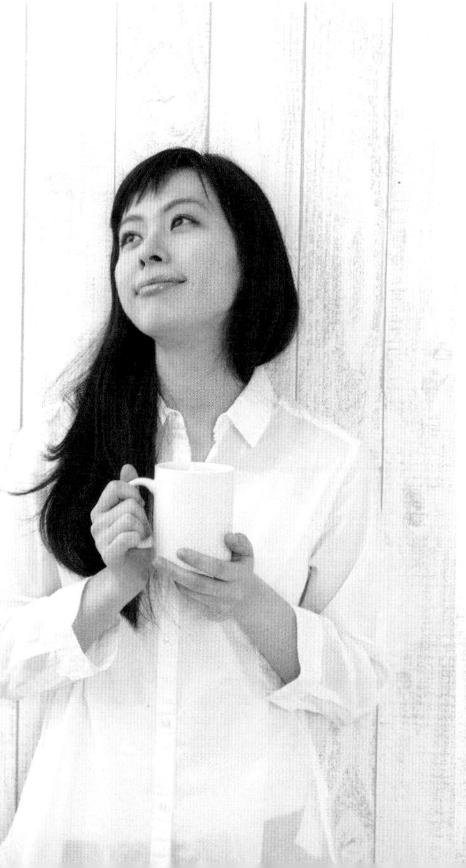

注意睡眠，勿贪凉

睡眠的注意事项：小满后天气转热，但睡觉时不要贪图凉快而睡在地板或凉席上，以免湿气侵入筋脉，导致风湿，或头重身痛，或生痈疔疖。也不可随意坐在晒热的砖石上，以免热毒侵入肌肤，而导致患坐板疮或生毒疖。

八段锦是古代传统功法之一，能使躯体四肢的运动与调心、调息相结合，具有动作简单易行，效果显著的特点。自隋、唐以来，深受我国人民的喜爱。

八段锦的运动量不大，但作用却是多方面的。虽四季均可练，但尤其适合夏季练习。很多人在小满前后会强烈感觉到气温的升高，可能会产生心烦、不思饮食等“苦夏”的症状。而练八段锦时不会过多出汗，能使心情平静，有降温的作用。

两手托天理三焦：两足平开同肩宽，松静自然，宁神调息，舌抵上腭，气沉丹田，鼻吸口呼。两手由小腹向前伸臂，手心向下向外画弧，顺势转手向上，双手十指交叉于小腹前，随吸气，缓缓屈肘沿静脉上托，当双臂抬至与肩、肘、腕相平时，翻掌上托于头顶，双臂伸直，仰头直视手背，稍停片刻；随呼气松开交叉的双手，自体侧向下画弧，慢慢落于小腹前，仍十指交叉、掌心向上、恢复如起势。稍停片刻，再如前反复练 6 ~ 8 次。

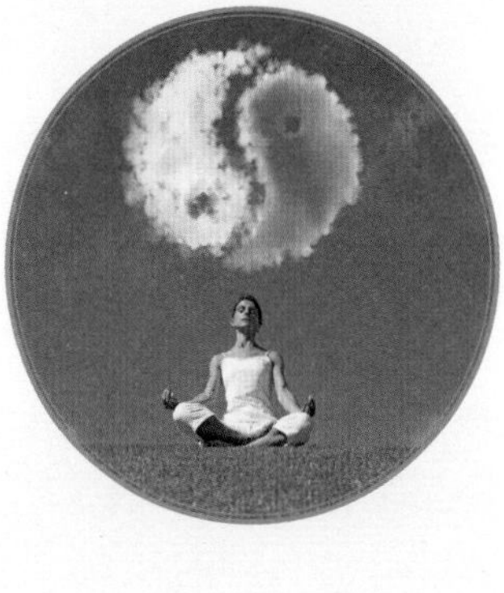

左右开弓似射雕：松静站立同前，左足向左横跨一步，双腿屈膝下蹲呈马步站桩，两膝做内扣劲，两足做下蹬劲，臀髋呈下坐劲，如骑马背上，两手空握拳，屈肘放于两侧髋部，距髋一拳左右。随吸气，两手向前抬起平胸，左臂弯曲为“弓手”，向左拉至极点，如拉紧千斤硬弓，开弓如满月；同时，右手向右伸出为“箭手”，手指做剑诀（即食、中二指并拢伸直，其余三指环曲捏拢）顺势转头向右，通过剑指，凝视远方，意如弓箭待机而发。稍停片刻，随呼气将两腿伸直，顺势两手向下画弧；收回于胸前，再向上向两侧画弧，缓缓下落于两髋外侧，同时收回左腿，还原为站式。再换右足向右横跨，重复如上动作。如此左右交替做 6 ~ 8 次。

小便不通，找阴陵泉

小满节气的气候特点除了热之外还有“湿”，湿是指外界环境的湿度大。同气温一样，湿度也是影响人体舒适感的重要因素。中医认为湿为阴邪，容易阻遏气机，影响体内气的运行。湿气淤在体内，我们就要去疏通它。阴陵泉是除湿气的要穴，我们可以经常按揉，若是感觉很疼，那就说明脾经不通、湿气郁结。经络一通，体内多余的水湿之气就能顺利地排出。脾经是通过膀胱来排湿的，因此坚持推拿一段时间，你就会感觉小便增多，这就是排湿的表现。

【取穴】位于小腿内侧，胫骨内侧髁下方与胫骨内侧缘之间的凹陷处。

【功效】清脾理热、宣泄水液。

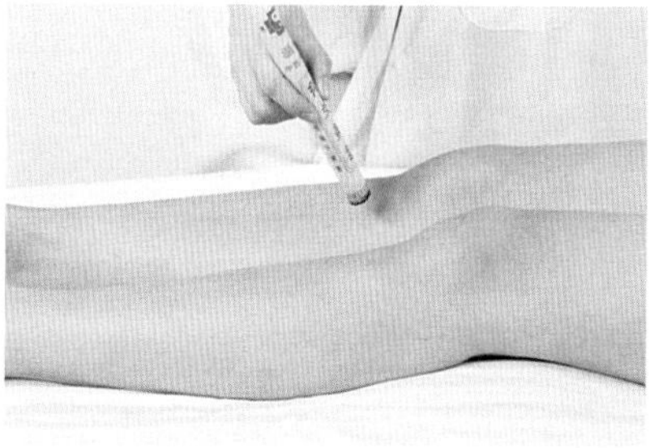

艾灸方法 用艾条温和灸 5 ~ 10 分钟，每日 1 次。

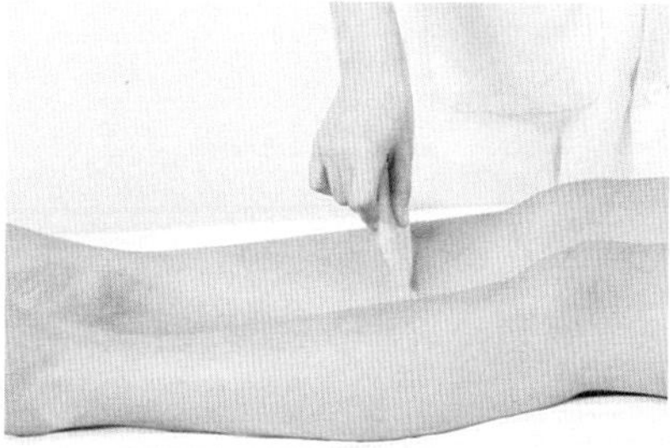

刮痧方法 用面刮法从上而下刮拭阴陵泉穴 3 ~ 5 分钟，力度微重，以出痧为度，隔天 1 次。

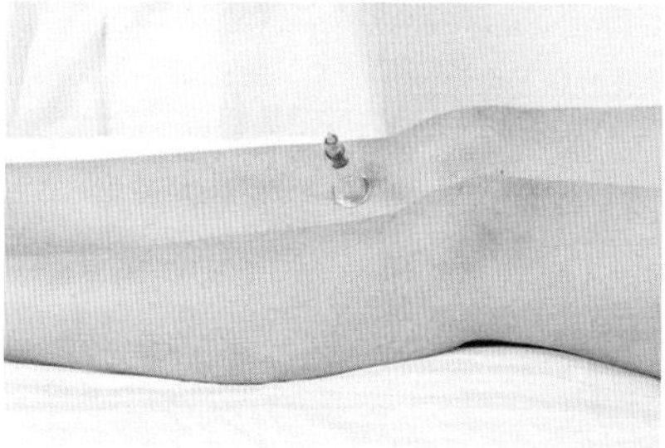

拔罐方法 用拔罐器将气罐吸附在阴陵泉穴上，留罐 5 ~ 10 分钟，隔天 1 次。

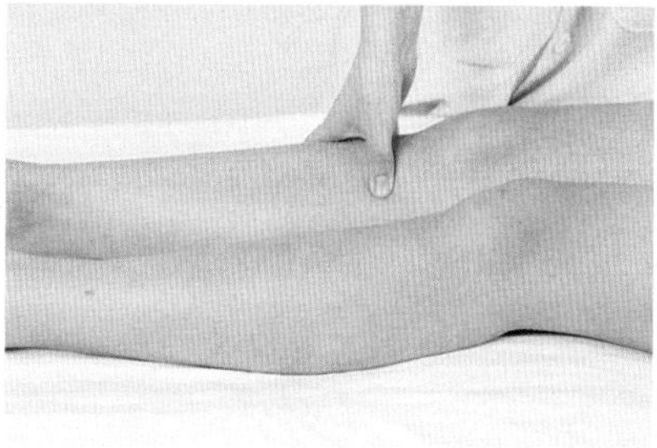

按摩方法 用拇指指腹按揉阴陵泉穴 100 ~ 200 次，每天坚持。

小满防病首选“金银花”。到了小满，天气就已经很热了。夏天易患的疾病开始频频出现，而针对这些问题，金银花可以有效解决。金银花是古代清热解毒的圣药。现代医学研究证实，金银花有较强的广谱抗菌作用，广泛用于风热感冒、咽喉疼痛、口糜目赤及外科皮肤疮疡、丹毒等症。在酷暑炎夏，金银花可清热、降温、解暑，并对预防夏季小儿痱毒疖肿等病症也有良好的作用。

【性味归经】

性	味	归经	毒性	用法用量
寒	甘	肺经、心经、胃经	无	6 ~ 15 克，水煎服；或入丸、散

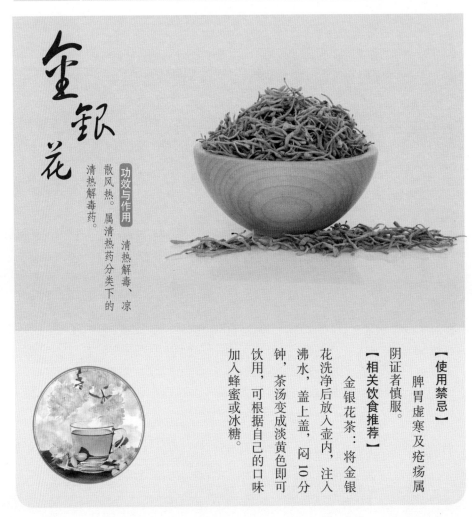

金银花

功效与作用

清热解毒、凉散风热。属清热药分类下的清热解毒药。

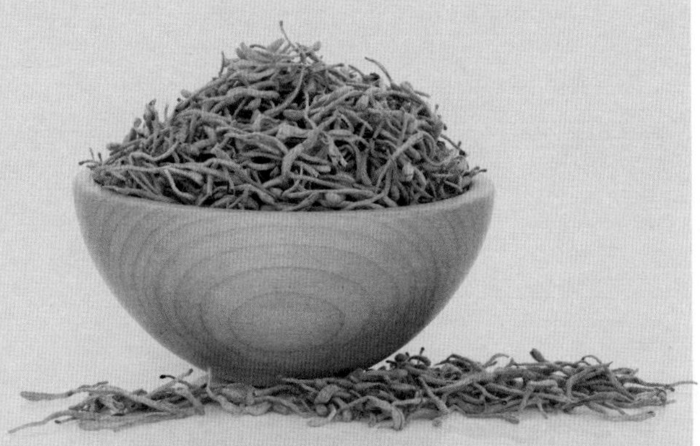

【使用禁忌】

脾胃虚寒及疮疡属阴证者慎服。

【相关饮食推荐】

金银花茶：将金银花洗净后放入壶内，注入沸水，盖上盖，闷 10 分钟，茶汤变成淡黄色即可饮用，可根据自己的口味加入蜂蜜或冰糖。

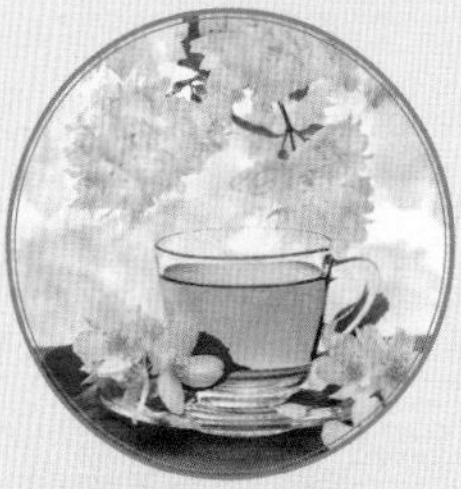

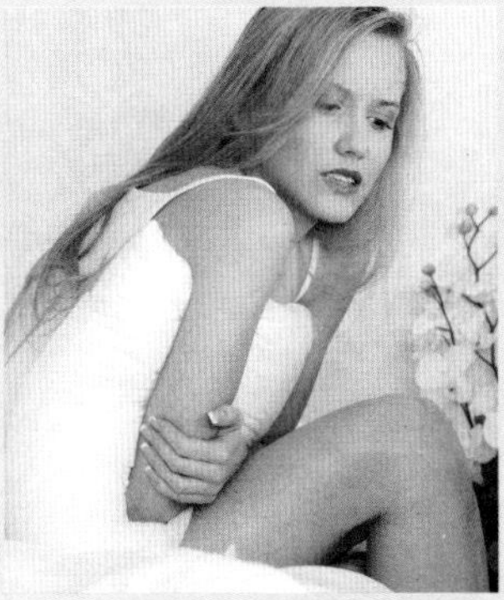

湿邪困脾怎么办？吃辣要注意

一到夏天总感觉不想吃东西，很多时候都是因为脾为湿邪所困而致。小满时节湿邪过盛，此时要注意防湿、除湿。体质寒湿、阳虚的人适当地吃辣，能够驱散体内的湿寒之气。但吃辣应适度，且并不是所有人都适合吃辣。体质湿热、阴虚的人则不宜吃辣。

治疗方法 在此，介绍一款红豆薏米粥。红豆有利水、消肿的效果。且红色入心，吃红豆对于夏季补心也是很有好处的。薏米既可健脾益胃，又能利水祛湿，与红豆搭配效果最好。（注意：日常生活最好减少暴露在潮湿环境中。尤其对湿气敏感的人，更不要直接睡在地板上。空气中水分下降且地板湿气重，容易入侵体内造成四肢酸痛。最好睡在与地板有一定距离的床上。）

妙方巧治本季常见病——尿路感染

夏日酷暑难耐，人们常因睡眠减少、食欲不振等原因导致抵抗力相对下降，加上出汗较多，如果不注意及时补充水分，会使尿液浓缩、排尿减少，冲洗细菌的作用降低，易发生尿路感染。

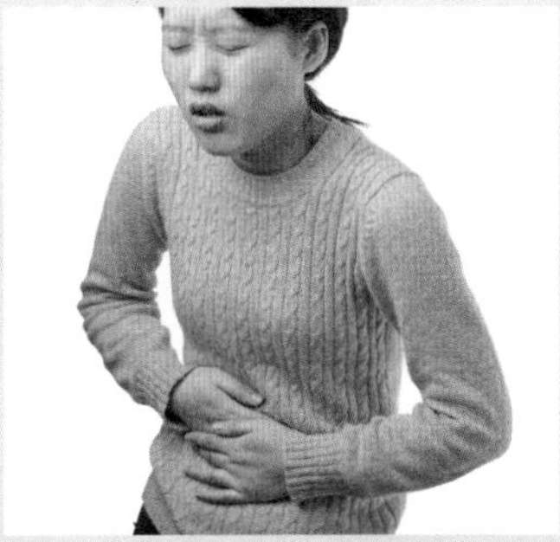

治疗方法 鸡蛋方：鸡蛋 1 个，大黄米 15 克。将鸡蛋开一个小孔，去除蛋清少许，加入大黄米蒸熟。晨起空腹食用。每日 1 次。（注意：绝经女性尿路感染患者的预防——阴道局部应用雌激素软膏可以恢复阴道局部环境，可减少尿路感染的复发机会。）

小满过后，天气变得闷热潮湿，中医称之为“湿邪”。人体的脾“喜燥恶湿”，受“湿邪”的影响最大，很多南方人一到雨季就会出现食欲不振、腹胀、腹泻等消化功能减退的症状。因此，小满养生要以健脾化湿为主。

【推荐食材三部曲】

一部曲：黄瓜

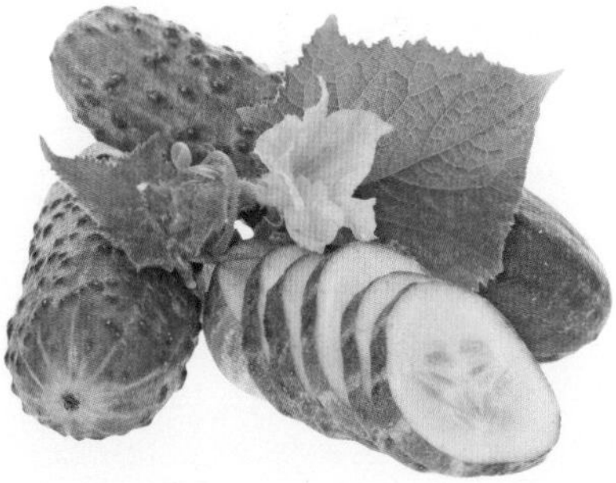

黄瓜，又称青瓜、胡瓜、刺瓜等。中医认为黄瓜味甘，性凉，入肺、胃、大肠三经；可清热利水、解毒消肿、生津止渴。可治疗身热烦渴、咽喉肿痛、小便不利等疾病。

二部曲：薏米

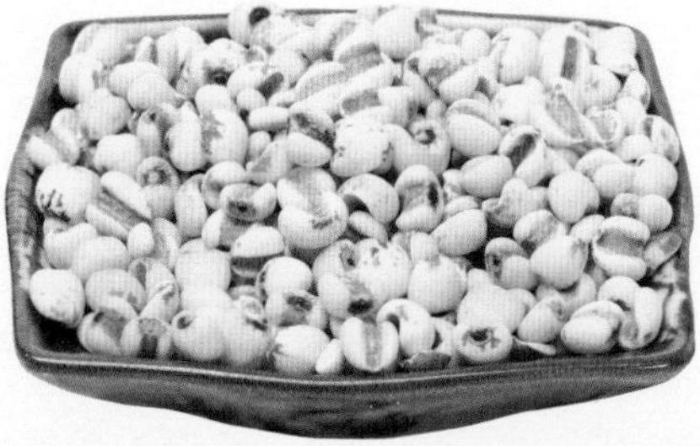

李时珍在《本草纲目》中记载：薏米能『健脾益胃、补肺清热、祛风胜湿。』『炊饭食，治冷气。煎饮，利小便热淋。』

三部曲：樱桃

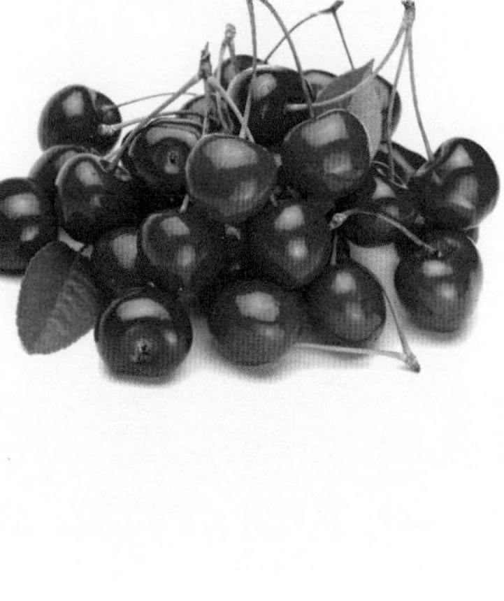

中医认为，樱桃味甘，性温，无毒，具有调中补气、祛风除湿的功效。长期食用，可明显提高人体免疫力。

功效作用

大麦味甘、性凉，既可清除大汗淋漓等外热，也可以消除口干、胃脘不适等内热。

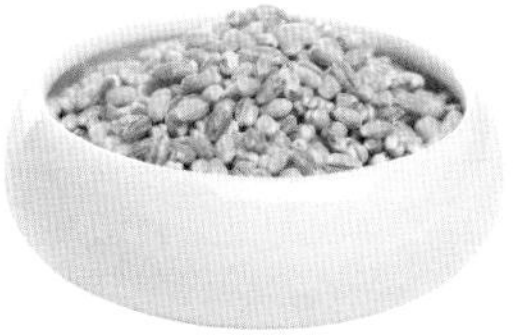

大麦

菊花味甘、性微寒，具有散风热、平肝明目、消咳止痛的功效。

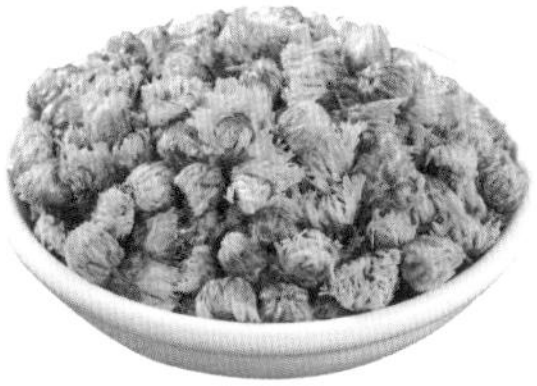

菊花

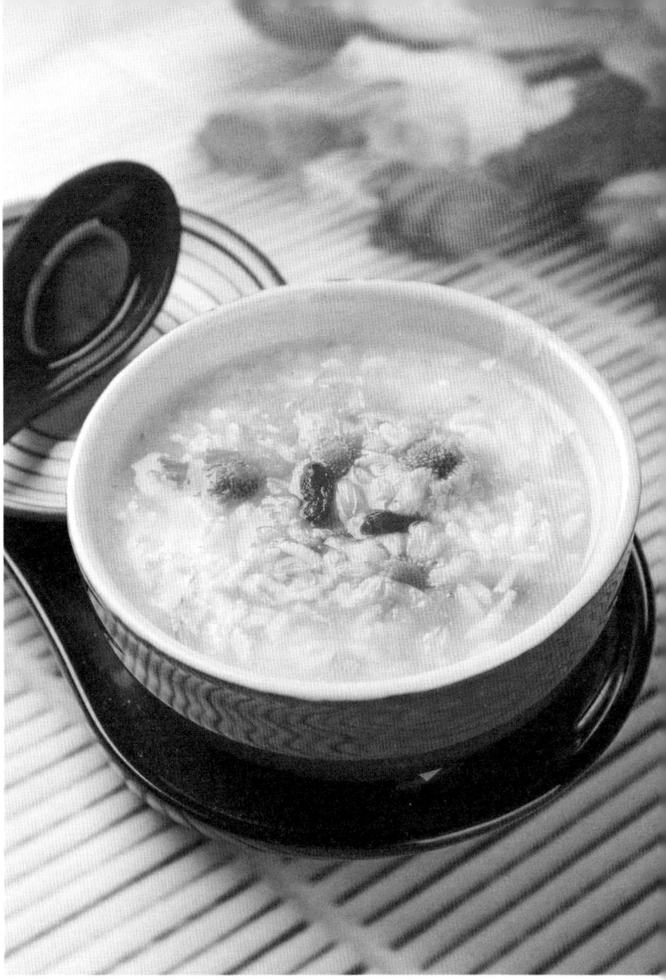

神奇靓粥，一碗清肠热

夏天烈日炎炎，经常让人叫苦不迭。其实不仅外面天气热，我们人体的内热也较重，所以夏日养生一定要注意祛除内热。内热不除，就会上火。因为火性炎上，上火的人就会头晕、眼花、耳鸣。那么该怎么祛除内热呢？如果你感到烦热，则可以多喝一些大麦菊花粥，可以起到清除内热的效果。大麦茶是用烘炒过的大麦泡制而成的，不仅香气诱人，还有去油、解腻、助消化的效果。

原料组成

粳米 100 克，大麦 20 克，菊花 15 克，枸杞子少许

做法

①大麦洗净，放进养生壶内，加水，按花茶键，开始煮茶。

②菊花、枸杞子分别洗净备用。

③锅内加入粳米和煮好的大麦茶煮成粥，待粥将熟时加入菊花、枸杞子，煮至粥熟即可。

芒种

天气炎热，清淡饮食是关键

芒种养生指南

芒种时节，天气阴雨连绵，有时一下就是一星期。起居养生方面，要格外注意清洁卫生，防止各种传染性疾病。这个时节人都显得比较懒散，因此，芒种时期要注意多做运动，以利于气血的运行。另外，中午最好休息一会儿，以利于体力的恢复。饮食方面应减酸增苦。

每年公历的6月5～7日为芒种，是麦类等有芒作物成熟、夏种开始的时节。《月令七十二候集解》说“五月节。谓有芒之种谷可稼种矣”，意指大麦、小麦等有芒作物种子已经成熟，抢收急迫。春争日，夏争时，“争时”即指这个时节的收种农忙。在这个节气，气温更高，湿度更大，使心脏负荷加重，有心脏病的人要注意保养，少熬夜，避免工作过分紧张，生活要有节奏。芒种时天气开始炎热，是消耗体力较多的季节，要注意补充水分。芒种炎热的天气使人的消化功能相对较弱，因此，饮食应当清淡而不是肥腻厚味，不要过多食用热性食物。

芒种过后，午时天热，人易汗出，衣衫要勤洗勤换。芒种后勤洗澡，皮肤疏松则“阳热”易于发泄，但出汗时不要立即洗澡。洗浴以药浴最能达到健身防病之目的，且应以浸浴为主。

人体新陈代谢旺盛，汗易外泄，耗气伤津之时，宜多吃具有解暑益气、生津止渴的食物。老年人因机体功能减退，热天消化液分泌减少，心脑血管不同程度地硬化，饮食宜以清补为主，辅以清热解暑、护胃益脾和降压、降脂的食品。

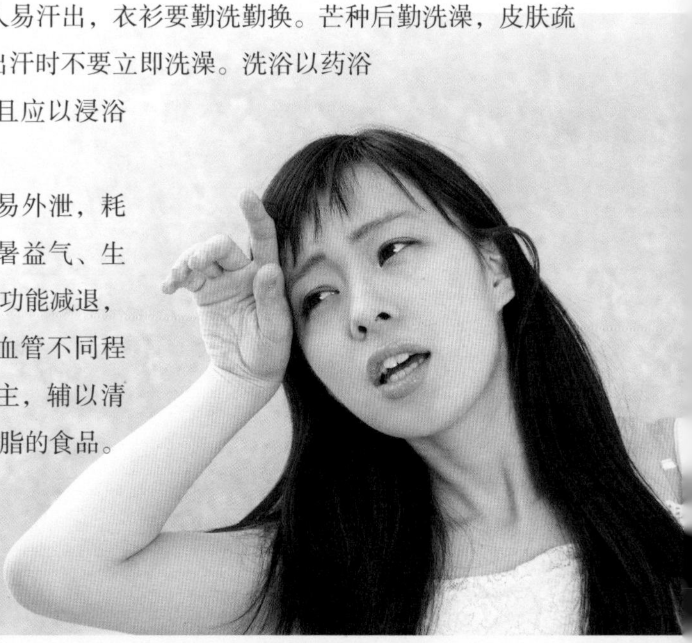

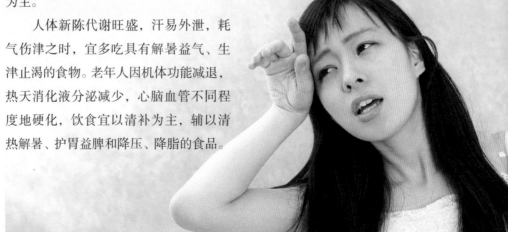

芒种的养生原则

出汗后勿洗冷水澡

为避免中暑，芒种后要常洗澡，这样可使“阳热”易于发泄。但出汗时不要立即用冷水洗澡。出汗后，皮肤血管仍处于扩张状态，立即冲冷水，皮肤受到冷水刺激会引起血管收缩，反而会使散热困难、体温升高。同时，流回心脏的血量突然变多，会增加心脏负担。

保持情绪稳定

芒种的养生重点是要根据季节的气候特征，在精神调养上使自己保持轻松、愉快的状态，忌恼怒忧郁，这样可使气机得以宣畅，通泄得以自如。

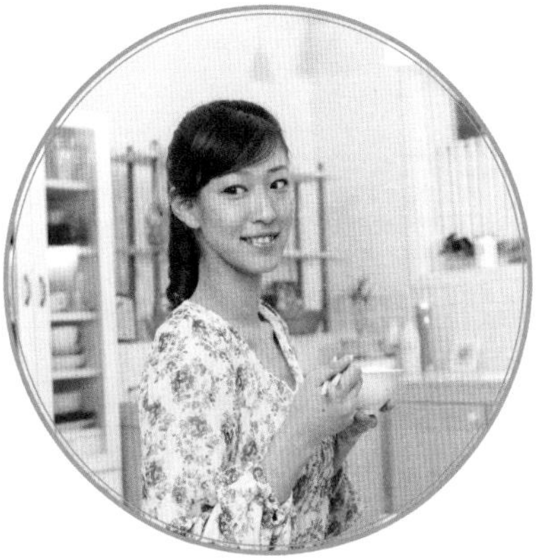

饮食要清淡和忌辛热

饮食调养方面应清补，勿过咸、过甜：历代养生家都认为夏三月的饮食宜清补，可多吃新鲜蔬菜、水果等。如蔬菜、豆类可为人体提供所必需的糖类、蛋白质、脂肪和矿物质等营养素及大量的维生素，维生素又是人体新陈代谢中不可缺少的，而且可预防疾病，防止衰老。水果蔬菜中的维生素C，是体内氧化还原的重要物质，能促进细胞对氧的吸收。

忌肥甘厚味辛热：夏季气候炎热，人体出汗较多，因此不宜食用肥甘厚味及燥热之品，如人参等补品。这些药材性辛热，炎热夏季过多食用后，会使人非常烦躁，同时也容易引起消化道及一些全身性的疾病或不适，如便秘、痔疮、口唇干裂、咽炎等。

长夏饮食稍温辛：中医学认为，长夏的饮食要稍热一点，不要太寒凉；不要一次吃得太多，在次数上可稍多一些。在中国南方的一些地区，夏季炎热多雨，疾病以暑病为多，不少人有食辣椒的习惯，这是因为吃辣可以增强食欲，促使人体排汗，在闷热的环境里增添一份凉爽舒适感。

按摩作为祖国传统医学宝库中的一枝奇葩，既是一种疾病医疗手段，又是一种健身养生运动手段。按摩简便易学，效果显著，因而深受广大群众的欢迎。按摩运动尤其适宜夏季进行。

心脏位于左胸，手三阴经均起于胸中。按摩心区，可直接作用于心脏，能疏通心血运行，预防心血瘀阻而引起心前区疼痛等心脏疾病的发生。进行心区按摩时要全身放松，意念集中在心，使神经系统的兴奋与抑制规律得以调整平衡，血管的外周压力下降，大脑处于安静状态，降低了心脏的负荷，心脏功能由之改善；再加两手内、外劳宫穴相叠，不自觉地以劳宫穴之气，带动心脏之气运行，进行自我调节。

取站式，两脚分开与肩等宽，平行站立，身体正直。体弱者，亦可采用坐位或卧位。要求做到全身放松，两眼可以轻闭，意念集中在心区。将两手掌重叠（男性右手在里、女性左手在里），内、外劳宫穴对齐（即将上面手掌中心点的内劳宫穴与下面掌背的外劳宫穴相对齐），轻按于心前区，并缓缓摩动，以先顺时针、后逆时针的规律各按摩 20 ～ 30 次，按摩的速度不宜太快，最好是呼吸一次按摩一周，按摩时手掌不宜飘离心前区。

按摩结束后，手掌停放于心前区不动，仍然意想着心区，做三按三呼吸，即呼气时，手掌轻轻按下，吸气时，手掌稍稍提起，如此共做三次。

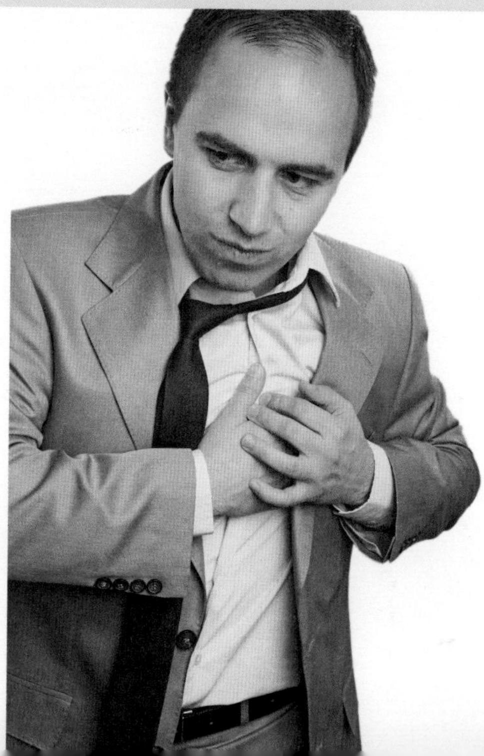

吃凉了，按摩暖脾胃

芒种时节，天气炎热，人们为了消除炎热的感受，喜欢喝冷饮。但是等到冷饮到达胃部时，就会觉得胃不太舒服。这是怎么回事呢？这是因为这个时节体内的阳气还浮于体表用来抵御炎热，脏腑正处于一种外阳内阴的状态。饮用过于冰凉的饮料，其寒凉之气会乘虚而入消耗元气，损伤脏腑。这时候我们可以选择刺激中脘穴来缓解，中脘穴专治胃寒、胃痛、呕吐、泄泻。将食指和中指并拢，点按中脘穴 1 分钟，该处会有一种温热感。经常点按这个穴位，不但可以治胃痛，还能缓解紧张、焦虑的情绪。

【取穴】位于上腹部，前正中线上，当脐中上 4 寸。

【功效】健脾化湿、促消化。

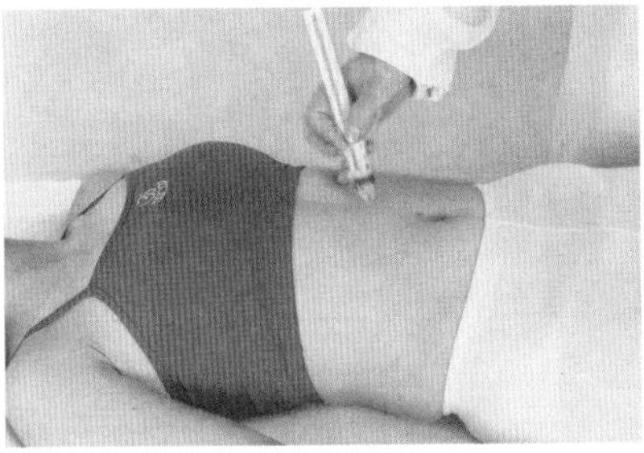

艾灸方法 用艾条温和灸中脘穴 5 ~ 10 分钟，每日 1 次。

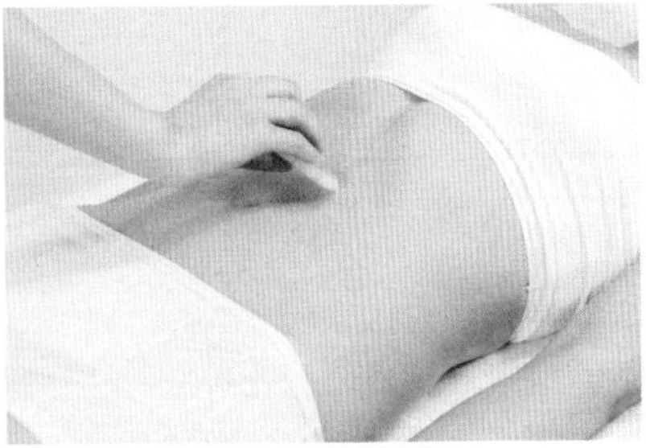

刮痧方法 用角刮法刮拭中脘穴，以出痧为度，隔天 1 次。

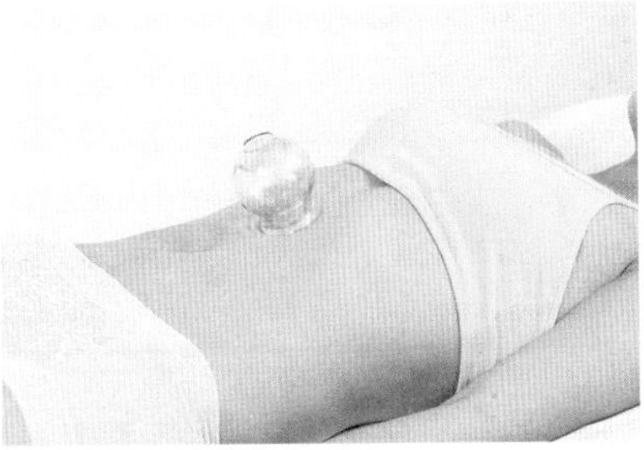

拔罐方法 将火罐吸附在中脘穴上，留罐 10 ~ 15 分钟。

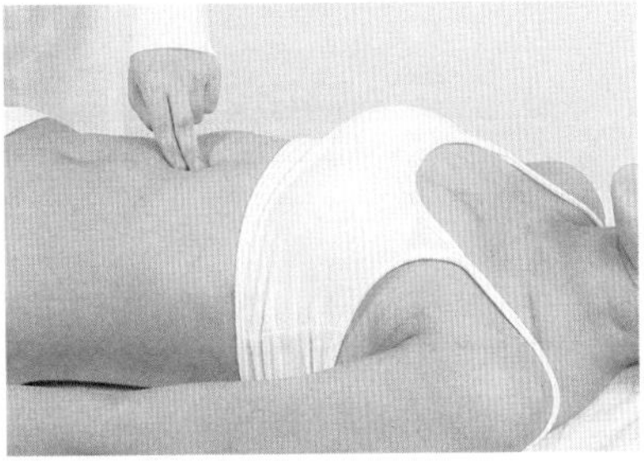

按摩方法 用食指、中指指尖推揉中脘穴 3 ~ 5 分钟。

夏天炎热，我们处于空调环境里太久，会出现头晕、打喷嚏、流鼻涕等症状。有些人甚至因此引起关节酸痛、颈肩麻木等症。这就是所谓的“空调病”。遇上空调病该怎么办呢？空调病的实质是我们的身体长期吹空调所导致的功能衰退。导致空调病的最主要原因就是寒邪入侵，所以治疗时需疏散外寒。在我们的生活中，常用的一种食品，就有极佳的散寒、驱寒的功效，那就是姜。

【性味归经】

性	味	归经	毒性	用法用量
微温	辛	肺经、脾经、胃经	无	3 ~ 10 克，煎汤

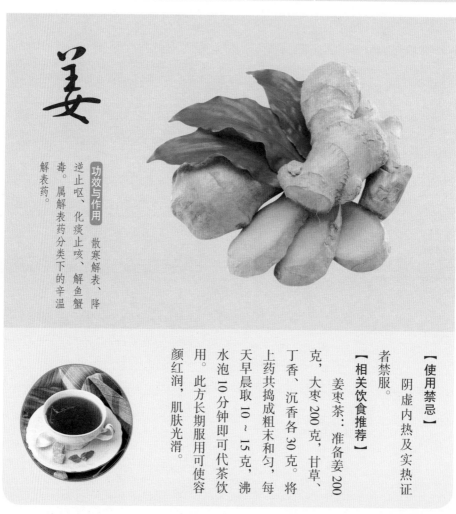

姜

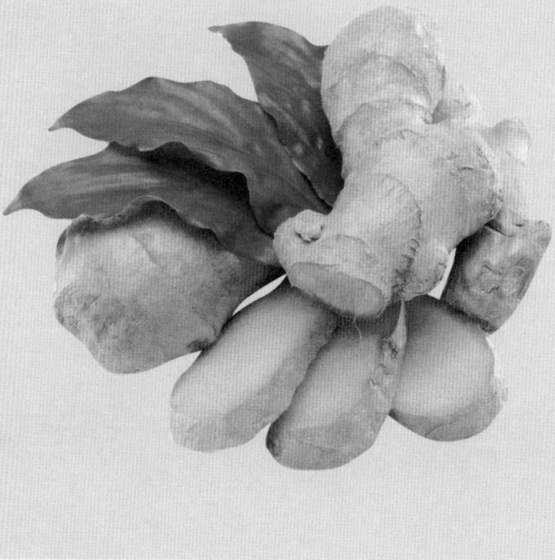

功效与作用 散寒解表、降逆止呕、化痰止咳、解鱼蟹毒。属解表药分类下的辛温解表药。

【使用禁忌】

阴虚内热及实热证者禁服。

【相关饮食推荐】

姜枣茶：准备姜 200 克，大枣 200 克，甘草、丁香、沉香各 30 克。将上药共捣成粗末和匀，每天早晨取 10 ~ 15 克，沸水泡 10 分钟即可代茶饮用。此方长期服用可使容颜红润，肌肤光滑。

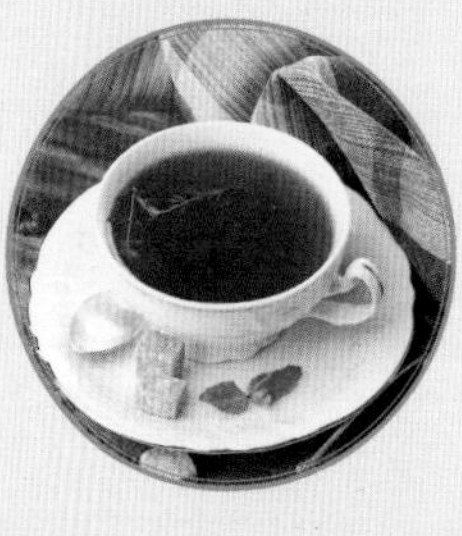

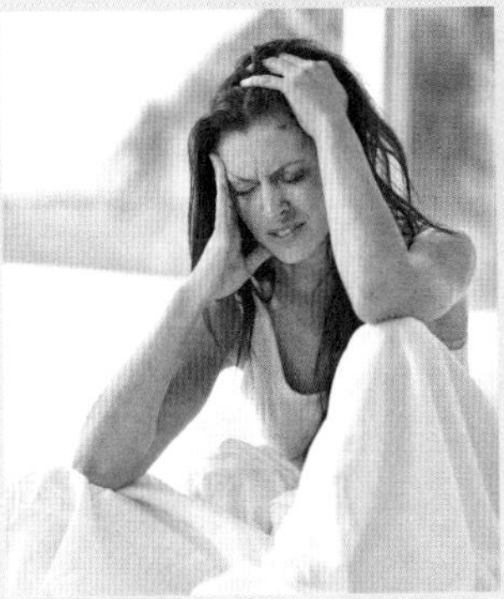

夏季炎热，注意空调病

有些人晚上开着空调睡觉，起床后经常会感到胃部不适、腹部隐隐作痛；有些人长时间吹空调后，会感觉四肢酸痛；有的人因为吹空调，风寒之邪入侵而致感冒……这些都是由于天气炎热，人们长时间使用空调而产生的一系列问题，这时可以选择姜来缓解。

治疗方法 煮一锅热乎乎的姜汤，然后用毛巾浸入，趁热敷于患处。或者用姜汤洗手或泡脚，也可以起到活血、驱寒的效果。

妙方巧治本季常见病——风湿性关节炎

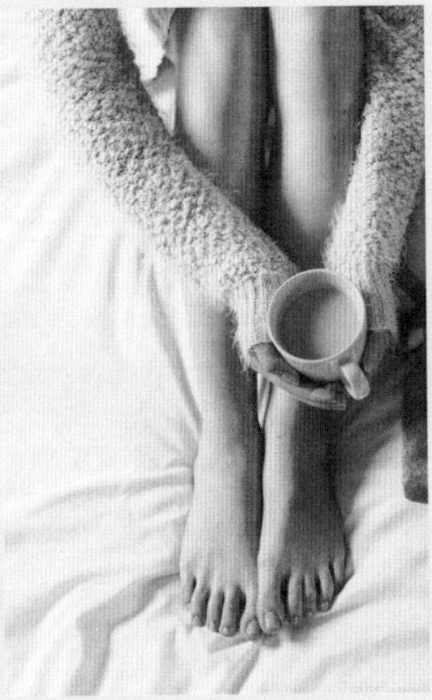

每年6月中旬到7月上旬，江淮地区约有20天的阴沉多雨天气，这就是梅雨期。梅雨期天空阴暗，空气潮湿，时阴时雨，变幻无常。风湿性关节炎是梅雨期的多发病之一。据资料记载，风湿性关节炎的发作次数在梅雨季节的6月份占绝对优势。这是由于梅雨期气温、气压变化快，湿度大，会影响局部组织的供血和局部细胞内外体液与电解质的平衡，使风湿性关节炎患者疼痛加剧。

治疗方法 黑鱼方：准备黑鱼2条，杜仲20克，姜5克。黑鱼洗净剖杀，去鳞与内脏，与杜仲、姜一起加水炖煮，吃鱼喝汤。

饮食调养方面，唐朝的孙思邈提倡人们“常宜轻清甜淡之物，大小麦曲，粳米为佳”，又说“善养生者常须少食肉，多食饭”。在强调饮食清补的同时，告诫人们食勿过咸、过甜。夏季人体新陈代谢旺盛，汗易外泄、耗气伤津之时，宜多吃能祛暑益气、生津止渴的饮食。

【推荐食材三部曲】

一部曲：西瓜皮

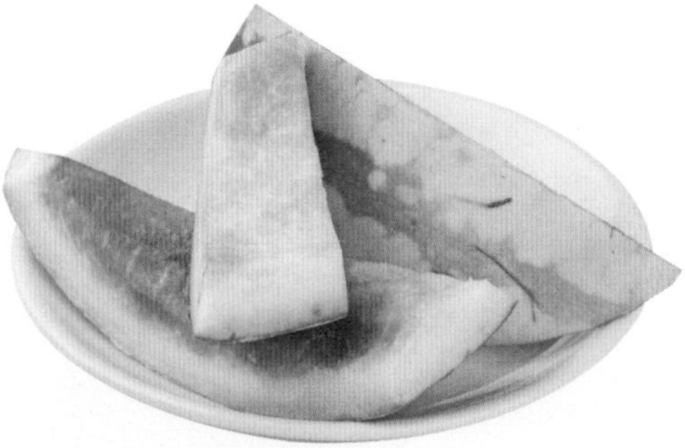

西瓜皮为葫芦科植物西瓜的外层果皮，中医称之为『西瓜翠衣』，是清热解暑、生津止渴的良药。西瓜皮含蜡质及糖，味甘，性凉，无毒。可清暑解热、止渴、利小便。用于治疗暑热烦渴、小便短少、水肿、口舌生疮。

二部曲：茄子

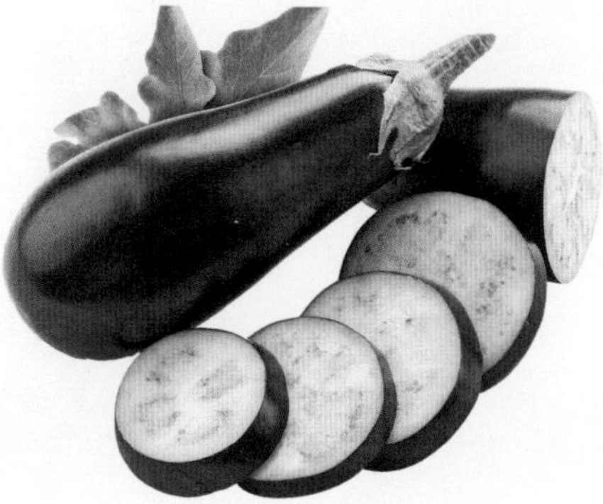

茄子能散血、消肿、宽肠，所以大便干结、痔疮出血及患湿热黄疸的人，多吃些茄子有助于治疗疾患，可以选用紫茄子同粳米煮粥食用。

三部曲：冬瓜

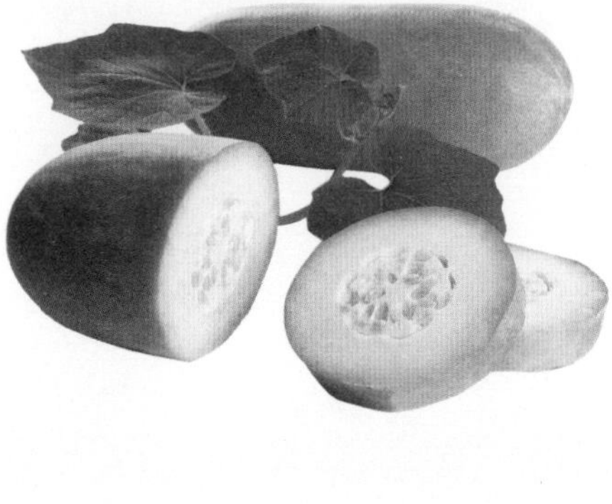

中医认为，冬瓜味甘，淡，性凉，入肺、大肠、膀胱三经，有清热解暑、降暑解火的功效，是非常好的消暑圣品。

功效作用

泥鳅具有补益脾肾、利水、解毒的功效。主治脾虚泻痢、热病口渴、消渴、小儿盗汗、水肿、小便不利等病症。

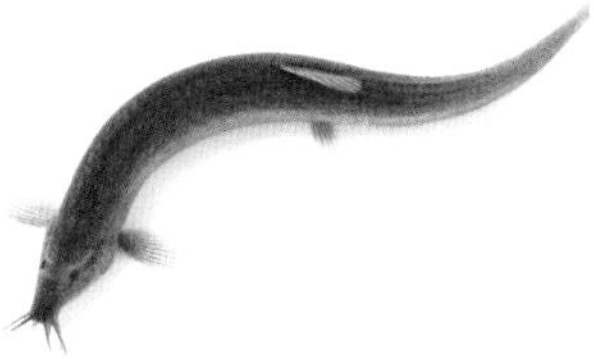

泥鳅

豆腐为补益清热的食品，常食可补中益气、清热润燥、生津止渴、清洁肠胃。更适于热性体质、口臭口渴、肠胃不清、热病后调养者食用。

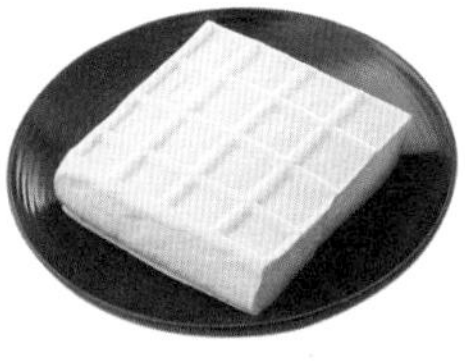

豆腐

原料组成

泥鳅 200 克，豆腐 300 克，枸杞子 5 克，盐、食用油各适量

做法

①泥鳅用清水洗净。

②锅中注油，烧热，下泥鳅煎香；把煎好的泥鳅拨到锅的一边，下豆腐煎至微黄。

③往锅中倒入适量清水，加入枸杞子，大火煮至沸腾后改小火煮 20 分钟，加盐调味即可。

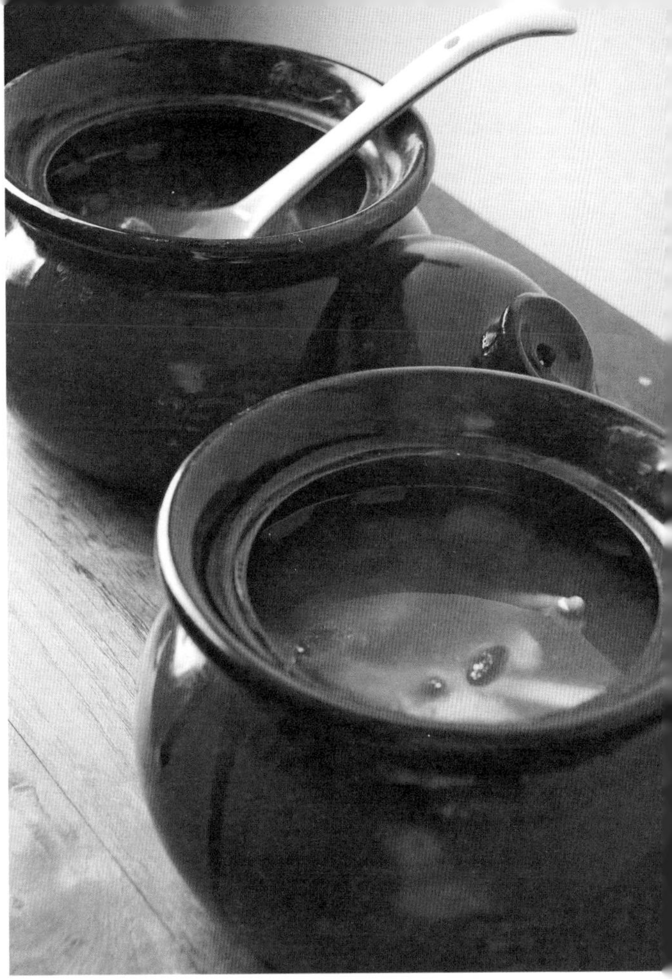

芒种吃泥鳅，美味汤消夏

芒种时节，是适合吃泥鳅的季节。因为经过一个春天的生长，到了芒种时节，泥鳅的肉质达到了最为肥美的时刻。芒种宜清补，吃泥鳅来补充人体的消耗也是十分合适的。此外，泥鳅还能够抗癌，是肿瘤病人理想的抗癌食品；其所含脂肪成分较低，胆固醇更少，且含有不饱和脂肪酸，有益于老年人及心血管病人。

夏至

调养身心

夏至养生指南

夏至是二十四节气之一，在每年公历6月21日或22日。这一天，太阳直射地面的位置到达一年的最北端，几乎直射北回归线，此时，北半球的白昼最长，且越往北越长，据《恪遵宪度抄本》中记载：“日北至，日长之至，日影短至，故曰夏至。至者，极也。”夏至以后，太阳直射地面的位置逐渐南移，北半球的白昼日渐缩短。民间有“吃过夏至面，一天短一线”的说法。

夏至时分，我国大部分地区气温较高，日照充足，作物生长快，生理和生态需水均较多。此时的降水对农业产量影响很大，故有“夏至雨点值千金”之说。夏至以后，地面受热强烈，空气对流旺盛，午后至傍晚常易形成雷阵雨。这种天气骤来疾去，降雨范围小，人们称“夏雨隔田坎”。

过了夏至，就意味着炎热的夏天已经到来，但夏至并不是一年中天气最热的时候。在夏至后的一段时间内，气温仍然会继续升高，俗话说“热在三伏”，真正的暑热天气在7月中旬到8月中旬，此时全国各地的气温均为最高。

起居调养，为顺应自然界阳盛阴衰的变化，宜晚睡早起。夏季炎热，“暑易伤气”若汗泄太过，令人头昏胸闷、心悸口渴、恶心甚至昏迷。安排室外工作和体育锻炼时，应避开烈日炽热之时，要加强防护。合理安排午休时间，一为避免炎热之势，二可恢复疲劳之感。每日温水洗澡也是值得提倡的健身措施，不仅可以洗掉汗水、污垢，使皮肤清洁凉爽，消暑防病，而且能起到锻炼身体的目的。

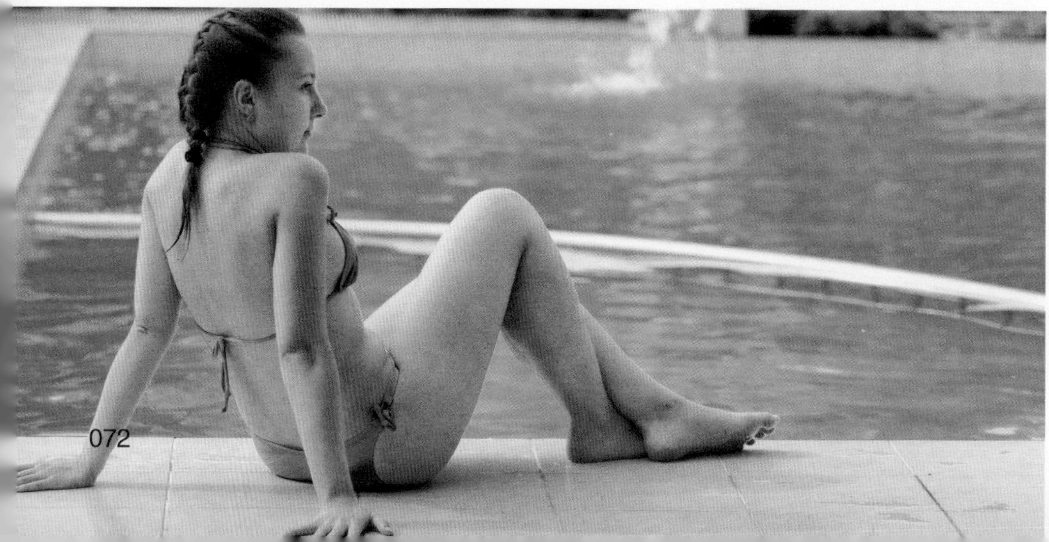

夏至的养生原则

控制血压

夏季气温高，心脑血管疾病不会像冬季那么容易暴发，但易直接影响血压波动，因为高温酷暑容易使人烦躁不安，大量出汗会导致血液浓缩，进出空调房间又会受到不断的冷热刺激，这些因素都会引起血压升高。严重者可引起中风或心肌梗死。

调节情绪护阳气

从中医理论讲，夏至是阳气最旺的时节。养生要顺应夏季阳盛于外的特点，注意保护阳气。夏季炎热，要保持神清气爽、快乐欢畅、心胸宽阔、精神饱满的状态，对外界事物要有浓厚的兴趣，如万物生长需要阳光那样。要培养乐观外向的性格，以利于气机的通泄。与此相反，举凡懈怠厌倦、恼怒忧郁，皆非所宜。

运动调养

运动调养也是养生中不可缺少的因素之一。夏季运动最好选择在清晨或傍晚天气较凉爽时进行，场地宜选择在水边、公园、庭院等空气新鲜的地方。锻炼的项目以散步、慢跑、打太极拳、做广播体操为好，不宜做过分剧烈的活动。在运动锻炼过程中，出汗过多可适当饮用淡盐水或绿豆盐水汤，切不可饮用大量凉开水，更不能立即用冷水冲头、淋浴，否则会引起寒湿痹证、黄汗等多种疾病。

调养心脉

中医理论说“心主血脉”。心脏通过血脉向全身各组织器官输送养料，以维持正常的生理功能；而许多心脑疾病，其治疗也先从“心”的调养开始。

及时补充水分

天气炎热使人体排汗量增加，没有及时补充水分，泌尿系统内便会有结晶物产生，进而形成结石。多喝水能预防结石。

三伏贴又称三伏天灸，是一种源于清朝的中医疗法，以“冬病夏治”为原理，在一年中气温最高且又潮湿、闷热的一段时间（“三伏天”）将中药敷贴在特定穴位上治疗秋冬发作的疾病。敷贴的膏药如银行卡大小，一般四个为一组使用，针对不同的疾病，一般要将四片膏药一起贴在后背的不同位置，保持 8 小时即可揭下。

简单介绍三伏贴

三伏贴疗法自古代流传至今，已有悠久的历史，清代张璐的《张氏医通》中就有记载“诸气门下——喘：冷哮灸肺俞、膏肓、天突有未有不应。夏月三伏中用白芥子涂法往往获效。方用白芥子净末一两、延胡索一两，甘遂、细辛各半两，共为细末入麝香半钱，杵匀，姜汁调涂肺俞、膏肓、百劳等穴，涂后麻冒疼痛，切勿便去，候三柱香足，方可去之。十日后涂一次，如此三次病根去矣！”这就是三伏贴疗法的应用。

三伏贴所用中药，白芥子、细辛、甘遂可温肺散寒、止咳平喘、化痰散结、开窍通络；细辛具免疫抑制作用，可使有过敏体质的患者，减少抗原抗体反应，降低过敏发作概率，也减轻过敏症状；姜汁则具散寒止咳的效用，所以综合使用有助于改善气喘。

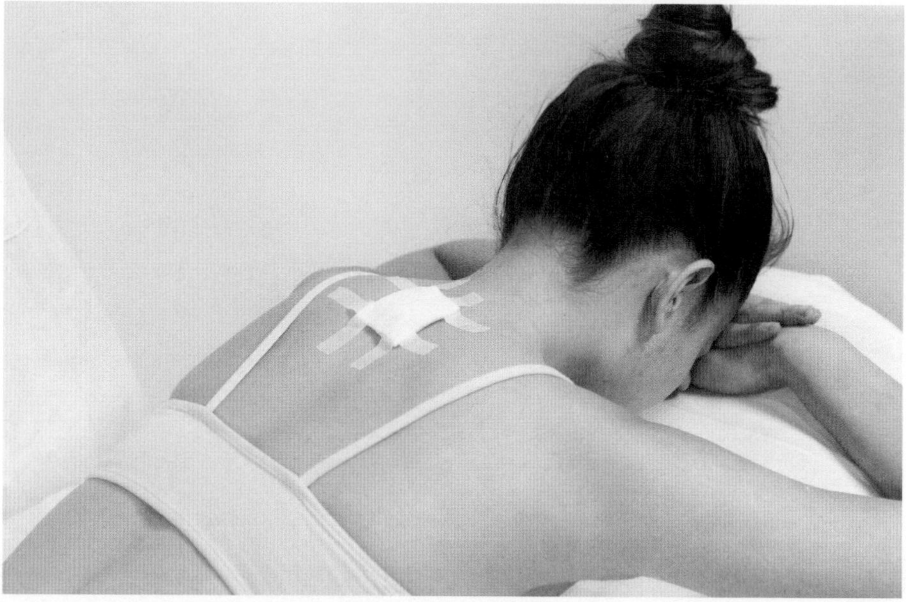

哪些人不能贴三伏贴

冬病夏治并非人人适用，因此应该慎重选择这种治疗方法，否则不但不能治疗疾病，反而会因使用助阳的药物，耗伤阴液，引发其他问题。中医治疗讲究辨证论治，同一种疾病，会有不同的证型，如咳喘分寒痰犯肺型、肺气虚损型、阴液亏虚型等多种证型，而只有其中的寒痰犯肺型咳喘通过冬病夏治能获得疗效。因此，患者需要在三伏天到来之前去医院就诊咨询，看自己是否适合。另外，下列人群不能贴三伏贴：感染性疾病急性发热期患者、对贴敷药物极度敏感或患有接触性皮炎的患者、贴敷穴位局部皮肤有破溃者、妊娠期妇女、3岁以下的幼儿。

基本作用

一是穴位作用：运用敷贴疗法刺激体表穴位，通过经络的传导和调整，可纠正脏腑阴阳的偏衰，改善经络气血的运行，对五脏六腑的生理功能和病理状态产生良好的、温和的治疗和调整作用，从而达到以肤固表、以表托毒、以经通脏、以穴驱邪和扶正强身的目的。

二是药效作用：药物直接敷贴于体表穴位上，药性透过皮毛腠理由表入里，渗透达皮下组织，一方面在局部产生药物浓度的相对优势；另一方面可通过经络的贯通运行，直达脏腑失调、经气失调的病所，发挥药物“归经”和功能效应，从而发挥最大的全身药理效应。

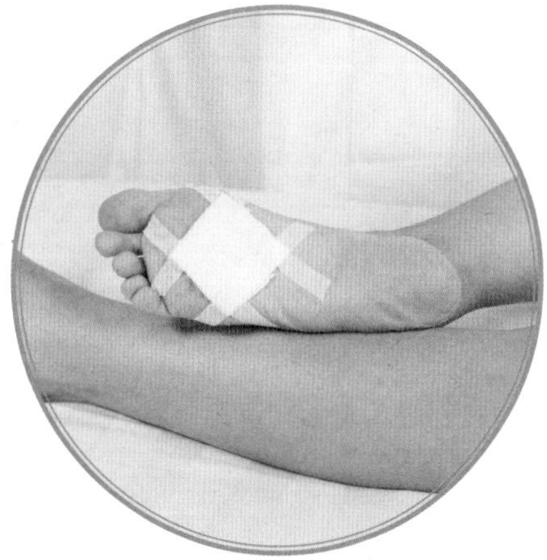

贴三伏贴的时间

每一伏的第一天，是敷贴的最佳时机，若错过了这一天，头伏内无论哪一天贴，都可产生疗效，患者只要在接下来的二伏、三伏对应的日子贴敷即可。每10天贴1次，最好是连续贴3次，为1个疗程，并且连续贴3年。三伏贴一般在头伏、二伏、三伏的第一天上午11时以前贴完药贴。上午11点到下午1点是午时，中医认为此时人的穴位、毛孔充分张开，若刚贴完药贴，药力最容易渗透到体内。

在炎热的夏季，喝上一杯清凉可口、防暑降温的中药饮料，既可起到生津止渴、清热除烦的作用，又能达到健身防病、促进食欲的功效。其中乌梅具有很好的生津止渴的功效，乌梅中含的儿茶酸能促进肠蠕动，因此便秘之人宜食之。乌梅中含多种有机酸，有改善肝脏功能的作用，故肝病患者宜食之。乌梅中的梅酸可软化血管，推迟血管硬化，具有防老抗衰的作用。

【性味归经】

性	味	归经	毒性	用法用量
平	酸	肺经、肝经、脾经、大肠经	无	6 ~ 12 克

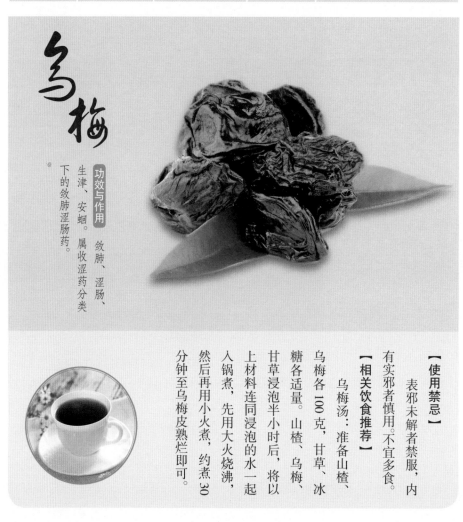

乌梅

功效与作用 敛肺、涩肠、生津、安蛔。属收涩药分类下的敛肺涩肠药。

【使用禁忌】

表邪未解者禁服，内有实邪者慎用。不宜多食。

【相关饮食推荐】

乌梅汤：准备山楂、乌梅各 100 克，甘草、冰糖各适量。山楂、乌梅、甘草浸泡半小时后，将以上材料连同浸泡的水一起入锅煮，先用大火烧沸，然后再用小火煮，约煮 30 分钟至乌梅皮熟烂即可。

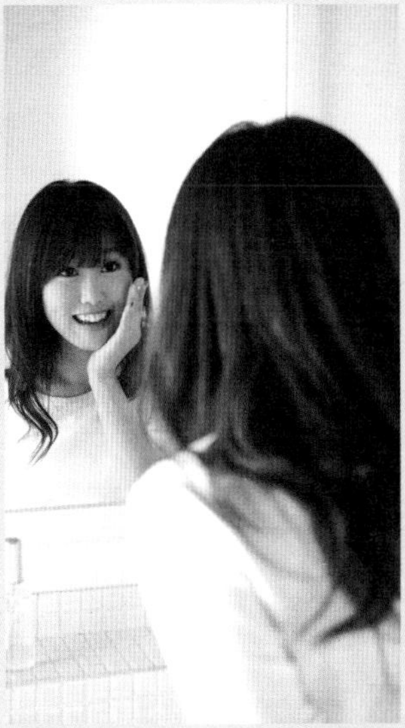

妙用艾叶，痱子一扫光

夏天长痱子，似乎很常见。其实这是一种皮肤急性炎症。中医认为，外界气温高，湿度大，人体出汗过多而不易蒸发，堵塞了毛孔，汗液滞留在体内就产生了痱子。与此同时，热盛汗出，很多人以冷水洗浴，毛孔突然紧闭，而使热气滞留在皮肤之间，也容易出痱子。症状比较轻的话，可以擦拭一些痱子粉，注意勤洗澡、勤换衣服就能很快治愈，并且随着天气转凉，数天之内也会消退，之后可能会留有轻度脱屑的症状。

治疗方法 干艾叶50克，姜几片，一起熬煮大半桶水，待水温适中时可倒入浴缸中泡澡，能够解毒止痒、振奋精神、治疗痱子。

妙方巧治本季常见病——失眠

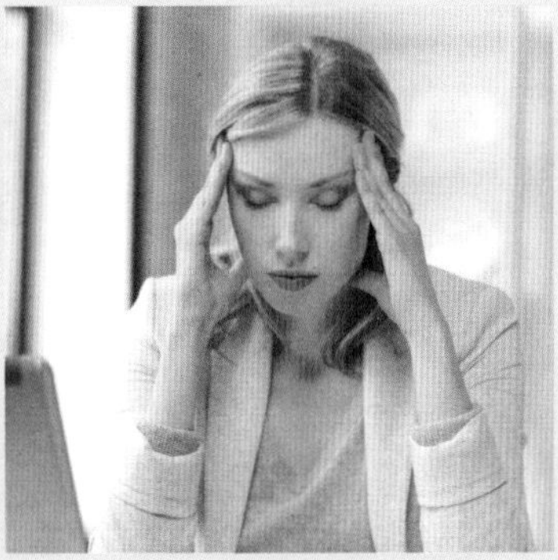

失眠是临床上常见的症状，是指睡眠时间不足或入睡困难，睡得不深、不熟、易醒等表现。造成失眠的原因很多，常见的因素有：心理生理因素、抑郁症、感染、中毒及药物因素、酗酒及睡眠环境不良等。夏季昼长夜短，天气炎热，心情易烦躁，更容易发生失眠。

治疗方法 猪心方：猪心1个，酸枣仁10克，远志15克，当归30克。猪心洗净剖开，内放酸枣仁、远志、当归，用细线将猪心捆好，加水、料酒，小火煨熟，趁热服食。

由于夏季带来一系列的食欲变化，相应的饮食应有所调整，如宜清淡、不宜肥甘厚味，因为厚味肥腻容易化热生风，引起疔疮，这时也不可过度地吃热性的食物，以免引起上火。而对于冷冻的蔬果则应适可而止，过度进食会损伤脾胃，甚至导致吐泻。

【推荐食材三部曲】

一部曲：绿豆

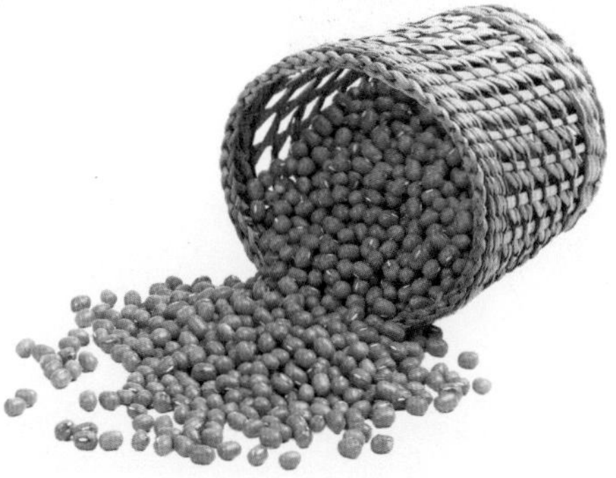

中医认为，绿豆有『食中佳品，济世食谷』之美称。绿豆亦食亦药，可清热解毒、消暑、利水，治暑热烦渴、水肿等。

二部曲：苦瓜

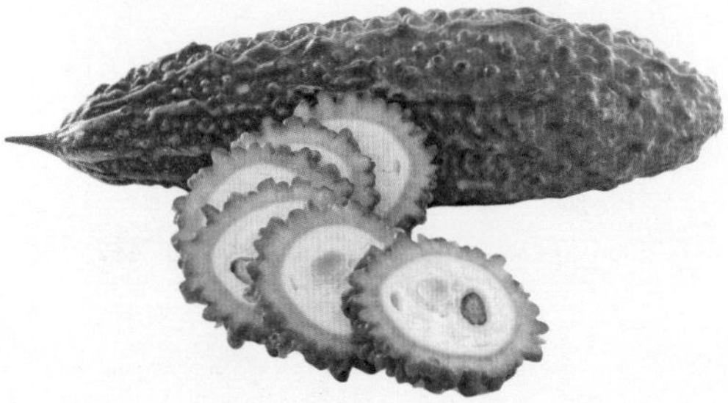

中医认为，苦瓜味苦，性寒，入心、脾、肺经，具有清热祛暑、明目解毒、降压降糖、利尿凉血、解劳清心、益气壮阳之功效。主治中暑、暑热烦渴、暑疖、痱子过多、目赤肿痛、痈肿丹毒、烧伤、烫伤、少尿等病症。

三部曲：猪血

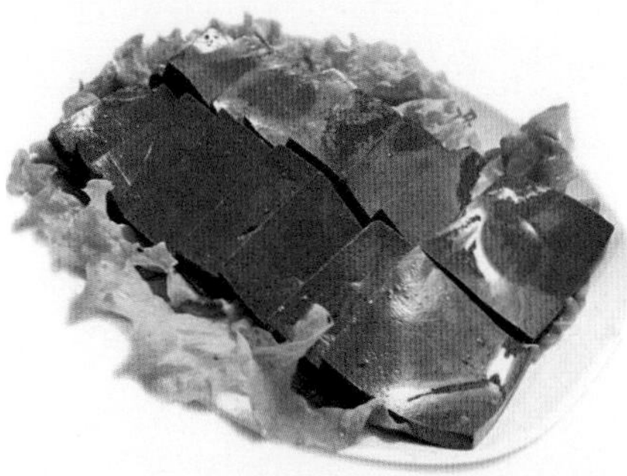

中医认为猪血味咸，性平，入心、肝二经，可补血养心、镇惊止血。主治头风眩晕等，还有解毒清肠、补血美容的功效。医书记载猪血『性味咸平，治头痛眩晕、中腹胀满、肠胃嘈杂、宫颈糜烂』，具有多种食疗用途。

功效作用

绿豆能够清暑益气、止渴利尿，绿豆汤不仅能补充水分，而且还能及时补充无机盐，对维持水电解质平衡有着重要意义。

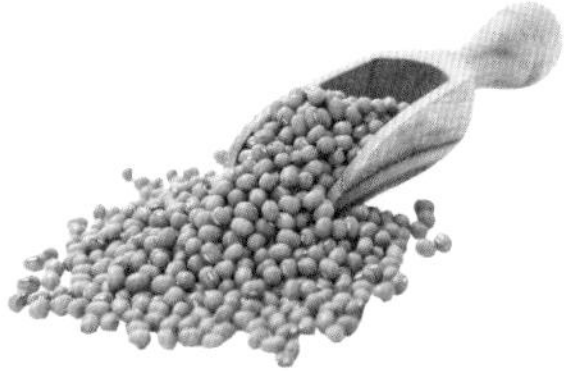

绿豆

甘草是一种补益性的中药。具有和中、缓急、止痛、清热解毒、祛痰止咳、调和诸药的功效。

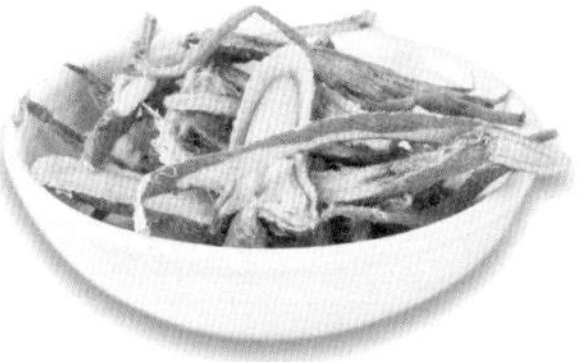

甘草

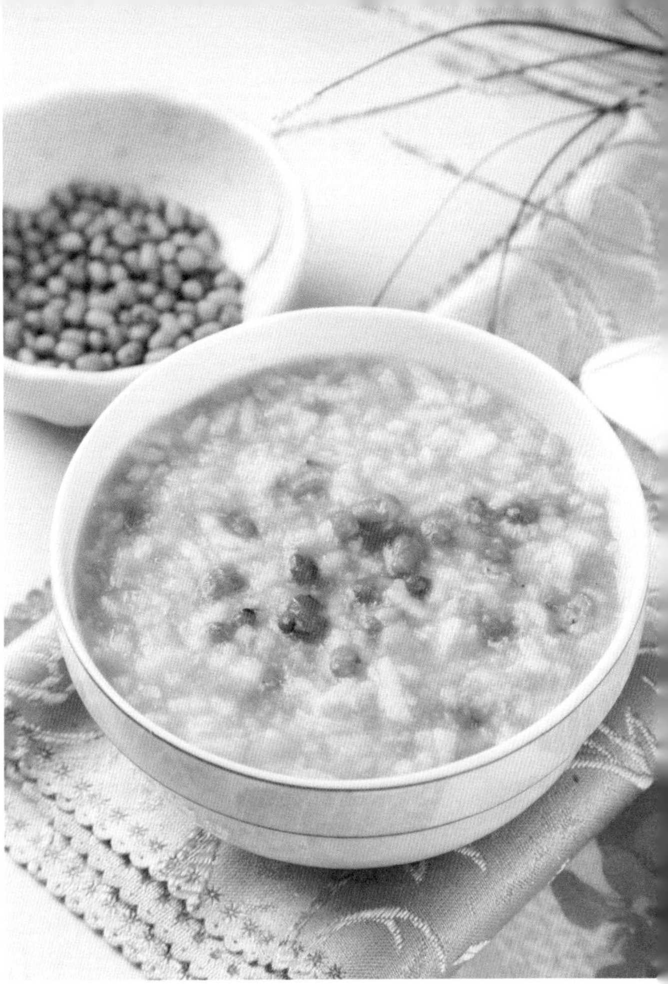

夏至喝绿豆甘草粥，告别酷暑

盛夏酷暑，人们喝些绿豆甘草粥，甘凉可口、防暑消热。小孩因天热起痱子，可用绿豆和鲜荷叶煎汤服用，效果更好。若用绿豆、红豆、黑豆煎汤，既可治疗暑天小儿消化不良，又可治疗小儿皮肤病及麻疹。常食绿豆，对高血压、动脉硬化、糖尿病、肾炎有较好的辅助治疗作用。此外绿豆还可以作为外用药，嚼烂后外敷可治疗疮疖和皮肤湿疹。

原料组成

绿豆 50 克，甘草 10 克，粳米 50 克，冰糖适量

做法

①将粳米用清水洗净，绿豆浸泡 1 小时。

②锅内加适量水烧开，加入粳米、甘草、绿豆煮开。

③转中火煮 60 分钟，加入冰糖溶化即可。

小暑 清心除烦

小暑养生指南

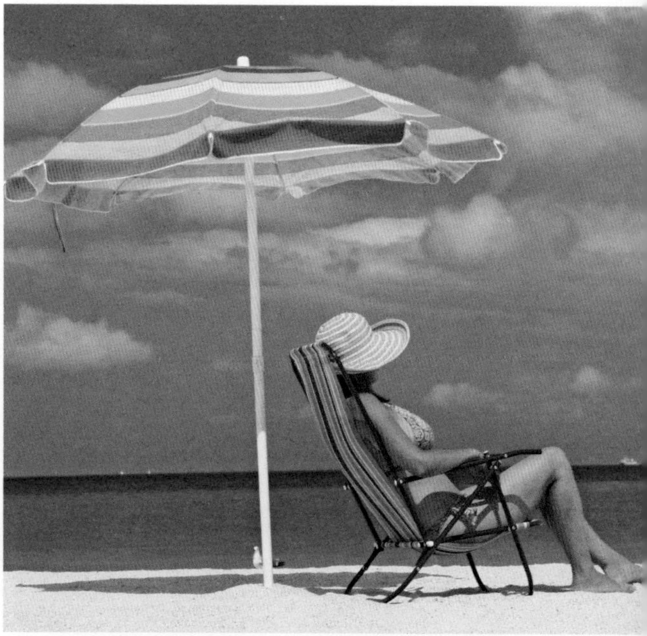

每年7月7日或8日，太阳到达黄经105°，即为小暑。《周易·系辞上传》说：“日月运行，一寒一暑。”“暑”字，本义是指炎热，后引申为炎热的季节。但节气歌谣曰：“小暑不算热，大暑三伏天。”古人认为小暑期间，还不是一年中最热的时候，只是炎热的初期，故称为小暑，大暑节气才是夏季炎热的顶端。

小暑节气，是天气转热的标记，也是夏季的晴雨表。时至小暑，很多地区的平均气温已接近30℃，时有热浪袭人之感。北方大地，树木静默，树叶在空中一动不动，病恹恹的，无精打采，狗趴在阴凉处，也懒得动弹。“小暑接大暑，热得无处躲”“小暑大暑，上蒸下煮”，都说明了这一时期的炎热程度。

小暑时节，雷雨也时常光顾我国大部分地区。“节到小暑进伏天，天变无常雨连绵。”小暑开始，我国东部淮河、秦岭一线以北的地区降水明显增加，而且雨量比较集中。也有的年份，小暑前后北方冷空气势力仍较强，在长江中下游地区与南方暖空气势均力敌，于是，出现锋面雷雨。“小暑一声雷，倒转做黄梅”，小暑时节的雷雨常常是“倒黄梅”的天气信息，暗示了雨带还会在长江中下游维持一段时间。小暑节气是人体阳气最旺盛的时候。“春夏养阳”，所以人们要注意劳逸结合，保护体内的阳气。

小暑的养生原则

暑邪耗气防苦夏

“苦夏”是一种常见的暑热证，大多发生在体弱多病和中年脑力劳动者身上。苦夏是由于天暑地热，人体与气候不适应，造成神经功能紊乱和失调。常表现为：一进入夏天，就会经常感到头昏脑涨、全身乏力、倦怠嗜睡、食欲减退、精力不集中、心烦不安等。到秋日暑衰，各种不适便不治而愈，饮食和精力亦恢复正常。苦夏可以从饮食、运动、精神调养、合理安排生活起居等多方面进行防治。

小暑的滋补原则

夏季滋补与冬季滋补不同，一定要清淡，不可过于滋腻，否则极易伤胃。中医认为，山药、大枣具有健脾益气的作用，且补而不腻，非常适合脾胃虚弱者夏季煮粥喝，且二者均具有提高机体免疫力的作用，可有效对抗夏季因酷暑而造成的免疫力降低。蜂蜜、牛奶、莲藕、银耳、豆浆、百合既可益气养阴，又可养胃生津，是夏季体弱多病、出汗较多、食欲不振者的食疗佳品。

夏季精神调摄

盛夏季节，应安神调心，保持心境平和，即俗话说的“心静自然凉”。在夏季高温的刺激下，人体正常的生理功能往往会发生变化，如心火偏旺，人的心情会变得烦躁，情绪很容易激动，自我控制能力会下降。

夏季养心戒烟酒

烟酒等不良嗜好对心脏循环系统的影响非常大，同时由于夏季炎热，心气易涣散，容易引起各种疾病。日常生活中应减少或戒除烟酒的不良刺激，做到心平气和。

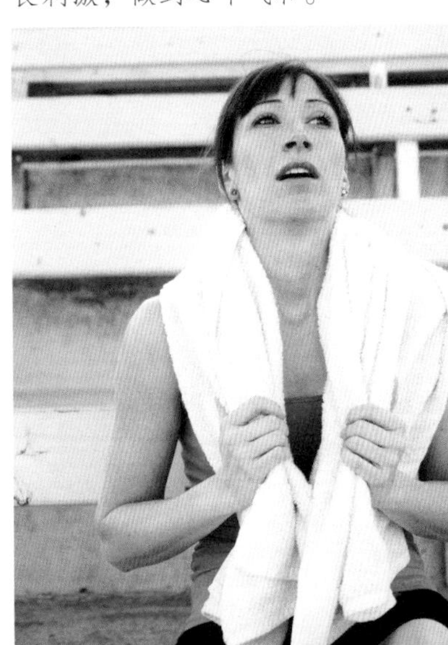

丰隆，祛湿又化痰

小暑时节，炎热湿闷，很多人会失眠，第二天早晨起来，就会觉得眼睑、手臂等出现了水肿的情况。一旦受到湿邪的入侵，就容易削减脾的功能，导致痰湿的形成，所谓“脾虚生湿”讲的就是这个道理。水肿的发生，正是因为脾不能发挥它统管气血水液的功能。丰隆穴，不但有祛湿化痰的功效，还能调和胃气、补益气血、醒脑安神、疏通经络、健脾利湿，之后还能达到减脂减肥的目的。

【取穴】位于小腿前外侧，当外踝尖上8寸，条口外，距胫骨前缘二横指（中指）。

【功效】健脾祛湿、化痰。

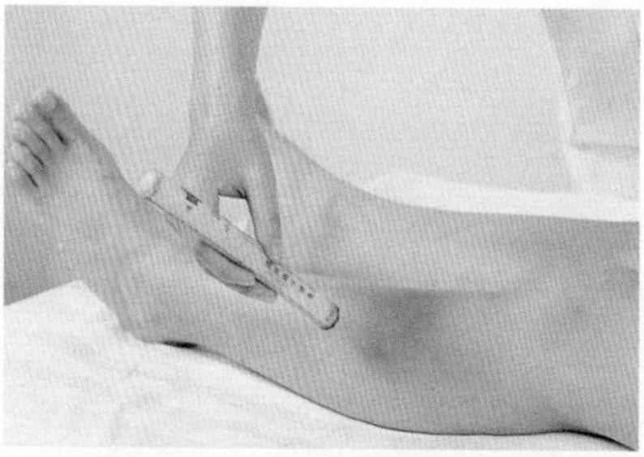

艾灸方法 用艾条温和灸丰隆穴5～10分钟，每日1次。

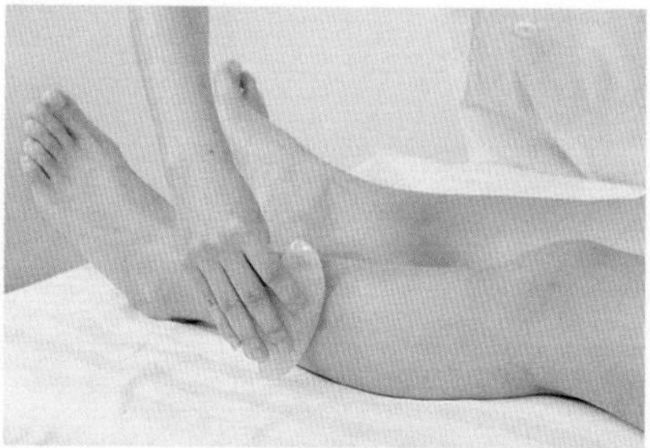

刮痧方法 用面刮法从上往下刮拭丰隆穴，潮红发热即可，隔天1次。

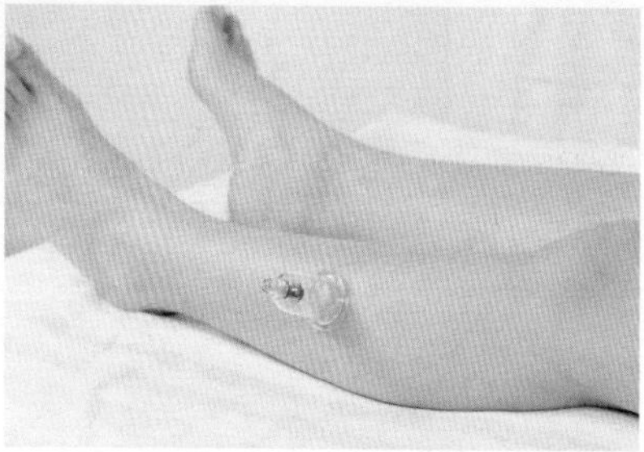

拔罐方法 用拔罐器将气罐吸附在丰隆穴上，留罐5～10分钟，隔天1次。

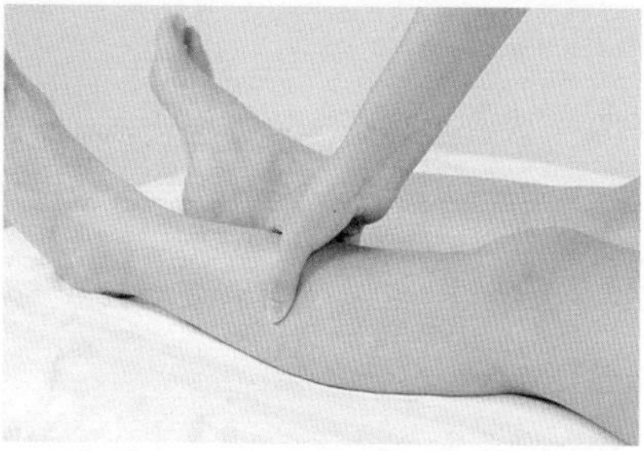

按摩方法 用拇指指腹点按丰隆穴3～5分钟，长期按摩。

时值小暑，白天较热，气温居高不降，午夜后又较凉，不开窗睡觉则闷热难受，但若开窗睡觉则老幼体弱者很容易感冒受夜寒。轻则全身酸懒不适，重则发热、头痛、身痛、腹泻。况且天热人们都喜欢吃冷饮、水果，食物又易腐败，很容易患胃肠道疾病。因此，家庭小药箱中应备些夏季常用中药。藿香，是夏季家中应常备的中药，对于夏季中暑、夏季感冒、腹泻都具有很好的疗效。

【性味归经】

性	味	归经	毒性	用法用量
微温	辛	肺经、脾经、胃经	无	5 ~ 9克

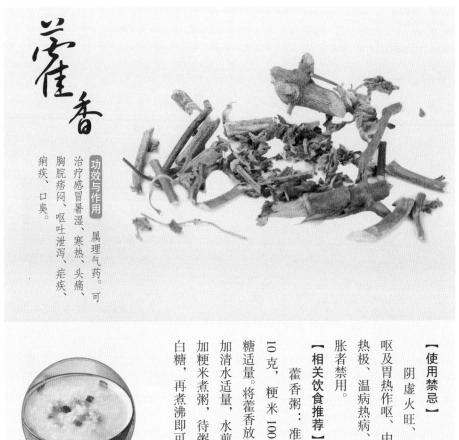

藿香

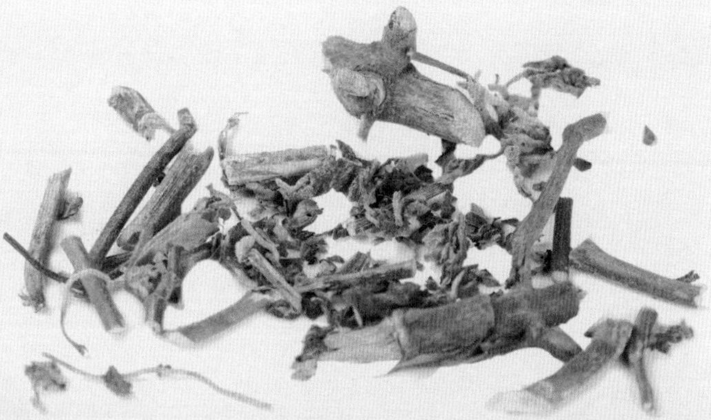

功效与作用 属理气药。可治疗感冒暑湿、寒热、头痛、胸脘痞闷、呕吐泄泻、疟疾、痢疾、口臭。

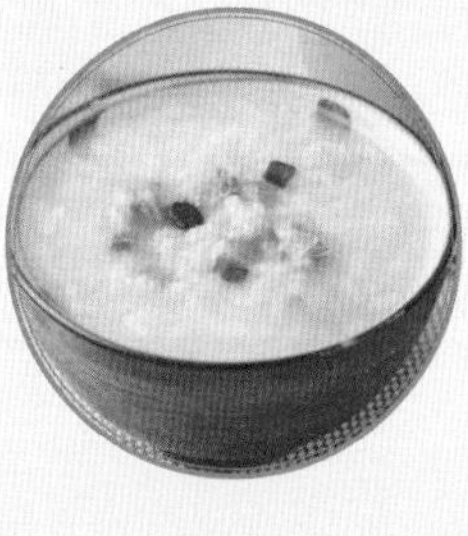

【使用禁忌】 阴虚火旺、胃弱欲呕及胃热作呕、中焦火盛热极、温病热病、作呕作胀者禁用。

【相关饮食推荐】 藿香粥：准备藿香10克，粳米100克，白糖适量。将藿香放入锅中，加清水适量，水煎取汁，加粳米煮粥，待粥熟时下白糖，再煮沸即可。

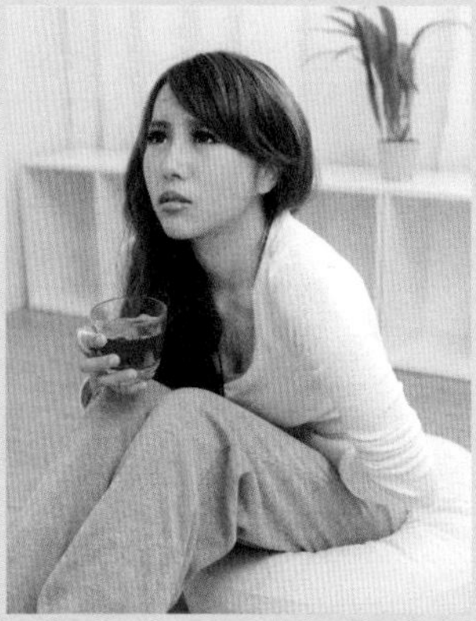

女性要防子宫受寒

到了夏天，女性朋友们常常会很开心，因为又到了穿裙子的季节了。衣着越来越单薄，而室内整天开着空调，寒气透过裸露的肌肤侵入身体，使女性特有的脏器——子宫一步一步受到寒气的威胁，爱美的女性却浑然不知。子宫温暖，体内气血才会运行通畅，按时盈亏，子宫里的“宝宝种子”才会发育。

治疗方法 首先少吃冷食。如果同时有冷热两类食物时，最好是先吃热，再吃冷，这样可以避免凉气在下被热气压到子宫的危害。遇到阴冷天气喝杯红糖姜茶可以化解寒气。做法很简单，只需要往茶杯里倒入些许红糖和一片姜，用开水冲泡即可。

妙方巧治本季常见病——小儿厌食症

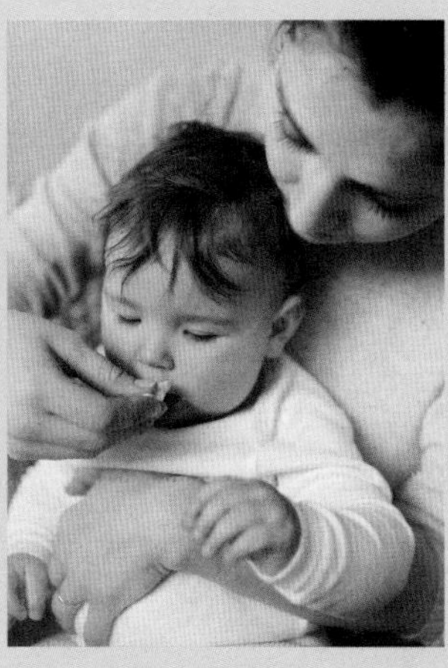

小儿厌食症是一种以长期食欲减退或食欲缺乏为主要症状的儿科常见病。夏天出汗较多，孩子体内水分、盐分流失较快。散热时，皮肤血管处于扩张状态，血液流经皮下血管较多，而胃肠道等内脏器官的血液供给相对减少，胃肠道活动减弱，消化液也分泌减少。而且夏季暑热湿气重，暑热往往伤脾阴，湿气积滞体内也会使胃肠呆滞。

治疗方法 山楂糕方：山楂30克，白糖适量。山楂洗干净后去掉果核，加适量清水煮熟。用漏勺和汤勺把果肉压烂，扔掉果皮。锅中加入冰糖煮至溶化，将煮好的山楂浆倒进保鲜盒里冷却成型，取出切成小块，随意服食。

饮食原则：祛湿热，防腹泻

由于小暑时节气温高，湿度大，天气闷热，气压低，患有心肌炎后遗症的人易出现心律变缓、胸闷气短等症状。特别要注意早睡早起，避免熬夜。小暑意味着入伏，民间向来就有“头伏饺子，二伏面，三伏烙饼摊鸡蛋”的说法，应多吃些清凉消暑的食物，清热、祛湿就是此时饮食方面的首要目标。

【推荐食材三部曲】

一部曲：丝瓜

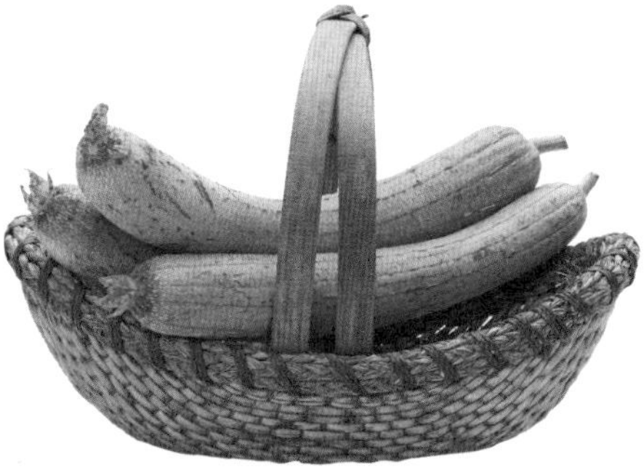

中医认为，丝瓜味甘，性凉，入肝、胃二经，有清热化痰、止咳平喘、凉血解毒的功效。丝瓜含有蛋白质、脂肪、糖类、钙、铁、磷、胡萝卜素、维生素等多种营养成分。

二部曲：黄鳝

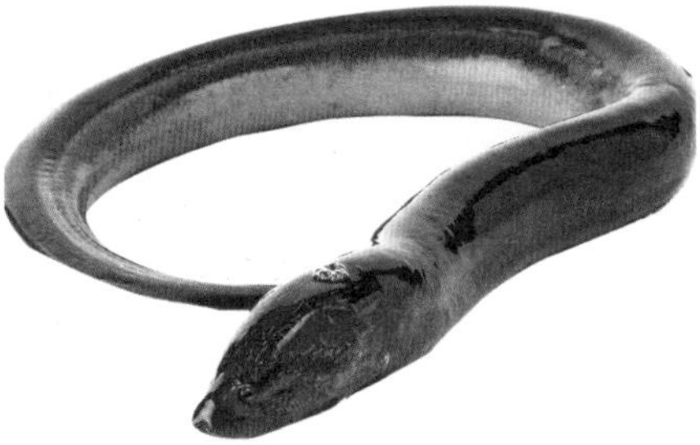

黄鳝又名鳝鱼、长鱼、海蛇等，是我国的特产。中医认为黄鳝味甘，性温，入肝、脾、肾三经，有补益气血、温阳益脾、滋补肝肾、祛风通络等功效。

三部曲：西红柿

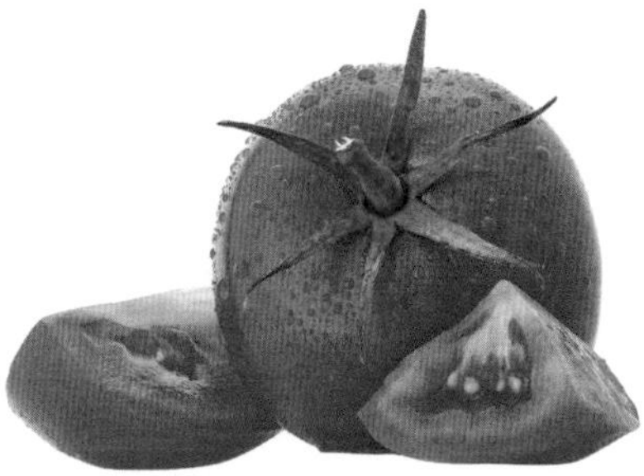

中医认为，西红柿味甘、酸，性微寒，可养阴生津、健脾养胃、平肝清热。适用于因血热、毒火或头颈部放射治疗引起的口腔溃疡、牙龈肿痛、黏膜出血。

三伏天远离中暑

大暑养生指南

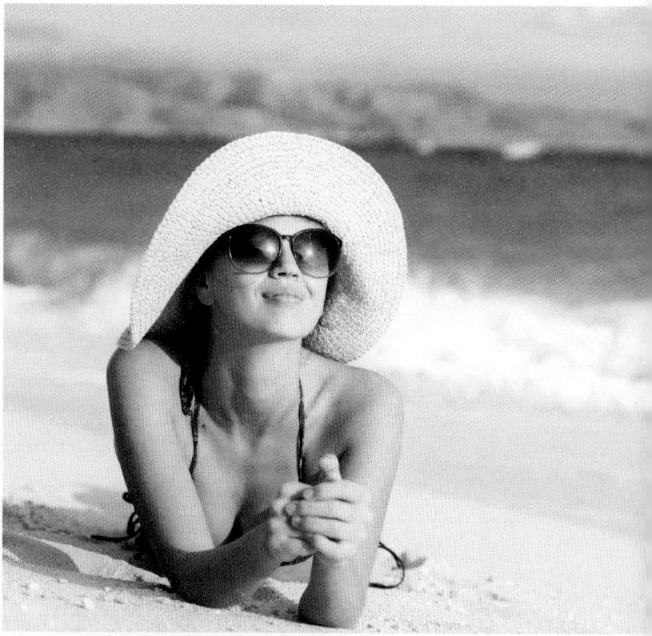

大暑，夏季的最后一个节气，此时太阳到达黄经120°。农历书载：“斗指丙为大暑，斯时天气甚烈于小暑，故名曰大暑。”大暑时节，阳光普照极其强烈，地面所积累的辐射热较多，正是一年之中最为炎热的节气，其暑热程度更是超过小暑，故称大暑。

大暑节气正值三伏天的中伏，此时全国大部分地区都处在一年中最热的时期，而且全国各地温差不大。恰好与谚语“冷在三九，热在中伏”相吻合。古书中说“大者，乃炎热之极也”。暑热程度从小到大，大暑之后便是立秋，正好符合了物极必反的规律，可见，大暑的炎热程度不一般。

夏季气候炎热，酷暑多雨，暑湿之气容易乘虚而入，暑气逼人，心气易亏耗，尤其老人、体虚气弱者往往难以将养，而导致苦夏、中暑等症状。大暑是全年温度最高、阳气最盛的时节，在养生保健中常有“冬病夏治”的说法。故对于那些每逢冬季发作的慢性疾病，如慢性支气管炎、腹泻、肺气肿、支气管哮喘、风湿痹证等阳虚证，此时是最佳的治疗时机。盛夏阳热下降，水汽上腾，湿气充斥，湿为阴邪，其性趋下，重浊黏滞，易阻遏气机，损伤阳气，宜晨起食用热粥，增强脾胃功能。

大暑的养生原则

室温适宜，适量活动

睡眠要充足，不可在过于困乏时才睡，应当在微感乏累之时便开始入睡。不可露宿，室温要适宜，不可过凉或过热，房中也不可有较强的对流空气，即所谓的“穿堂风”。早晨醒来，可先在床上做一些保健操，如熨眼、叩齿、鸣天鼓等，再下床活动。早晨可到室外进行一些健身活动，但运动量不可过大，以身体微出汗为度，可选择散步或练习静气功。日常生活中，中午气温高时不要外出，而居室温度亦不可太低，工作量不宜过大。

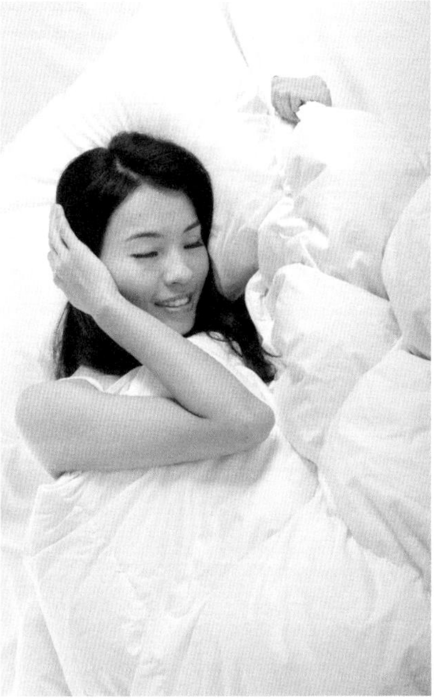

防止“情绪中暑”

大暑时节高温酷热，人们易动“肝火”，会产生心烦意乱、无精打采、思维紊乱、食欲不振、急躁焦虑等异常行为，这是“情绪中暑”所引起的。养生要注意心态宜清静，越是天热越要“心静”，以避免不良刺激。

大暑养生要领

大暑时分气候炎热，酷暑多雨，所以暑湿之气比较容易乘虚而入，而且因为暑气很盛，心气比较容易亏耗，特别是老人、儿童、体虚气弱者往往难以抵挡酷热暑湿，从而导致疰夏、中暑等病。对于疰夏，常采取芳香悦脾、辟秽化湿的方法，减少食量，清淡饮食，少吃油腻食物，以使脾健胃和。夏季预防中暑应注意合理安排工作，注意劳逸结合，避免在烈日下曝晒，注意室内降温，睡眠要充足，讲究饮食卫生。当出现心悸、胸闷、注意力不集中、大量出汗、全身明显乏力、头昏、四肢麻木、口渴、恶心等症状时，就可能是中暑的先兆。一旦出现上述症状，应立即将中暑者抬到通风阴凉处休息，最好同时给病人喝些淡盐水或绿豆汤等。

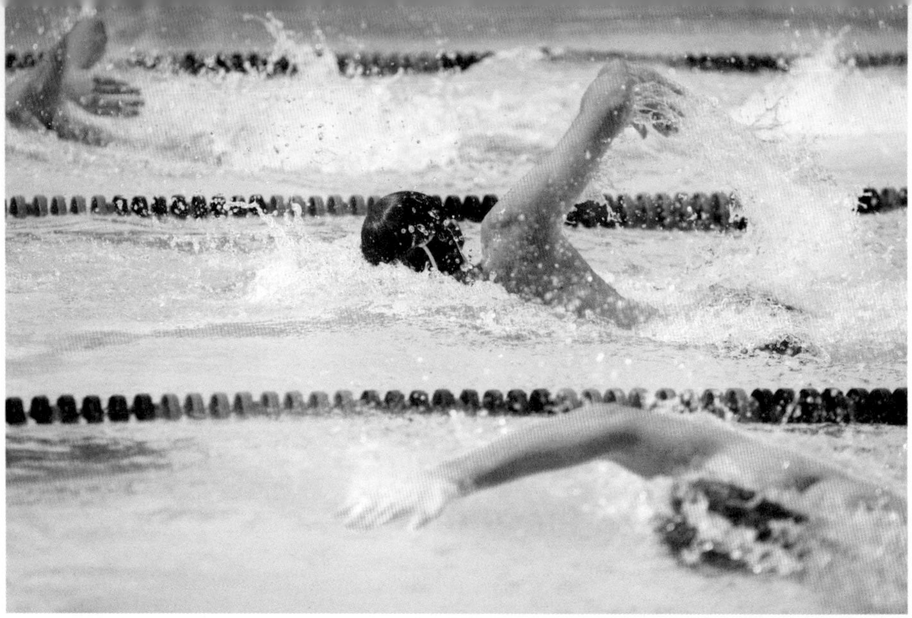

游泳是夏季最为适宜的健身运动。我国最早的诗歌集《诗经》中，就有“泳之游之”的诗句。大暑天气炎热，酷暑难消，游泳既可让人得到乐趣，消暑去热，又能让人从中得到锻炼。

游泳时，人在水中承受的压力比在空气中大许多倍。站在齐胸深的水中，呼吸肌可得到有效的锻炼。经常游泳的人，心脏能得到锻炼，心肌发达，收缩能力增强。同时，呼吸肌亦强壮有力，肺活量增大。

游泳过程中全身肌肉有节奏地进行着紧张收缩、放松舒张的交替活动，锻炼了肌肉，也消耗了多余的脂肪。因而，经常游泳，能使人体肌肉富有弹性，体形健美。经常在冷水中锻炼，体温调节功能得到改善，从而增强了人体对温度变化的适应能力。

游泳时，人体各部分的器官都参与活动，从而加大了人体能量的消耗，促进了新陈代谢，增强了神经、呼吸和消化、血液循环等系统的功能。

不要刚吃饱饭就游泳，以免因体表血管扩张，胃肠血液相对减少而影响消化功能。也不要空腹游泳，以防体内能源供不应求，使大脑血糖不足，引起头晕眼花、四肢无力，甚至晕倒。游泳的最佳时间是在饭后 1 小时左右。不宜在烈日下长时间游泳，最好避开中午阳光特别强烈的时间段，以防中暑。游泳前，应充分做好四肢、躯干各关节和肌群的准备活动，再用凉水浇浇面、胸等部位，慢慢适应水温，切不可贸然入水，以防发生抽筋。剧烈运动后出汗较多，也不应立即游泳。此时身体疲劳，机体反应迟钝，如立即下水，容易产生因动作不协调而引起的呛水，还会使张开的汗腺和毛细血管急剧收缩，出现肌肉痉挛。

中府穴调气、丰胸

大暑时节，人体元气不足，若是经常喋喋不休地大声叫喊，必然要消耗肺气，影响呼吸系统的正常功能，致使体内元气不足，外邪乘虚而入致百病丛生。中府穴是肺经的募穴，就是肺气血直接输注的地方，所以可以用中府穴来调节肺所主的“气”，如咳嗽、气喘、胸满痛、气胀、呼吸急促等肺部病。经常按揉中府穴是很有好处的。如剧烈运动后气喘，可马上按揉中府穴，只要找对穴位，一般 2 分钟左右，气喘就能得到缓解。

【取穴】位于胸前壁的外上方，云门穴下 1 寸，平第一肋间隙，距前正中线 6 寸。

【功效】清泻肺热、止咳平喘。

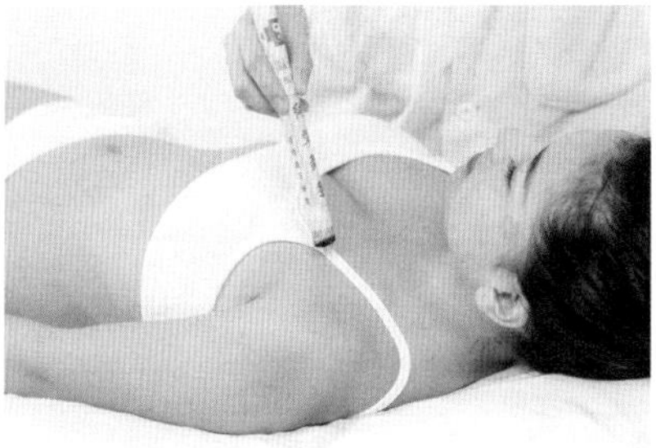

艾灸方法 用艾条温和灸中府穴 5 ~ 10 分钟，长期坚持。

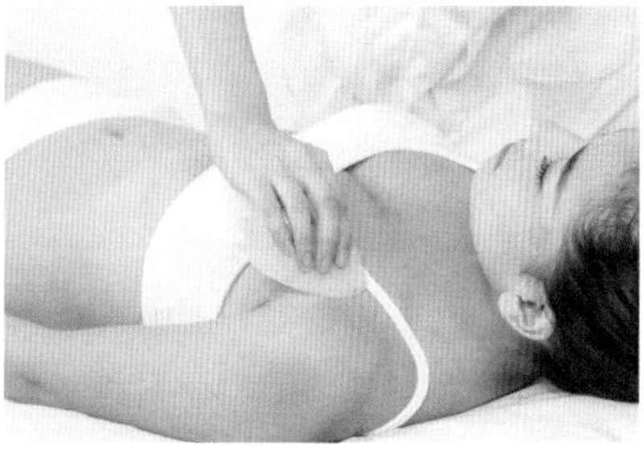

刮痧方法 用角刮法从上向下刮拭中府穴 3 ~ 5 分钟，隔天 1 次。

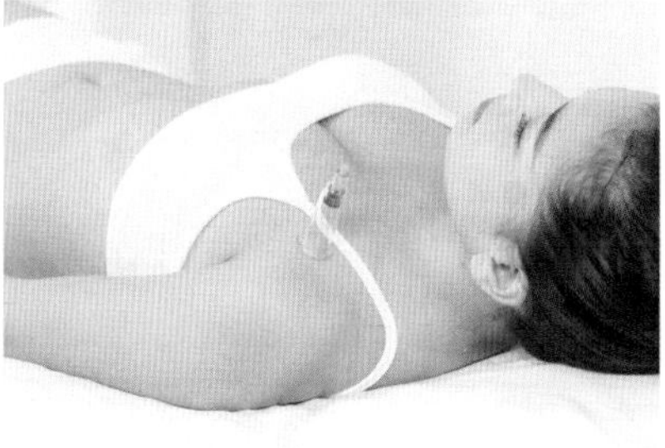

拔罐方法 用拔罐器将气罐吸附在中府穴上，留罐 5 ~ 10 分钟，隔天 1 次。

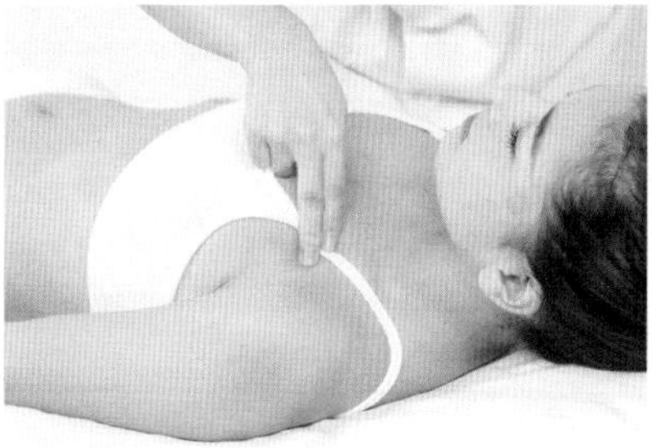

按摩方法 合并食指、中指，用两指指腹揉按中府穴 100 次，每天坚持。

大暑时节气候炎热，暑气很盛，心气比较容易亏耗。很多人在夏天自制“解暑茶”，无非是乌梅、陈皮、菊花、冰糖之类。其实，有一味中药是必须放的，就是麦冬。因为麦冬不仅能补阴，而且还能入心经，而夏天正是中医所说最容易引起心火的季节。在炎热的夏季，往食物中加入适量的麦冬，能起到润肺清心的作用。

【性味归经】

性	味	归经	毒性	用法用量
微寒	甘、苦	肺经、心经、胃经	无	6～12克，煎汤内服

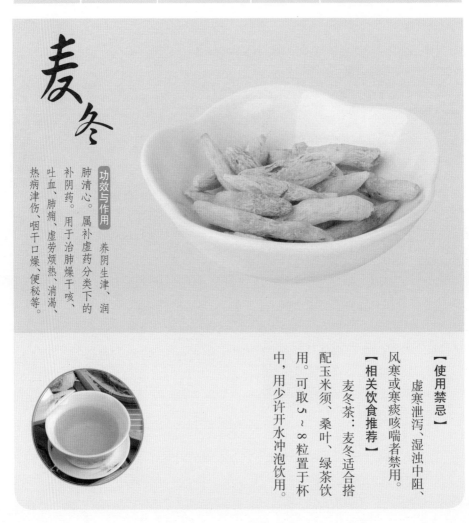

麦冬

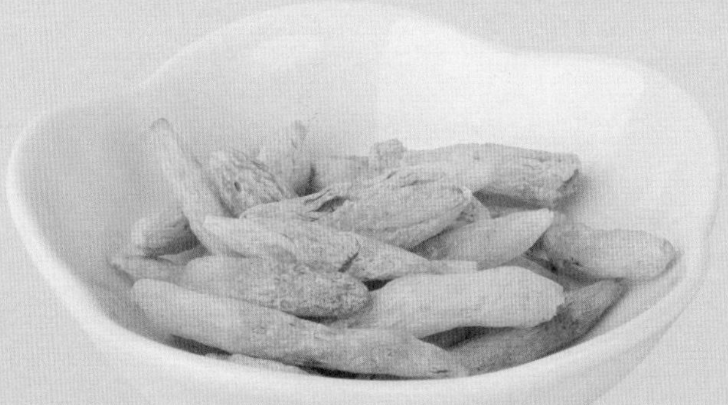

功效与作用 养阴生津、润肺清心。属补虚药分类下的补阴药。用于治肺燥干咳、吐血、肺痈、虚劳烦热、消渴、热病津伤、咽干口燥、便秘等。

【使用禁忌】

虚寒泄泻、湿浊中阻、风寒或寒痰咳喘者禁用。

【相关饮食推荐】

麦冬茶：麦冬适合搭配玉米须、桑叶、绿茶饮用。可取5～8粒置于杯中，用少许开水冲泡饮用。

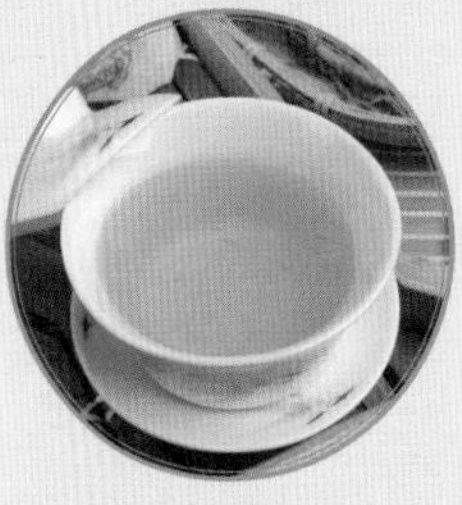

暖胃驱寒，胃口大开

有句俗话："大暑小暑，热死老鼠。"三伏天里，吃不下饭，睡不好觉，针对这种现象，有些人采用的方法是熬。然而熬只会损害自己的脾胃，影响我们的身体健康。因此，对于大暑时期胃口变差的问题，应该给予足够的重视。中医认为，大暑期间的厌食症状，多与脾胃受寒有关。有一款生姜大枣粥，驱寒功效很好，是很好的健脾养胃食疗方，对夏季厌食有很好的治疗作用。

治疗方法 准备材料：姜15克，大枣5枚，粳米100克。做法：将姜洗净去皮、切成姜丝，大枣洗净去核，粳米淘洗干净。粳米放入锅内，加入清水1000毫升烧开，放入姜丝、大枣，小火熬煮成粥。每日2次，早晚温热服食即可。

妙方巧治本季常见病——中暑

中暑是发生于夏季或高温作业时的一种急性病症，属于中医学"暑厥""暑风""闭证"的范畴。长时间受到烈日曝晒或气温过高是导致本病的主要因素。临床表现轻者可见头痛、头晕、恶心、呕吐等症状，严重者可见突然昏迷、肢厥、面色苍白、呼吸不匀、血压降低、高热等症状。本病患者以老年人、身体虚弱者及长期卧床的病人与产妇为多见。

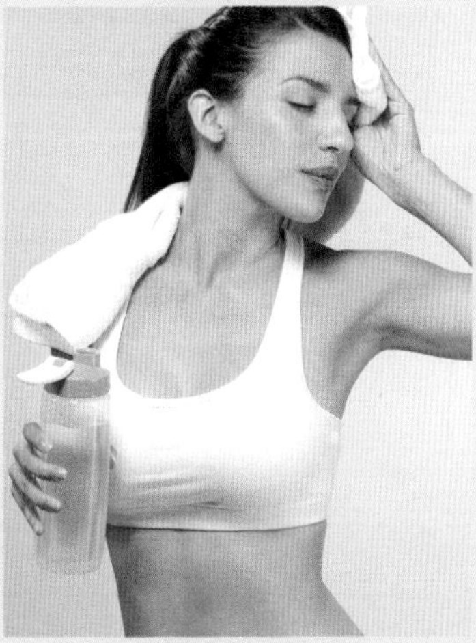

治疗方法 青竹叶方：青竹叶1把，鲜藿香叶30克，茶叶10克，青蒿15克。先将竹叶、藿香、青蒿三味加水煎汤，取汁冲泡茶叶，代茶饮用。

俗话说“冷在三九，热在中伏”，大暑一般处在三伏里的中伏阶段，因此大暑是一年当中最热的阶段。高温和潮湿是大暑时节的主要气候特点，注意防暑降温刻不容缓。对于大暑期间出汗多的现象，我们要重视补水，平时多喝开水就好，必要时应该适当补充盐分和矿物质，以维持身体所必需的营养成分。

【推荐食材三部曲】

一部曲：姜

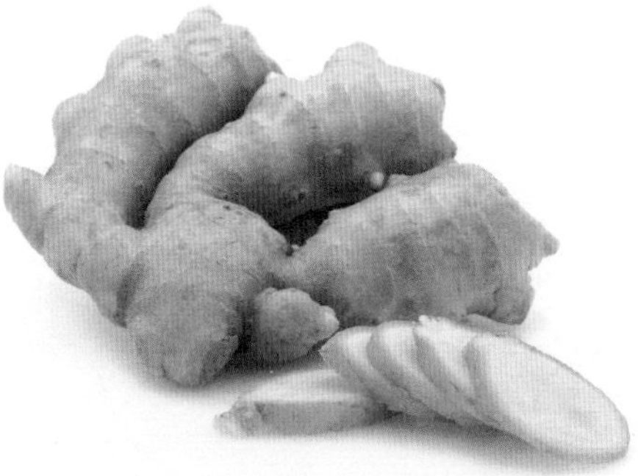

中医认为姜味辛，性温，有开脾健胃、止呕解毒等功效；而姜皮味辛，性凉，具有行水、消肿的作用。因此，有『留姜皮则凉，去姜皮则热』之说。

二部曲：莴笋

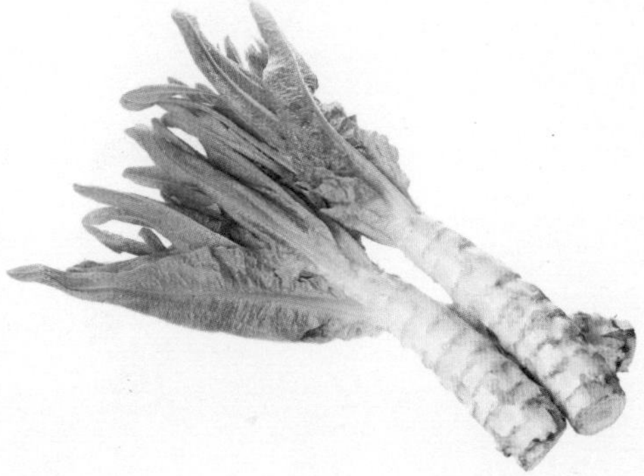

中医认为莴笋味甘、苦，性凉，入肠、胃二经，具有利五脏、通经脉、清胃热、清热利尿的功效。可用于小便不利、尿血、乳汁不通等症。

西方医学认为，莴笋含钾量较高，有利于促进排尿，减少对心房的压力，对高血压和心脏病患者极为有益。

三部曲：猕猴桃

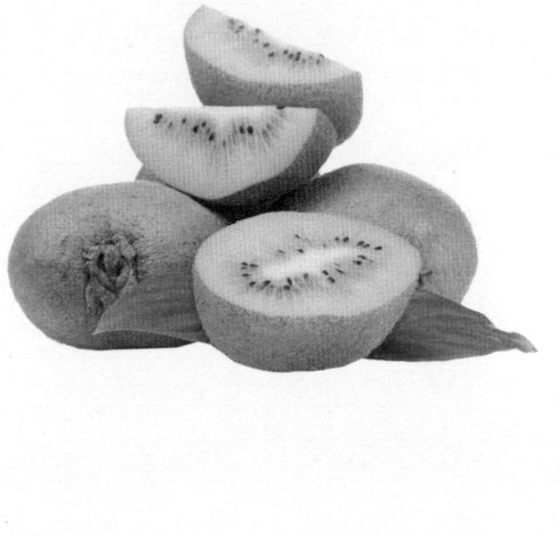

猕猴桃也称猕猴梨、藤梨、羊桃、奇异果等，可入药，同时因其维生素C含量在水果中名列前茅，被誉为『维C之王』。中医认为，猕猴桃味甘、酸，性寒，入脾、胃二经，可用于烦热、消渴、黄疸、痔疮等。

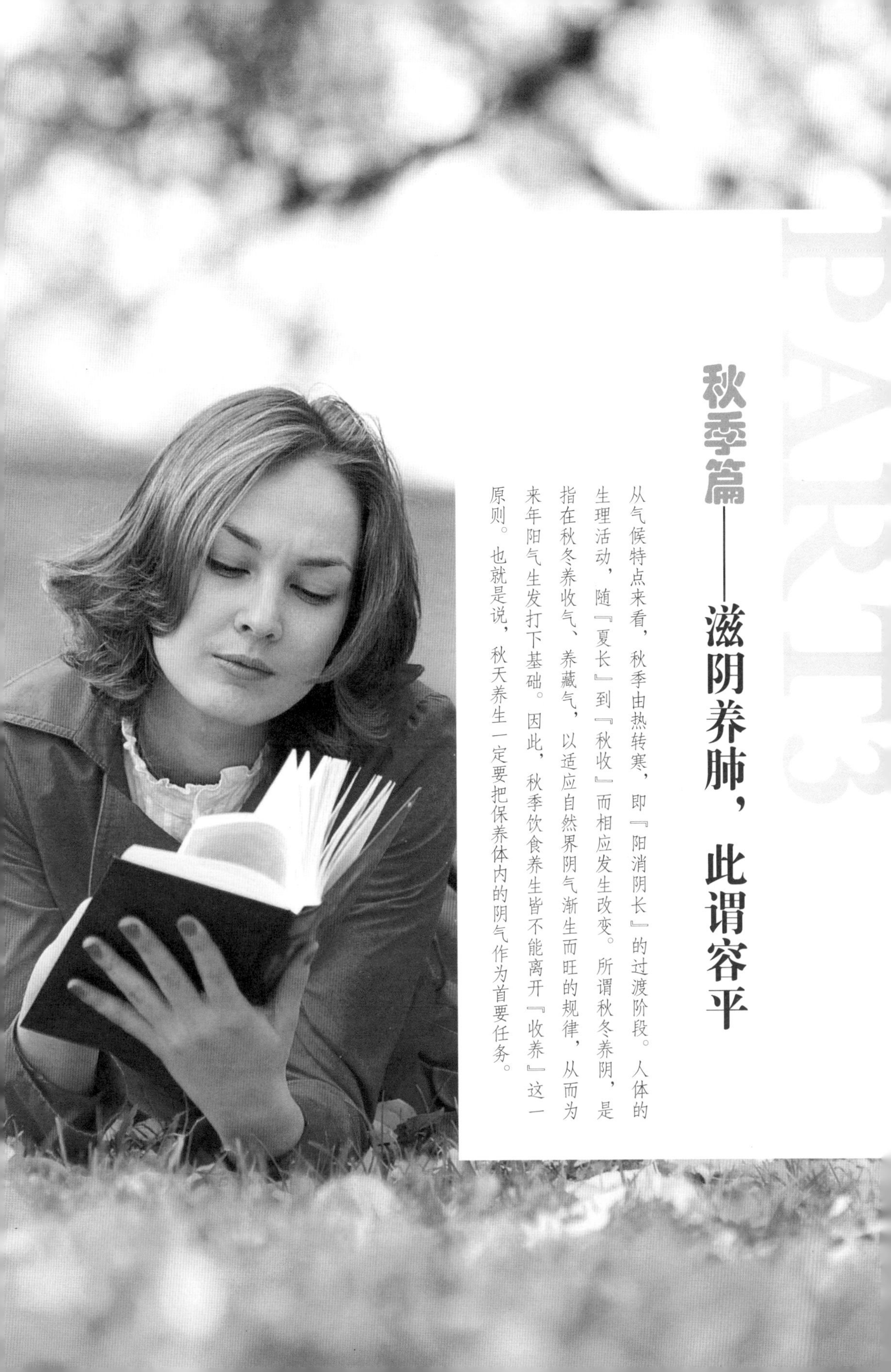

PART3

秋季篇——滋阴养肺，此谓容平

从气候特点来看，秋季由热转寒，即『阳消阴长』的过渡阶段。人体的生理活动，随『夏长』到『秋收』而相应发生改变。所谓秋冬养阴，是指在秋冬养收气、养藏气，以适应自然界阴气渐生而旺的规律，从而为来年阳气生发打下基础。因此，秋季饮食养生皆不能离开『收养』这一原则。也就是说，秋天养生一定要把保养体内的阴气作为首要任务。

立秋 益肺生津，养收顺天地秋气

立秋养生指南

每年公历的8月7日或8日，当太阳到达黄经135°时为立秋。立秋的“立”是开始的意思，“秋”是指庄稼成熟的时期。农历书曰，“斗指西南维为立秋，阴意出地始杀万物，按秋训示，谷熟也”。立秋表示暑去凉来，秋天开始之意，但盛夏余热未消，很多地区仍处于炎热之中。

立秋是气候由热转凉的交接节气，也是阳气渐收、阴气渐长，由阳盛逐渐转变为阴盛的时期，因此秋季养生，凡精神情志、饮食起居、运动锻炼皆以养收为原则。同时，中医认为，立秋到秋分之间，属于“入地户”，气化由阳入阴，天气渐凉、热渐退，昼渐短、夜渐长，气温由热转凉，大地逐渐转为收藏。所以，从立秋起，要开始养阳。

在饮食调养上，益肺气滋肾阴、养肝血润肠燥是秋天饮食之要。因此要多吃些滋阴润燥的食物，如燕窝、芝麻、甲鱼、藕、菠菜、梨、银耳、甘蔗、乌鸡、猪肺等。要吃些温食，少辛增酸。因为初秋时节，仍然湿热交蒸，以致脾胃内虚，抵抗力下降，这时若能吃些温食，特别是食用粳米或糯米，会有极好的健脾胃、补中气的功效。而辛味入肺，肺气太盛可损伤肝的功能，故在秋天要“增酸”，以增强肝脏的功能。“立秋”在气候上虽不是真正秋天的到来，但至少是从暑热天气中走出来了。立秋节气是一年中气温由升温向降温的转折点。

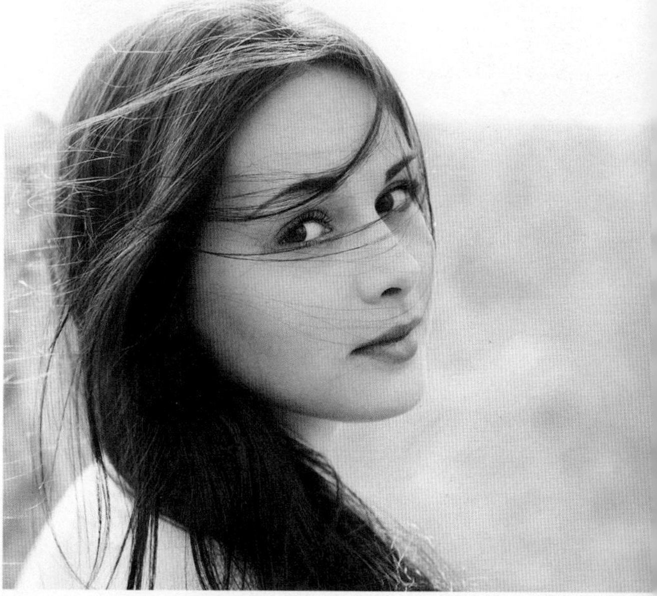

立秋的养生原则

避免伤肺气

秋天养生以养阴为主。秋季为农历的七、八、九月，阴气已升。秋风劲急，物色清明，肃杀将至。人们要早睡，并要鸡鸣即起，使情绪安逸宁静，以缓和秋季肃杀之气的影响。如果人体违逆了秋季收敛之气，就会伤害肺气。秋季伤害了肺气，到了冬季就会发生飧泄（腹泻，便中含不消化食物）的病变，这是因为人在秋季“收气”不足，到了冬季奉养“藏气”力量不够的缘故。

腹式、缩唇呼吸法护肺

深呼吸可清肺，可常做腹式呼吸：伸开双臂，尽量扩张胸部，然后用腹部带动来呼吸，这种呼吸方式可增加肺容量。或者用缩唇呼吸法，快速吸满一口气，呼气时像吹口哨一样慢慢“吹”出，目的是让空气在肺里停留的时间长一些，让肺部气体交换更充分。支气管炎患者可常做。

内心应平和宁静

这一节气在精神调养上，要注意内心应平和宁静，保持心情舒畅，切忌悲忧伤感。即使遇到伤感的事，也应主动予以排解，以避肃杀之气，同时还应收敛神气。

饮食滋补原则

中医养生学家还提倡在秋季每天早晨吃粥。如古人认为：“盖晨起食粥，推陈致新，利膈养胃，生津液，令人一日清爽，所补不小。”此外还要谨记“秋瓜坏肚”。立秋之后，不论是西瓜还是香瓜都不能多吃，否则会损伤脾胃的阳气。

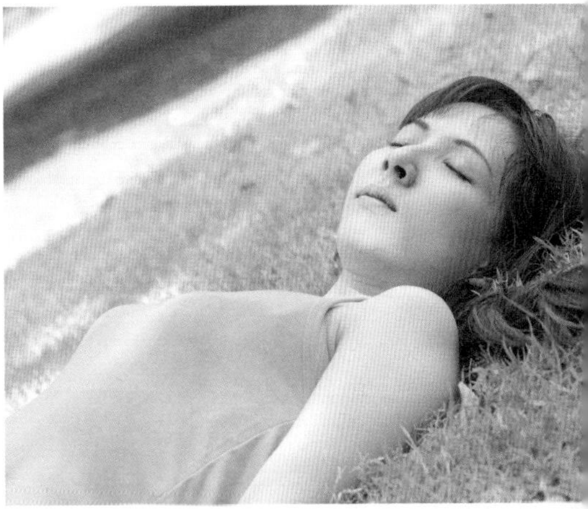

太极拳的动作轻松柔和、圆活自然、连贯协调，配合呼吸、运气，“以意领气，以气运身”，具有健身和医疗的双重价值，是我国传统的体育保健疗法之一。太极拳动作柔和、速度较慢，拳式并不难学，而且架势的高低、运动量的大小都可以根据个人的体质而有所不同，能适应不同年龄、体质的需要，并非年老体弱者的专利。无论是理论研究，还是亲身实践；无论是提高技艺功夫，还是益寿养生；或者个人为了完善自我，都能参与太极拳，并从中获取各自所需。

明代著名医学家张景岳云：“上气海在膻中，下气海在丹田，而肺肾两脏所以为阴阳生息之根本。”肺主气，司呼吸；肾主纳气，为元气之根。因而秋季练习太极拳，能达到“秋养收气”“秋养阴”“养肺气”等养生目的，也是秋季常见病防治的一种有效方法。练习太极拳要求进行细、匀、长、缓的腹式呼吸，通过肺、肾的协同作用，增强或改善肺功能、补肾益元气，进而使气血周流全身，营养脏腑、组织、皮毛、肌肉。练习太极拳还要求神意内守，以静御动，形神兼备，气沉丹田，内外合一，阴阳相贯。

太极拳是中国武术宝库中的一个拳种，它有着独到的锻炼方法，归纳起来为“练脑、练气、练身”。三者密切结合，始而意（脑之所行）动，继而内动，再之外动，实为内外兼修的锻炼方法。太极拳的健身功效，总的说来是提高身体素质，适应客观环境的变化，增强身体的免疫力，从而达到防病、治病、健身、防身的目的。

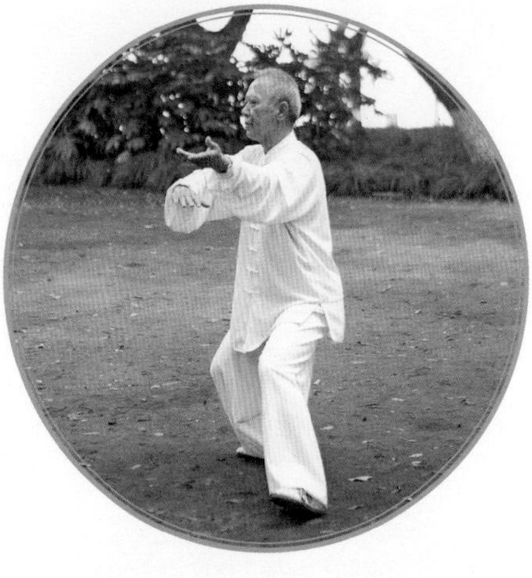

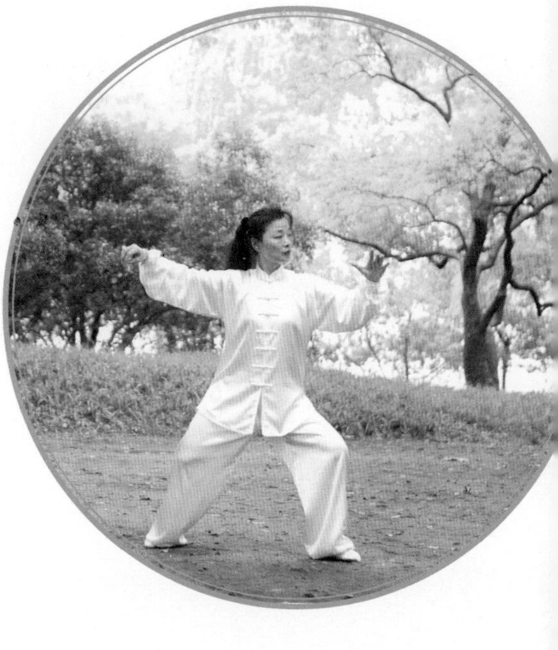

按摩阳陵泉，利胆舒筋

秋天是一个容易干燥，并且易引起腰腿酸痛的季节，我们可以选用阳陵泉穴来预防这些问题。阳陵泉穴是足少阳胆经穴，有舒筋脉、清胆热、驱腿膝风邪、疏经络湿滞之功，是治疗下肢筋病的要穴。有些人常有抽筋的毛病，肌肉突然、不自主地强直收缩，造成僵硬疼痛，往往让人难以忍受。有抽筋发生时，可以用手指指腹或者握拳用指关节压阳陵泉穴，就可加速复原，减轻疼痛。足少阳胆经循行过肩，上病下取，通过按摩刺激阳陵泉穴还能调和气血、疏通经络、解除经筋瘀阻、缓解疼痛。

【取穴】位于小腿外侧，当腓骨小头前下方的凹陷中。

【功效】疏肝解郁、强健腰膝。

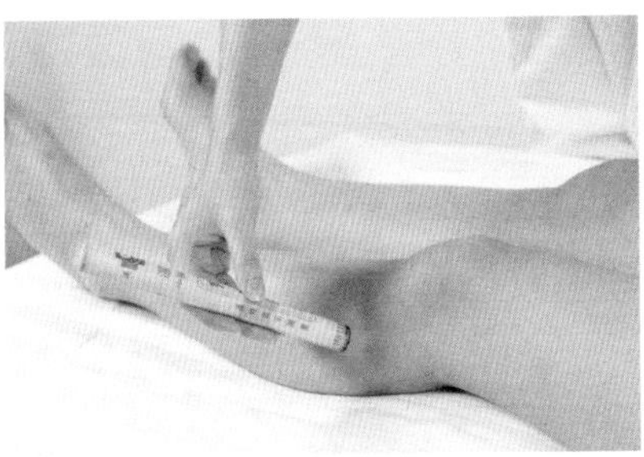

艾灸方法 用艾条温和灸阳陵泉穴 5 ~ 10 分钟，每日 1 次。

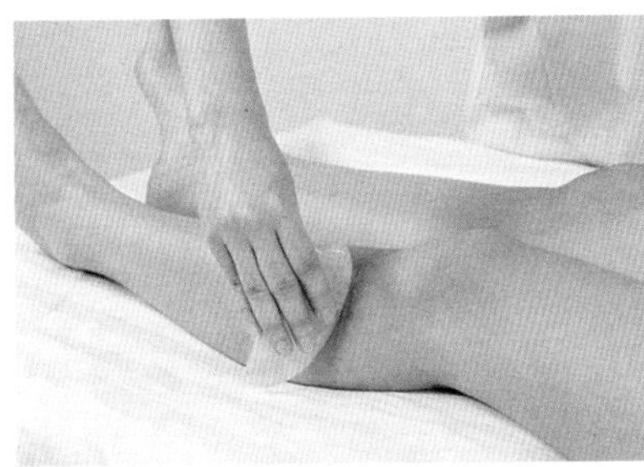

刮痧方法 用面刮法刮拭阳陵泉穴，以出痧为度，隔天 1 次。

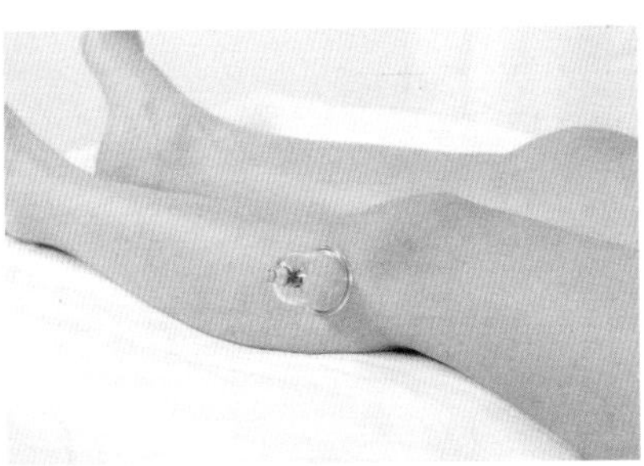

拔罐方法 用拔罐器将气罐吸附在阳陵泉穴上，留罐 10 ~ 15 分钟。

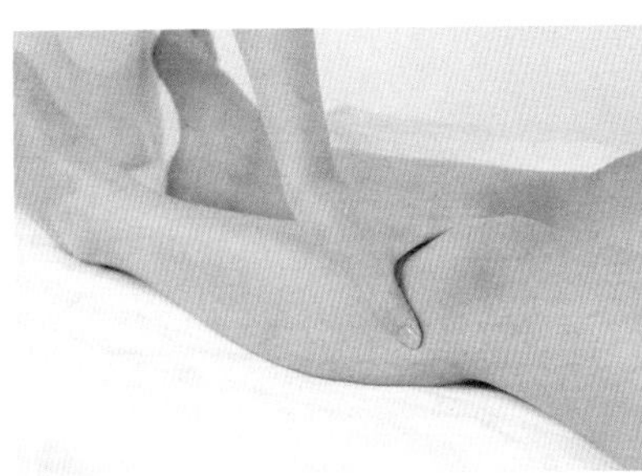

按摩方法 用手指指腹按揉阳陵泉穴 3 ~ 5 分钟，长期按摩。

从气候特点而言，秋季之风性属燥，从人体脏腑而言，秋季肺旺肝弱，脾胃易受其影响。秋季为收藏的季节，人体也宜收敛。故秋季药物保健法应以清润为主，辅以补养气血。在秋季，应养阴滋补肝肾，因为秋为肺所主，肺盛而肝弱，应滋补肝肾，调理脏腑之间的平衡。这时候我们可以选用养阴滋补的中药——女贞子。

【性味归经】

性	味	归经	毒性	用法用量
凉	甘、苦	肾经、肝经	无	6 ~ 12 克，煎汤

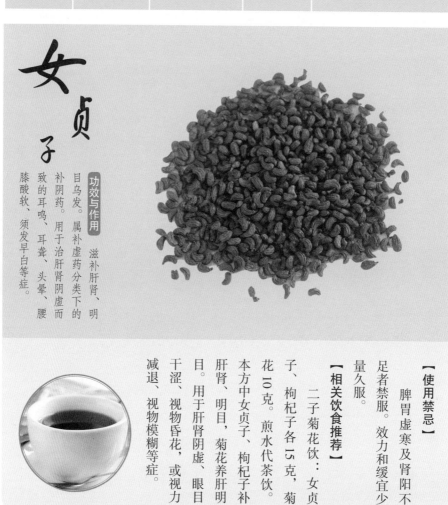

女贞子

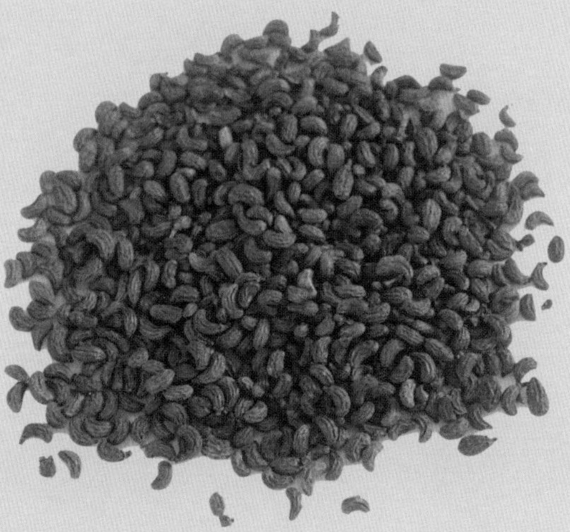

功效与作用 滋补肝肾、明目乌发。属补虚药分类下的补阴药。用于治肝肾阴虚而致的耳鸣、耳聋、头晕、腰膝酸软、须发早白等症。

【使用禁忌】

脾胃虚寒及肾阳不足者禁服。效力和缓宜少量久服。

【相关饮食推荐】

二子菊花饮：女贞子、枸杞子各 15 克，菊花 10 克。煎水代茶饮。本方中女贞子、枸杞子补肝肾、明目，菊花养肝明目。用于肝肾阴虚、眼目干涩、视物昏花，或视力减退、视物模糊等症。

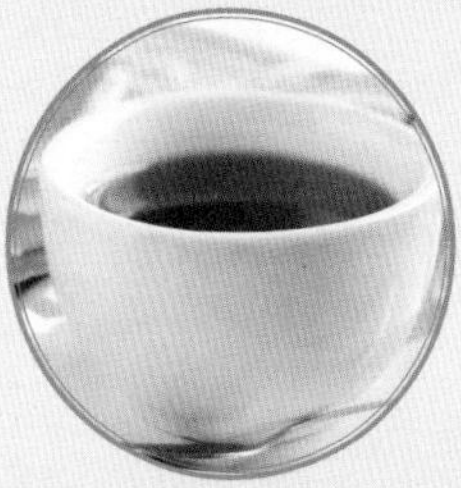

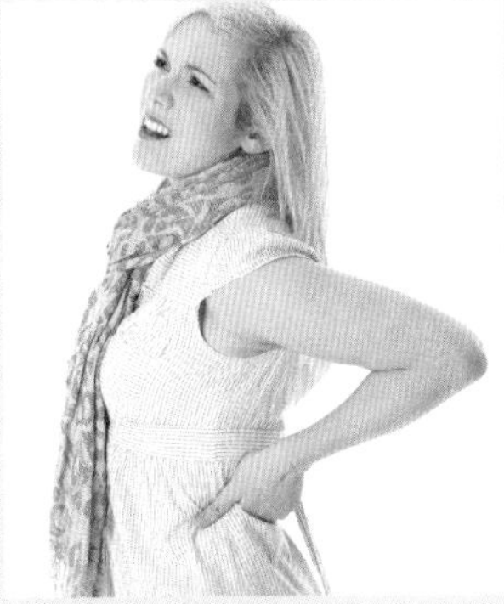

抱膝滚动，强壮你的腰背

夏天气温比较高，周身的血脉通畅了，困扰患者的颈肩痛、腰背痛、风湿关节痛会在一定程度上减轻，而立秋后，天气转凉，颈肩腰腿痛就会随之复发。尤其是经常坐在办公室里的人时常会觉得腰酸背痛。这时要多起身活动，以缓解周身不适感。

治疗方法 平躺在床上，双腿弯曲，双手扶住膝盖。小腹收紧，下巴内收，然后让背部在床面上左右滚动。坚持几分钟后，就会感觉额头冒汗、面色红润，腰背处有一股热气，直通到双腿上，很温暖，非常舒服。这是膀胱经气血通畅的缘故。腰背一热，酸痛疲劳的感觉就消失无踪了。建议做这个体式时，选择木板床。

妙方巧治本季常见病——中风

中风多见于中老年人。由于发病突然，难以预测，致使死亡率和病残率都较高。大量的医学统计资料表明，70%以上的中老年人中风发生在秋季。因此，医学专家把中风称为“秋季神经科流行病”。以下偏方可以缓解中风，减轻患者的痛苦。

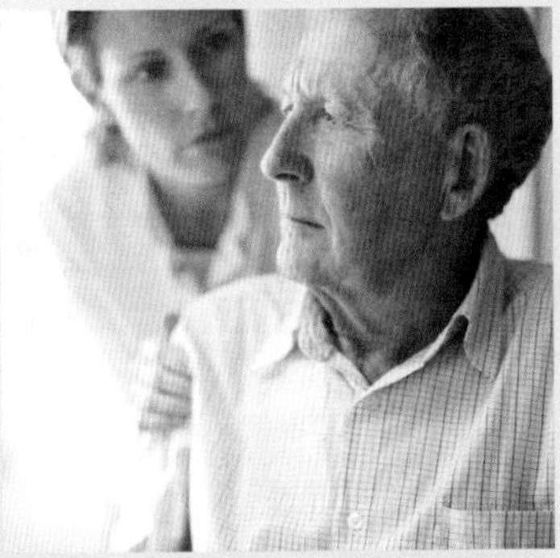

治疗方法 香蕉花方：香蕉花 5 克。将香蕉花加水煎汤。取汁水冲泡茶叶，代茶饮用。

立秋时节，昼夜温差变大，在饮食上应祛暑清热，多食用一些滋阴润肺的食物。考虑到天气还可能会炎热，要坚持多吃蔬菜、水果来降暑祛热，及时补充体内的维生素和矿物质，中和体内多余的酸性代谢产物，起到清火解毒的作用。另外，秋天的主要气候特点是干燥，这点与炎热的夏季不同，空气中缺少水分，人体同样容易缺少水分。

【推荐食材三部曲】

一部曲：柠檬

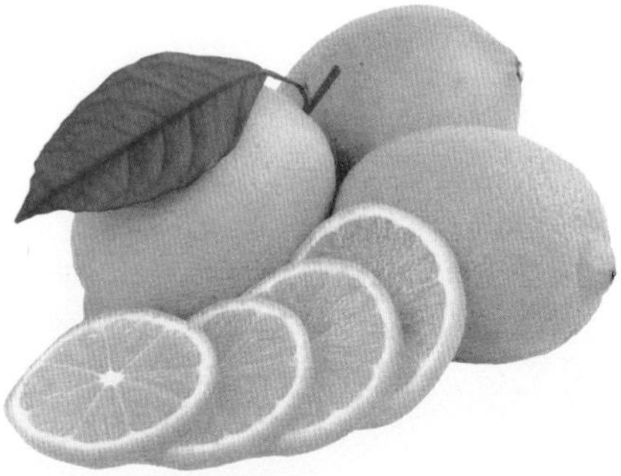

中医认为，柠檬味酸、微甘，性微寒，入肺、胃二经。营养学认为，柠檬含糖类、维生素B_1、维生素B_2、维生素C、烟酸、钙、磷、铁等。柠檬可清热解暑、生津止渴、化痰止咳。

二部曲：芝麻

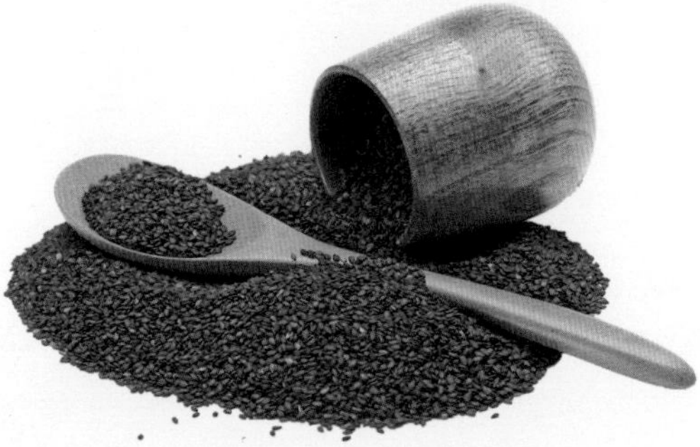

芝麻又名胡麻，味甘，性平，入肝、肾二经。历来被视为长寿食品，它含有丰富的蛋白质、脂肪、钙和磷等微量元素，尤以铁的含量最高。

三部曲：藕

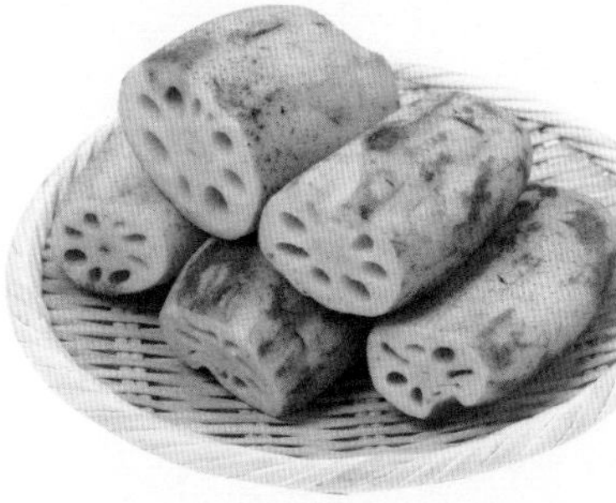

藕味甘，性平，可以清热去火、润肺止咳。藕的营养价值很高，富含铁、钙等微量元素，植物蛋白质、维生素及淀粉含量也很丰富，有明显的补益气血、增强人体免疫力的作用。故中医称其：『主补中养神，益气力。』

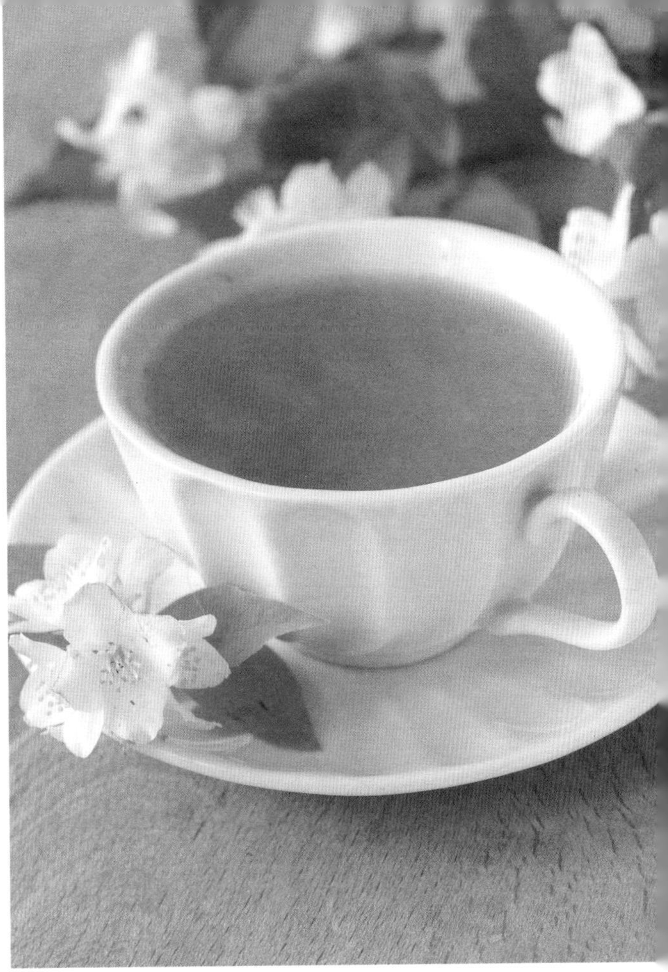

功效作用

莲藕味甘、涩，性平，药用可以缩短出血时间，有止血散瘀之效，治咳血、吐血、尿血、便血、子宫出血等。

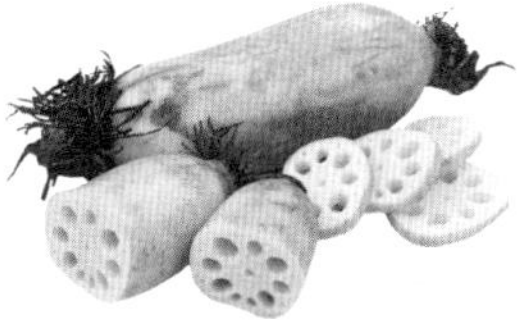

莲藕

蜂蜜既能补气益肺，又能润肺止咳，还可补土以生金。

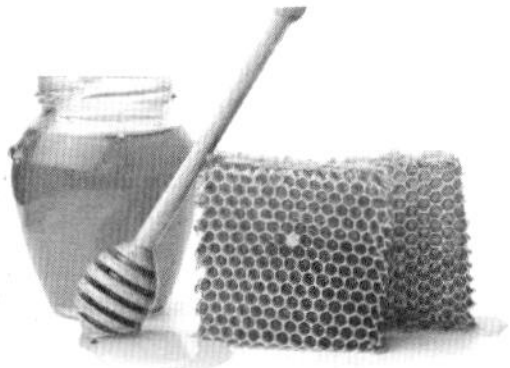

蜂蜜

喝些莲藕汁，清心又润燥

入秋后气候开始干燥，人们常常会出现口干、唇干、鼻干、咽干、大便干结、皮肤干燥等秋燥现象。此时若不加节制地吃一些热性食物，如羊肉或狗肉等，无异于火上浇油。中医认为，春要升补，夏要清补，长夏要淡补，秋要平补，冬要温补。立秋之际属于长夏，故要淡补。莲藕可以说是比较理想的淡补食材，具有补中养神、益脾健身的功效。

原料组成

鲜莲藕 1 节，蜂蜜 20 克

做法

①将鲜莲藕洗净，榨汁 100 毫升，加蜂蜜调匀服用。

②每日一次，连服数日。

处暑

润燥慎防“秋老虎”

处暑养生指南

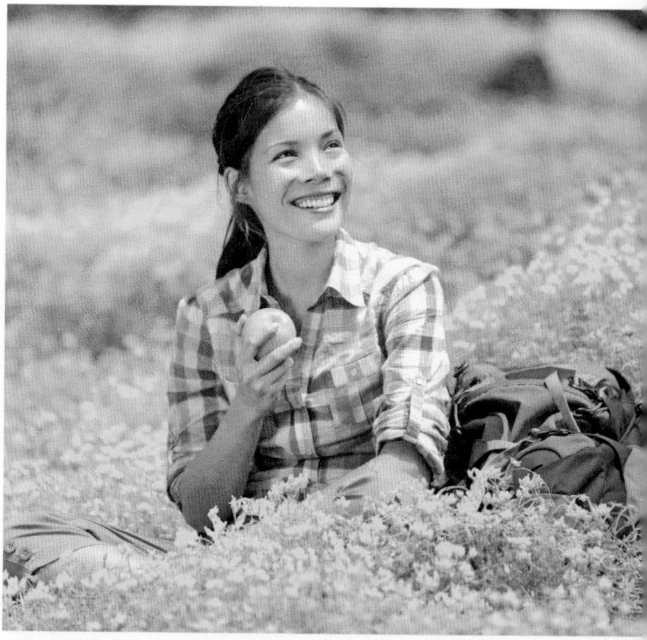

每年公历的8月22～24日，太阳到达黄经150°时为二十四节气中的处暑。处暑既不同于小暑、大暑，也不同于小寒、大寒，它是代表气温由炎热向寒冷过渡的节气。节令到了处暑，气温进入了显著变化阶段，温度逐日下降，不再暑气逼人。

处暑时节，秋燥逐渐明显，人容易出现口鼻干燥、咽干唇焦的燥证。因而，衣服不要加得太多，忌捂，但也不能过凉。饮食起居均要调剂周到。要注意早睡早起，早睡可以避免秋天肃杀之气，早起有助于肺气的舒畅。

在精神调养上，时至处暑，自然逐渐出现一片肃杀的景象，此时人们容易产生悲伤的情绪，不利于人体健康。要注重收敛神气，使神志安宁，平常可听音乐、练习书法等，这些活动能安神定志。在饮食调养方面，这个节气肝心少气，肺脏独旺，饮食上宜增咸减辛，助气补筋，以养脾胃。顺应肺脏的清肃之性，还可结合药膳进行调理。

处暑时节不宜急于增加衣服。让体温在秋时勿高，以利于收敛阳气。因为热往外走之时，必有寒交换进去。但是，夜里外出要增加衣服，以保护阳气。睡觉时应关好门窗，腹部盖薄被，防止秋风流通使脾胃受凉。白天只要室温不高就不要开空调，可开窗使空气流动，让秋杀之气荡涤暑期热潮留在房内的湿浊之气。

处暑的养生原则

防秋燥

由于秋天空气中的水汽含量小，相对湿度下降，人们就会感到皮肤干涩粗糙、鼻腔干燥疼痛或口燥咽干、大便干结等，需及时采取预防措施以避免发展为秋燥症。

调整作息

秋季养生之所以强调保证睡眠时间，是因为睡眠有很好的养生作用。处暑节气正是处在由热转凉的交替时期，自然界的阳气由疏泄趋向收敛，人体内阴阳之气的盛衰也随之转换，此时起居作息也要相应地调整。

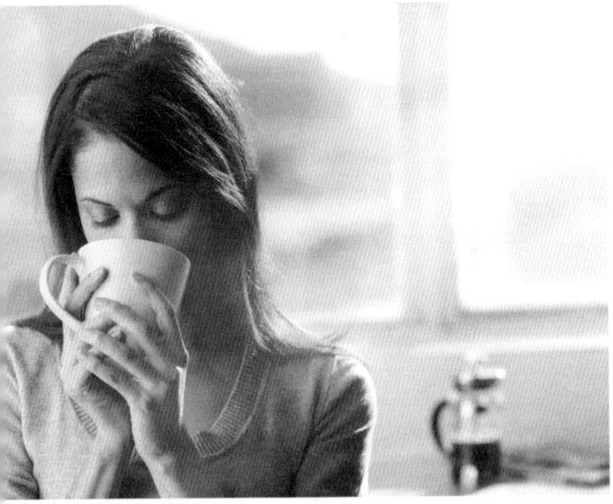

节令衣着

初秋切勿过度御寒，否则身体抗病能力会下降，反而容易生病。“秋冻”不仅局限于未寒不忙添衣上，还要密切注意天气变化。添衣与否应根据天气的变化来决定，只是不宜添得过多，以自身感觉不过寒为准。初秋的天气变化无常，因而应多备几件秋装，做到酌情增减，随增随减。特别是老年人，代谢功能下降，血液循环减慢，既怕冷，又怕热，对天气变化非常敏感，更应及时增减衣服。

秋季养生贵在和

立秋标志着秋季的开始。此后，气温开始下降，空气中的湿度也随之下降。由于人体的生理活动与自然环境变化密切相关，秋季人体内阴阳也随之发生改变。秋季处于“阳消阴长”的过渡阶段，因此，秋季养生在对精神情志、饮食起居、运动导引等方面进行调节时，应注重一个“和”字，即“调和阴阳”，并结合“秋收”的特点进行养生保健。

俗话说“一夏无病三分虚”，到了处暑时节，气候虽然早晚凉爽，但仍有秋老虎肆虐，故人极易倦怠、乏力、纳呆等。根据中医“春夏养阳，秋冬养阴”的原则，此时进补十分必要。但进补不可乱补，应注意八忌。

一忌无病乱补

无病乱补，既增加开支，又伤害自身。如服用鱼肝油过量可引起中毒，长期服用葡萄糖会引起发胖，血中胆固醇增多易诱发心血管疾病等。

二忌虚实不分

中医的治疗原则是虚者补之，不是虚证病人不宜用补药，虚证又有阴虚、阳虚、气虚、血虚之分，对症服药才能补益身体，否则适得其反，会伤害身体。保健养生虽然不像治病那样严格区别，但应用对象分为偏寒、偏热两大类。偏寒者畏寒喜热，手足不温，口淡涎多，大便溏，小便清长，舌质淡脉沉细；偏热者，则手足心热，口干，口苦，口臭，大便干结，小便短赤，舌质红，脉数。若不辨寒热妄投药膳，容易导致“火上浇油”。

三忌多多益善

任何补药服用过量都有害。认为“多吃补药，有病治病，无病强身”是不科学的。如过量服用参茸类补品，可引起腹胀、不思饮食；过量服用维生素 C，可致恶心、呕吐和腹泻。

四忌凡补必肉

动物性食物无疑是补品中的良剂，它不仅含有较高的营养，而且味美可口。但肉类不易消化吸收，若久服多服，对胃肠功能已减退的老年人来说，常常不堪重负，而肉类消化过程中的某些“副产品”，如过多的脂类、糖类等物质，又往往是心脑血管病、癌症等老年常见病、多发病的病因。

五忌以药代食

药补不如食补，重药物轻食物是不科学的。殊不知，许多食物也有治疗作用。如多吃芹菜可治疗高血压，多吃萝卜可健胃消食、顺气宽胸、化痰止咳，多吃山药能补脾胃。日常食用的胡桃、花生、大枣、扁豆、莲藕等也都是进补的佳品。

六忌重“进”轻“出”

随着人们生活水平的提高，不少家庭天天有荤腥，餐餐大油腻，这些食物代谢后产生的酸性有毒物质，需及时排出，而生活节奏的加快，又使不少人排便无规律甚至便秘。故养生专家近年来提出一种关注“负营养”的保健新观念，即重视人体废物的排出，减少“肠毒”的滞留与吸收，提倡在进补的同时，亦应重视排便的及时和通畅。

七忌恒“补”不变

有些人喜欢按自己的口味，专服某一种补品，继而又从多年不变发展成“偏食”“嗜食”，这对健康是不利的。因为药物和食物既有保健治疗作用，亦有一定的不良反应，久服多服会影响体内的营养平衡。尤其是老年人，不但各脏器功能均有不同程度的减退，需要全面地系统地加以调理，而且不同的季节，对保健药物和食物也有不同的需求。因此，根据不同情况予以调整是十分必要的，不能恒补不变、一补到底。

八忌越贵越补

“物以稀为贵”，那些高贵的传统食品如燕窝、鱼翅之类，其实并无奇特的食疗作用，而十分平常的甘薯和洋葱之类的食品，却有值得重视的食疗价值。

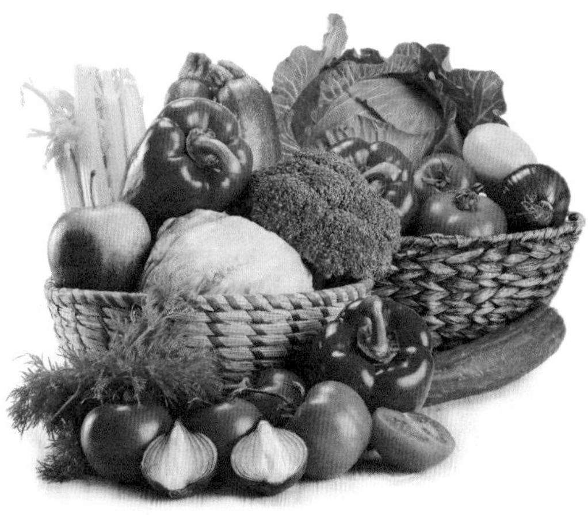

人体的生理活动要适应自然变化，体内的阴阳、气血亦应随之产生“收”的改变。秋季是由“盛长”转向“闭藏”的收敛过程，故此时要特别注意动与静的科学安排。不可经常大汗淋漓，使阳气外泄，伤耗阴津，削弱机体的抵抗力。慢跑节奏和缓，而且运动量适中，因此就成了处暑时节理想的运动项目。慢跑之前，先原地站立，或缓慢行走，放松形体，调匀呼吸，集中注意力。有了心理准备后，再迈开两腿缓慢小跑。

跑时头正颈直，上身微向前倾，双目平视，两手自然握成空心拳，前臂弯曲90° 。自然呼吸，呼吸宜均匀、深长。全身放松，保持乐观心情，面带微笑，意守丹田，排除一切杂念，只想跑步，是强身坚志的有效手段。慢跑过程中，步子可迈得大一些，但每一步都要踏得稳。两臂前后摆动，尽量用脚尖着地，以增强锻炼效果。但体弱者宜采用全脚掌落地，这样有利于步子踏稳、踏实。对于老年人来说，慢跑能减少老年性肌肉萎缩及肥胖症，减缓心肺功能的衰老进程，还能降低胆固醇、预防癌症。

据研究表明，慢跑能增强血液循环，改善心脏功能，改善大脑供血功能，保证脑细胞的氧供应，防止脑动脉硬化。慢跑还能增加能量消耗，刺激新陈代谢。跑步时间的长短，由身体情况而定，以感全身微微汗出为宜。以后身体耐力增加再延长时间。

初练慢跑，宜短距离，以后逐渐加长。体弱多病者，可用慢跑 — 快步走 — 慢跑的办法，跑几步，走几步，随体力的增强，再逐渐减少步行量，增加慢跑运动量。慢跑结束后，要做深呼吸，让全身彻底放松，并继续行走一段距离。

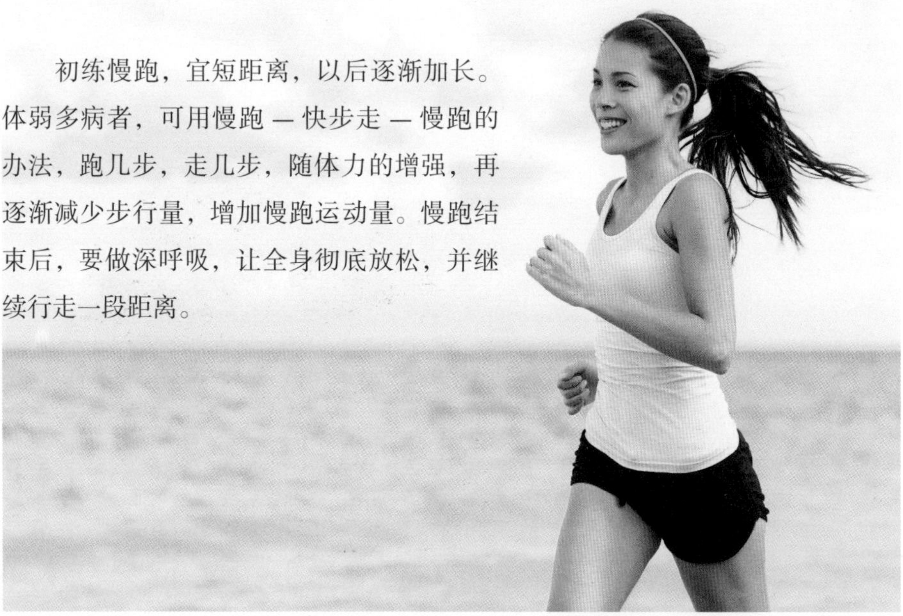

委中穴，让你身体不再虚

有的人在处暑时节会出现头昏眼花、视力下降等不适症状，通常都是因为夏季胃口不好而亏虚了身体所致。于是有人就会想方设法在秋天进补。但若猛然进补，可能会造成虚不受补的情况。这个时候，最好疏通一下经络。对于身体虚、乏力的人，可以通过穴位按摩的方式，通一通三关，如此再进补，则可以起到更好的效果。中医有个说法叫“腰背委中求”，凡是腰部、背部的问题，都可以通过敲击这个穴位来解决。经常坐办公室的人，腰部、背部或多或少都会有些问题。多敲敲委中穴，就可以通畅这些部位的气血。

【取穴】位于腘横纹中点，当股二头肌腱与半腱肌肌腱的中间。

【功效】舒经活络、凉血解毒。

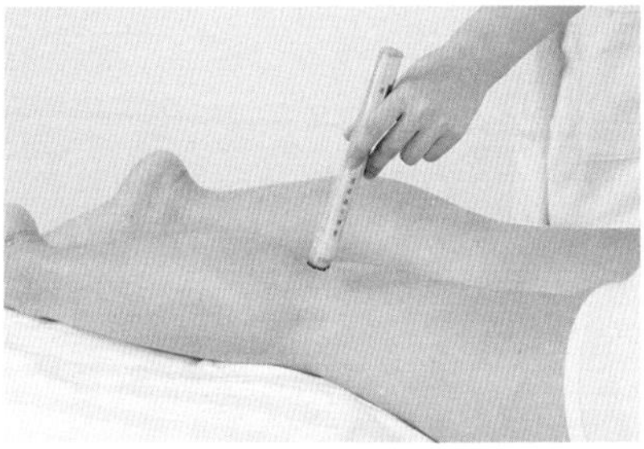

艾灸方法 用艾条温和灸委中穴5～10分钟，每日1次。

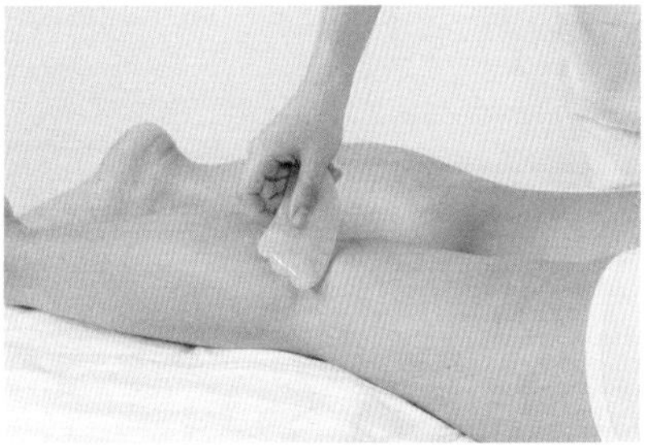

刮痧方法 用面刮法从上向下刮拭委中穴3～5分钟，隔天1次。

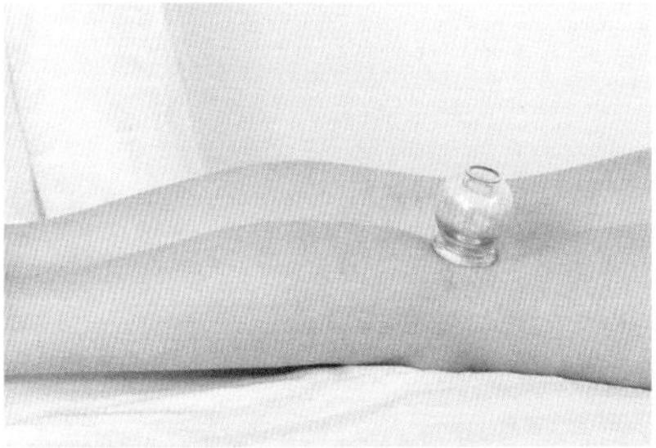

拔罐方法 将火罐吸附在委中穴上，留罐10～15分钟。

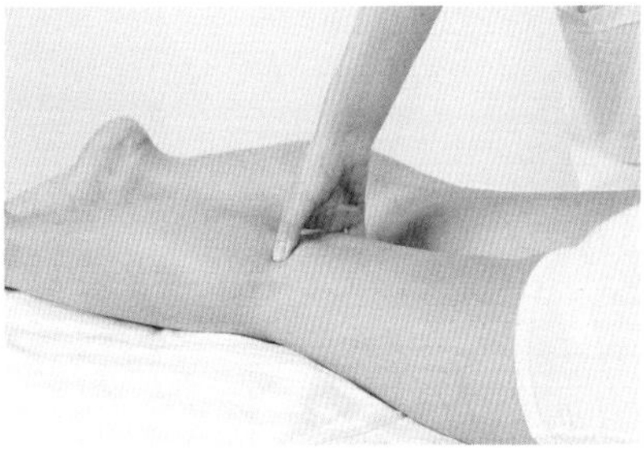

按摩方法 用拇指指腹按揉委中穴100～200次，每天坚持。

百合最有药用价值的部位，是在秋季采挖的根部。秋季，干燥的气候条件特别容易影响到人体的肺部，引起口干咽燥、咳嗽少痰等症状。汉代名著《金匮要略》中就记载了不少以百合为主要配方的药，如“百合丹”等，至今仍受到医者的推崇。百合是秋季最常见也是最经济的滋补品，常食有益健康。但由于其性偏凉，胃肠功能比较弱、大便经常溏泻者不宜多食。

【性味归经】

性	味	归经	毒性	用法用量
寒	甘	肺经、心经	无	6 ~ 12 克，水煎服

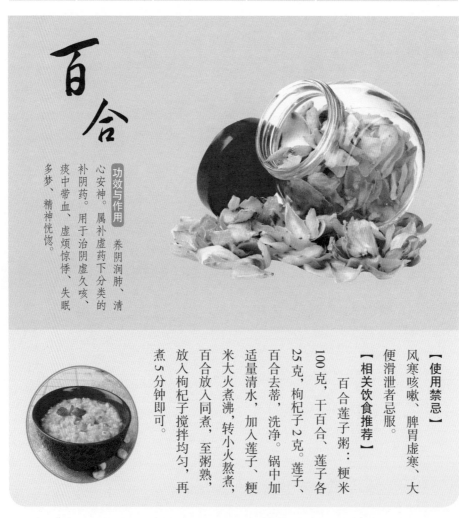

百合

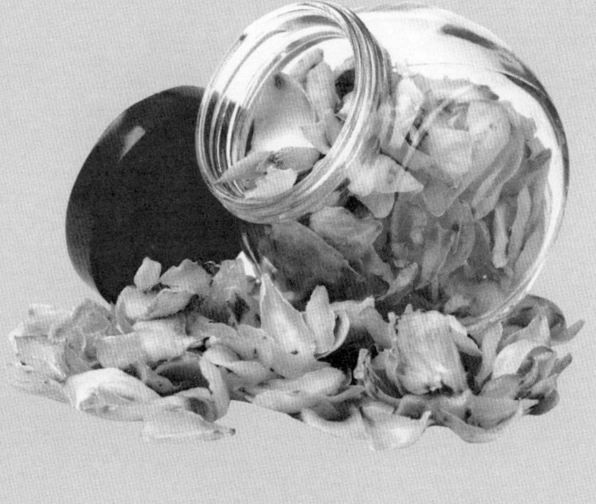

功效与作用 养阴润肺、清心安神。属补虚药下分类的补阴药。用于治阴虚久咳、痰中带血、虚烦惊悸、失眠多梦、精神恍惚。

【使用禁忌】

风寒咳嗽、脾胃虚寒、大便滑泄者忌服。

【相关饮食推荐】

百合莲子粥：粳米100克，干百合、莲子各25克，枸杞子2克。莲子、百合去蒂，洗净。锅中加适量清水，加入莲子、粳米大火煮沸，转小火熬煮，百合放入同煮，至粥熟，放入枸杞子搅拌均匀，再煮5分钟即可。

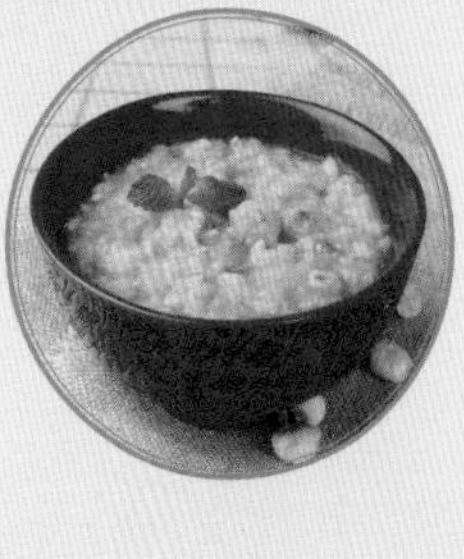

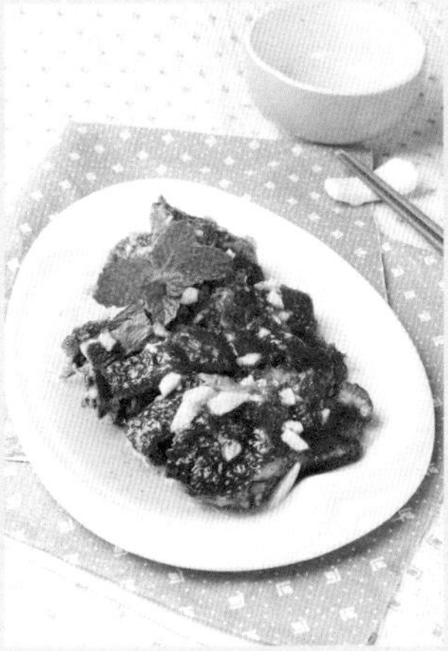

处暑吃鸭子，滋阴又补虚

经过夏天的炎热“煎熬”，很多人脾胃功能相对较弱，食欲不强，因此饮食忌食辛辣刺激的食物，不要暴饮暴食，少吃过凉和不好消化的食物。处暑时节不妨选择性凉的鸭肉进补。鸭肉可除湿解毒、滋阴养胃，还能有效改善人体的燥气。

治疗方法 鸭肉具有温和的性质，适于虚火之人。身发低热、体质虚弱、食欲不振、大便干燥和水肿的人，都可以食用鸭肉来进行滋补。同时，营养不良、产后病后体虚、盗汗、遗精、妇女月经少、咽干口渴者，也适宜食用鸭肉。另外，对高血压、高脂血症患者来说，鸭肉也是很好的补养品。

妙方巧治本季常见病——慢性咽炎

咽炎分为急性咽炎和慢性咽炎。慢性咽炎极易反复发作，其病因主要为急性咽炎反复发作、鼻腔鼻窦及鼻咽部炎性分泌物刺激、扁桃体慢性炎症直接蔓延、烟酒过度、有害气体及辛辣食物等的刺激。秋季天气干燥，是慢性咽炎的高发季节，因此慢性咽炎患者秋季更应注重保养。

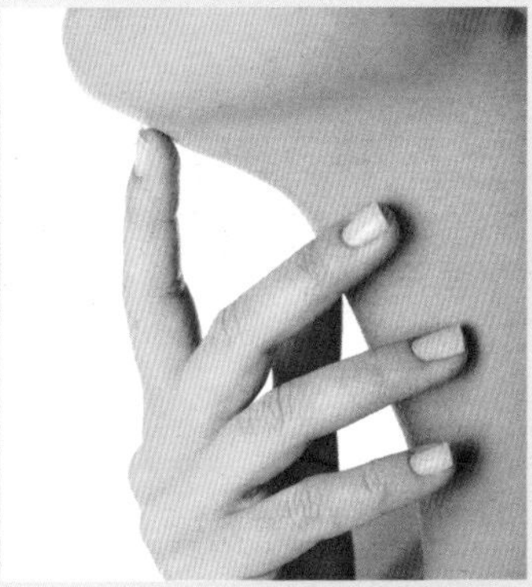

治疗方法 新鲜沙梨方：新鲜沙梨1个。将沙梨洗净，切碎，捣烂，加醋和匀后榨汁，慢慢饮服。

处暑节气饮食宜增咸减辛，以养脾胃。多食咸味食物，如荸荠、沙葛、粉葛等，少食辛味食物，如姜、葱、蒜、韭菜、茴香等。防秋燥关键是润燥清火。秋燥时节，白天可以喝点淡盐水，晚上则可以喝些蜂蜜水，还要注意不吃或少吃辛辣烧烤食品，多吃滋阴润燥食物，防止燥邪损伤。

【推荐食材三部曲】

一部曲：梨

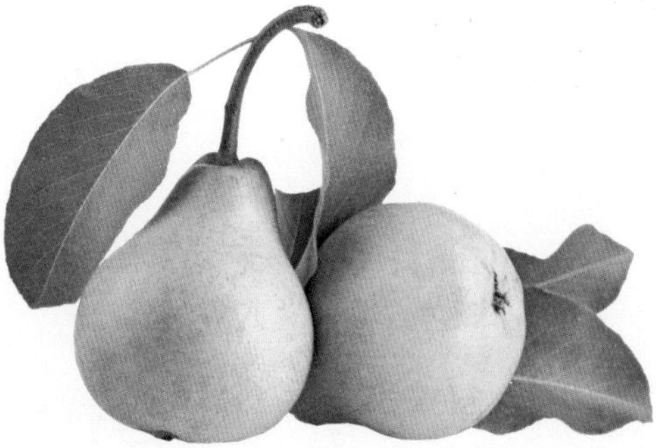

中医认为，梨具有润喉生津、润肺止咳、滋养肠胃等功能。梨对肺结核亦有疗效。梨中含苹果酸、柠檬酸、葡萄糖、果糖、钙、磷、铁及多种维生素。

二部曲：石榴

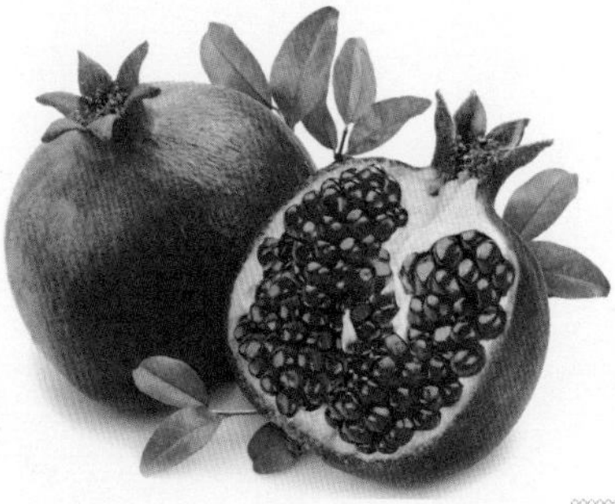

石榴中维生素C和维生素E含量都高于苹果和梨。红粉皮石榴维生素C含量高，青皮石榴维生素E含量高。石榴味甘、酸、涩，性温，有生津止渴、杀虫止痢的作用。石榴可直接食用，也可榨汁饮用。酸石榴对防治腹泻很有效，甜石榴可防治咽燥口渴。

三部曲：西洋参

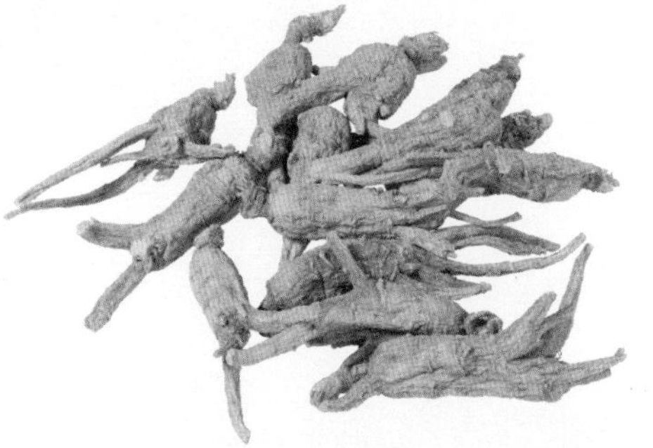

西洋参，又名花旗参，属于参类，但又不同于其他参类，是一种清凉参，补而不燥。中医认为，西洋参，味甘、微苦，性凉，入心、肺、肾三经，药性特点为滋阴补气、清热生津，被视为补药之上品。

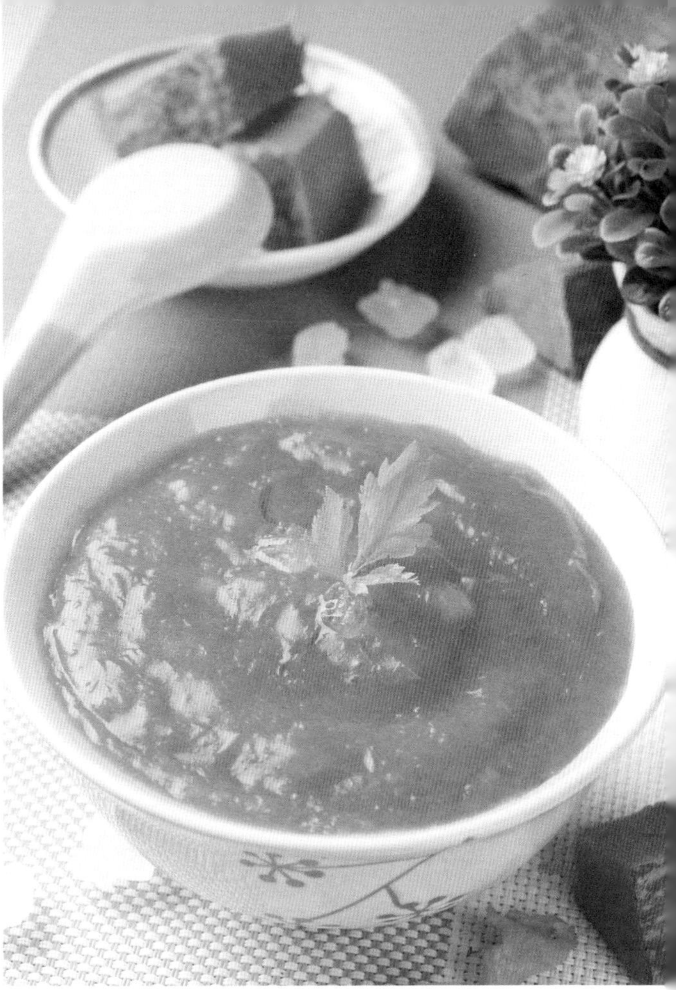

功效作用

南瓜含有丰富的胡萝卜素和维生素C，可以健脾、预防胃炎、防治夜盲症、护肝、使皮肤变得细嫩，并有中和致癌物质的作用。

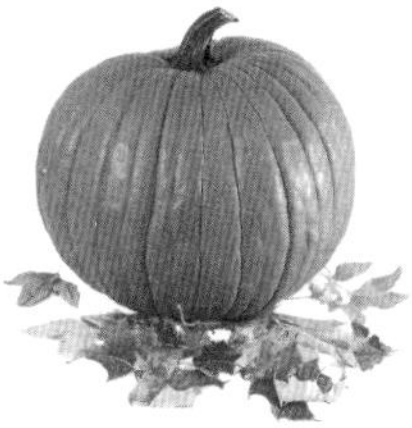

南瓜

鲜百合具有养心安神、润肺止咳的功效，对病后虚弱的人非常有益。

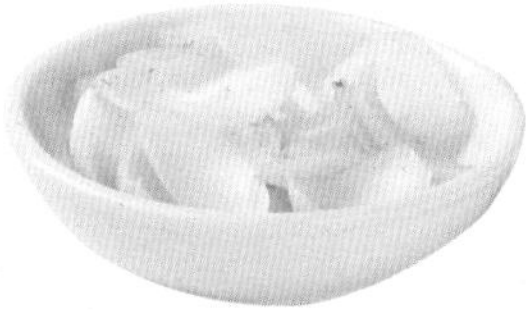

百合

原料组成

南瓜280克，鲜百合35克，冰糖适量

做法

①先将南瓜去皮去瓤切块，放在搅拌机里搅拌成泥。然后把南瓜泥放在锅里加少许水煮开。

②将百合加入锅中，搅拌均匀，煮至百合熟软，最后加适量冰糖调味即可。

时令南瓜粥，滋养脾胃身体壮

秋天到了，需要滋补，可若是脾胃不好，食物无法消化和吸收，这时可以尝试食用南瓜粥来改善。处暑时节，一碗南瓜粥，可谓是养护脾胃的上品。南瓜粥中还可以适量加入小米、玉米、大枣等。小米是适合老人、病人、产妇的滋补品，最能补虚；玉米能调和脾胃；大枣可补血养气、调和五脏。

白露

养阴为先，早晚穿暖勿露身

白露养生指南

时值公历9月7～9日，太阳黄经为165°。进入白露节气后，冷空气转守为攻，暖空气逐渐退避三舍。冷空气分批南下，往往带来一定范围的降温。人们爱用“白露秋风夜，一夜凉一夜”的谚语来形容气温下降速度加快的情形。

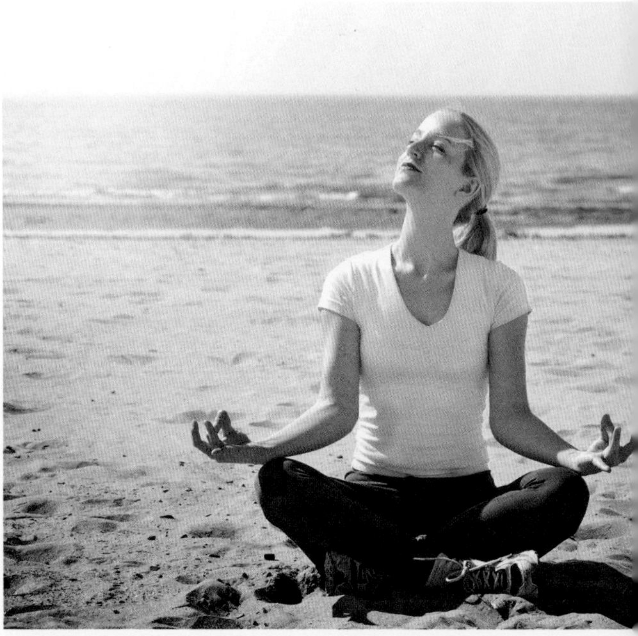

古语说“白露节气勿露身，早晚要叮咛”，意在提醒人们此时白天虽然温暖，但早晚温度低，衣着单薄容易着凉。这时穿得过于暴露，冷空气会刺激皮肤，人体因着凉而免疫力下降，无力抵御寒邪，容易出现肺部及呼吸道疾病，如发热、咳嗽、支气管炎、肺炎等。

白露过后，气温逐渐降低，一早一晚更添寒意。此时不宜“秋冻”了。在这种情况下，如果再赤膊露体，就容易受凉，轻则易患感冒，重则易患肺疾。由于秋气主燥，燥易伤肺。如因着凉而使免疫力下降，无力抵御外邪，则会出现肺及呼吸道疾病，如发热、咳嗽、支气管炎、肺炎等。若风邪侵犯筋骨，使经络阻痹，可出现四肢痹证。所以，“白露不露”应防秋寒。

白露过后，应撤掉凉席，关上窗户，换上长衣长裤入睡，将薄棉被备在床头，以防受凉引起腹泻。尤其是病老体弱者，更要注意随气温的变化加减衣服。还要注意脚部的保暖。俗话说：“寒从脚下起。”科学研究证实，双脚受凉是引发感冒、支气管炎、消化不良、失眠等病症的元凶。

白露的养生原则

易得呼吸道疾病

白露节气已是真正的凉爽季节的开始，很多人在调养身体时一味地强调海鲜、肉类等营养品的进补，而忽略了季节性的易发病，如鼻腔疾病、哮喘病和支气管病容易在这个时节发病。特别是对于那些因体质过敏而引发的上述疾病，在饮食调节上更要慎重。过敏性支气管哮喘者，平时应少吃或不吃海鲜及辛辣酸咸甘肥的食物，如带鱼、螃蟹、虾类、韭菜、胡椒等。

精神调养

培养乐观情绪，保持神志安宁，避肃杀之气，收敛神气，才能适应秋天的干燥之气。因此需要讲究心理卫生，保持精神愉快和情绪稳定，避免紧张、焦虑、恼怒等不良情绪的刺激。可适当增加户外活动，比如爬山等，以舒缓心情。

预防胃肠疾病复发

天气逐渐变凉，胃病患者要防止原来的胃病加重，要特别注意胃部的保暖。适时增添衣服，夜晚睡觉盖好被褥，以防腹部着凉而引发胃痛或加重旧疾。胃病患者的秋季饮食应以温、软、淡、素、鲜为宜，做到饮食定时定量，少食多餐，使胃中经常有食物和胃酸进行中和，从而防止过多胃酸侵蚀胃黏膜和溃疡面而加重病情。

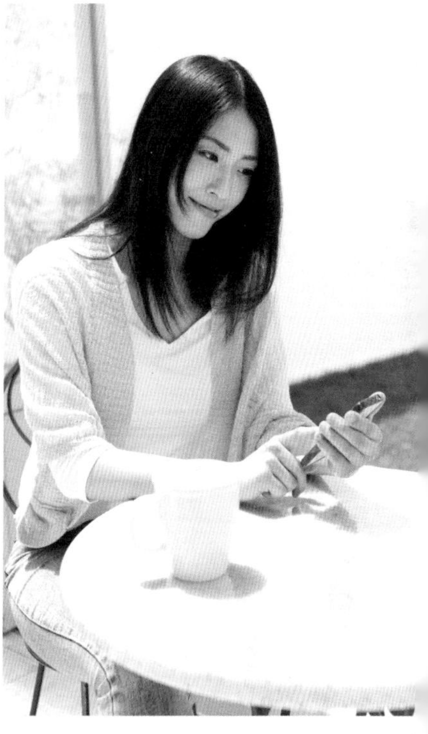

切不可乱进补

首先，注意不要无病进补。无病进补，既增加开支，又损伤健康。其次，忌慕名进补，过量滥用滋补品反而可能会导致过度兴奋、烦躁激动、血压升高等。

饮食勿太咸

现代医学研究表明，高盐饮食能增加支气管的反应性，哮喘患者不宜吃得过咸。在秋季养生中特别是节气的变更时，不但要体现饮食的全面调理，有针对性地加强某些营养食物用来预防疾病，还应发挥某些食物的特异性作用，使之直接用于某些疾病的预防。

秋天的清晨，天气较凉。人初醒，机体仍处于疲软的状态。这时宜选做较轻柔的健身运动，有助于提高呼吸功能，锻炼肌肉、关节，活血通络，清志提神。

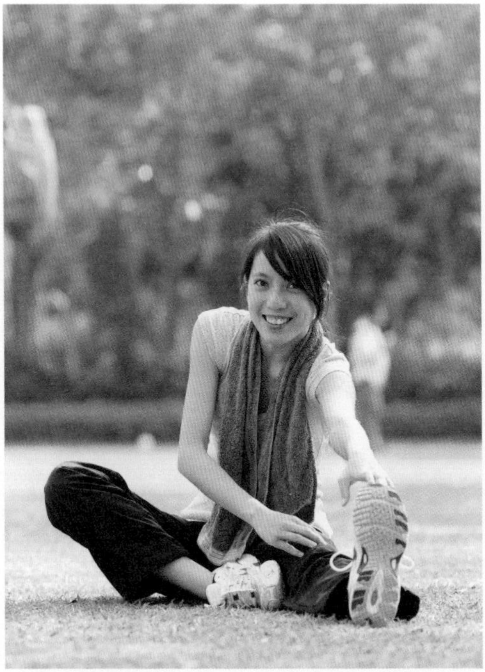

做这套操的时候，先闭目静卧20～30秒。仰卧，伸臂举腿，向左右两侧翻滚身体1～2分钟。然后身体俯卧，臀部慢慢抬高，屈起双膝，双前臂、肘撑在床上，呈“猫耸”状，再伸直，配合呼吸（屈吸、伸呼），重复8～10次。可锻炼腰背肌伸展力和柔韧性，提高脊椎和肩、髋关节的灵活性。

双前臂、肩乃至上身抬起，足、小腿乃至下肢向后抬起，腹部紧贴床上，呈“飞燕”状，深吸气。再放松，呼气，重复8～10次。以锻炼腹直肌、背肌、脊柱和呼吸功能。再俯撑在床上，胸、腹部向上拱起，脚趾踮着床面，用力蹬起，状似“拱桥”，深吸气。再伸直，呼气，重复8～10次。以锻炼骨间肌腱和拇收肌肌力，提高呼吸系统功能。

配合甩手、踢腿等动作，体右侧卧，左上、下肢前伸、外展、后伸，重复8～10次，再左侧卧，右侧肢体重复左侧肢体的动作。这样可以锻炼肩、髋关节及肢体的活动力。平卧，双足掌贴紧床面，摩擦收起双腿、屈膝，再伸膝，抬腿的同时，抬起头部，双眼平视双足，吸气，放松，呼气，重复8～10次。以锻炼背阔肌、脊柱、颈肌和腹肌。最后，向左、右慢慢转动颈部，重复8～10次。以活动颈部肌肉、关节。

1. 饮食要规律、卫生

进餐有时过早，有时过晚，可口的就吃得多，不可口的就吃得少，或任意吃冷食、零食，使胃肠的工作量紧一阵、松一阵，这样容易造成胃肠病。饮食不卫生，腐败的食物吃了容易中毒。因此，选择食物，要注意新鲜、清洁，进食有规律，是防止胃肠病的首要选择。

2. 口味要清淡

要保持胃肠的冲和之气，就得常吃些素食淡饭，适当辅以一些肉类肥甘食品。胃病患者的饮食应以温软淡素为宜，做到少吃多餐、定时定量，使胃中经常有食物中和胃酸，防止胃酸侵蚀胃黏膜和溃疡面。进食时要细嚼慢咽，不吃生冷食品，并戒除烟、酒，以防刺激胃黏膜，促使溃疡恶化和复发。

3. 情绪要乐观

研究表明，胃及十二指肠溃疡与人的心理、情绪息息相关。过度的忧愁、悲伤、恐怖、紧张、愤怒都能导致胃肠病的发生。因此，预防和治疗胃肠病，要经常心情愉快，保持乐观，避免患得患失、焦虑、恐惧、紧张、忧伤等不良因素的刺激。

4. 锻炼身体，用药要谨慎

要积极参加各项体育活动，这样有利于改善胃肠道的血液循环，提高对气候变化的适应能力；要科学安排生活，注意劳逸结合，保证充足的睡眠，防止过度疲劳，减少发病的机会。

临床实践证明，应禁服对胃黏膜有强烈的刺激性的药物。如因病需要服用这些药物时，应在饭后服用或同时加用保护胃的药物。

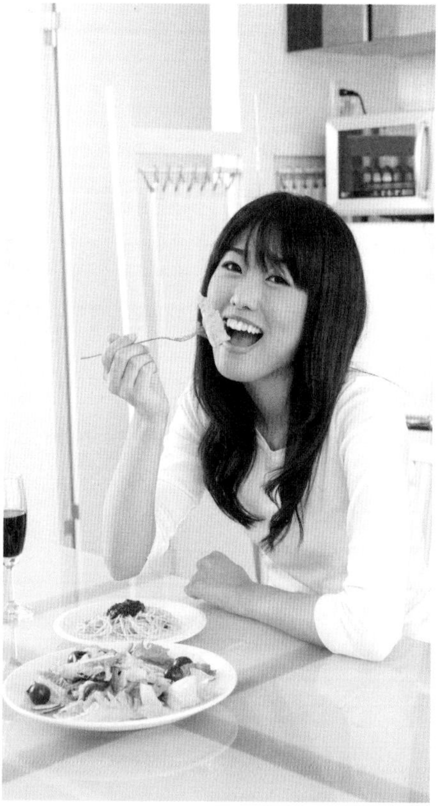

秋季天气转燥，易伤肺、伤津液，常见口鼻干燥、干咳、少痰或痰液黏稠难咳出，或痰中带血，以及喘息胸痛等症状。中药因其治病求本，不良反应少而令人瞩目，而秋季的清润益肺的中药滋养法更受广大患者的青睐。预防白露的秋燥可选用一些宣肺化痰、滋阴益气的中药，如贝母。

【性味归经】

性	味	归经	毒性	用法用量
微寒	甘、苦	肺经、心经	无	6 ~ 10 克，煎汤服

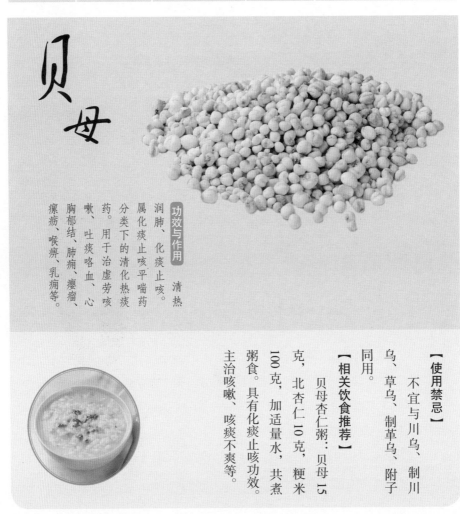

贝母

功效与作用 清热润肺、化痰止咳。属化痰止咳平喘药分类下的清化热痰药。用于治虚劳咳嗽、吐痰咯血、心胸郁结、肺痈、瘿瘤、瘰疬、喉痹、乳痈等。

【使用禁忌】

不宜与川乌、制川乌、草乌、制草乌、附子同用。

【相关饮食推荐】

贝母杏仁粥：贝母 15 克，北杏仁 10 克，粳米 100 克，加适量水，共煮粥食。具有化痰止咳功效。主治咳嗽、咳痰不爽等。

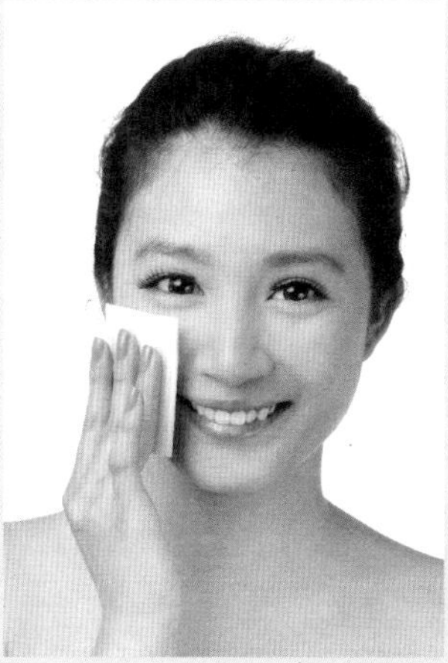

白露时节要预防皮肤干燥

白露节气是典型的秋季气候，燥是秋季的时令主气，燥易伤肺。肺又外合皮毛，秋季出现的皮肤干涩、皲裂，甚至毛发不荣，都和秋燥有关。洗浴时，不要用碱性强的香皂，否则皮肤容易干燥脱屑。可用方糖润肤，即把一块方糖溶在一盆热水里，然后擦身，护肤效果非常好。最关键的一点是，洗浴后一定别忘了擦护肤品。

治疗方法 采用燕麦洗澡法也可以很好地滋润肌肤。用半杯燕麦片、1/4 杯牛奶、2 汤匙蜂蜜混合在一起，调成干糊状，然后将这些材料放入小棉布袋中，放在淋浴的喷头下，流水就会均匀地将燕麦、牛奶、蜂蜜的营养精华稀释，冲到皮肤上。

妙方巧治本季常见病——咽喉肿痛

秋季是寒热交替的季节，经过了酷暑之后，人体会因长时间的暑气耗气伤津，机体容易阴阳失调。同时，秋季气候干燥、凉爽，加上体内水分不足，人体易患秋燥症，咽喉肿痛就是其中的一种表现。

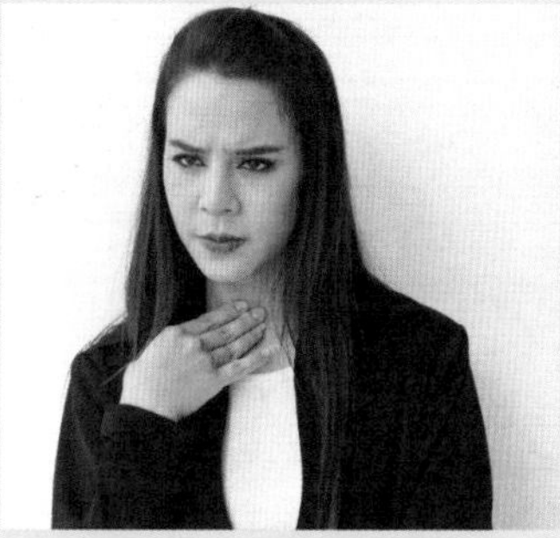

治疗方法 新鲜薄荷方：新鲜薄荷 15 克，粳米 60 克，冰糖 20 克。先将薄荷煎汤，待其冷却。再用粳米加水煮粥，快熟时加入冰糖、薄荷汤，再煮一二沸，即可。

白露饮食以“养心肝脾胃”为原则，可多吃酸味食物以养肝，但不宜进食过饱，以免肠胃积滞，变成胃肠疾病。老人与小孩饮食更应注意少量多餐，而且以温、软食物为主，不可过食生冷、过硬的食物。也要预防秋燥，可多吃辛润食物，如梨、百合、甘蔗、沙葛、萝卜、银耳、蜜枣等，也可结合药膳进行调理。

【推荐食材三部曲】

一部曲：玉米

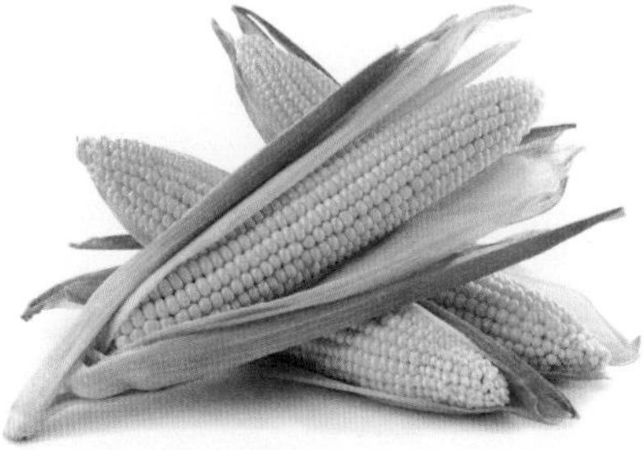

《本草推陈》里称玉米『为健胃剂，煎服亦有利尿之功』。中医认为，玉米味甘，性平，入胃、脾二经。营养专家有『玉米营养价值赛黄金』的说法，可见其营养学的地位。

二部曲：橘子皮

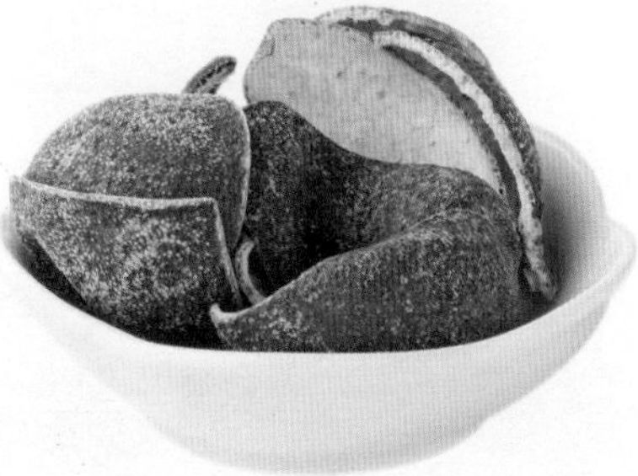

橘子浑身是宝，橘子皮是一味理气、除燥、利湿、化痰、止咳、健脾、和胃的要药；橘络具有通经络、消痰积的作用；橘核可治疗腰痛、疝气等；橘叶具有疏肝的作用。

三部曲：杏仁

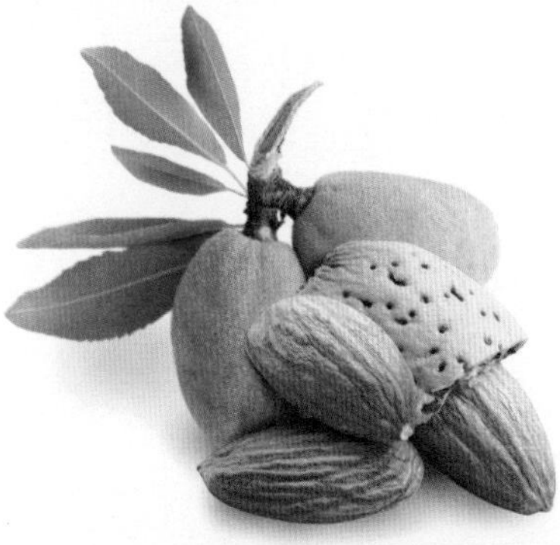

《本草纲目》中列举了杏仁的3大功效：润肺、清积食、散滞。中医认为，杏仁味苦，性温，有毒，入肺、大肠二经。杏仁还有止咳平喘、润肠通便的功效，适宜于风邪、肠燥等实证之患。

功效作用

鹌鹑蛋虽然体积小，但它的营养价值与鸡蛋一样高，是天然补品，在营养上有独特之处，故有“卵中佳品”之称。

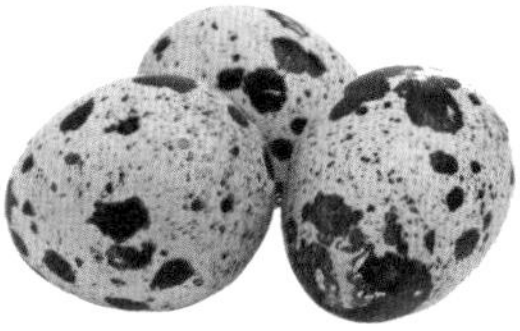

鹌鹑蛋

银耳具有强精、补肾、润肠、益胃、补气、和血、强心、壮身、补脑、提神、美容、嫩肤、延年益寿之功效。

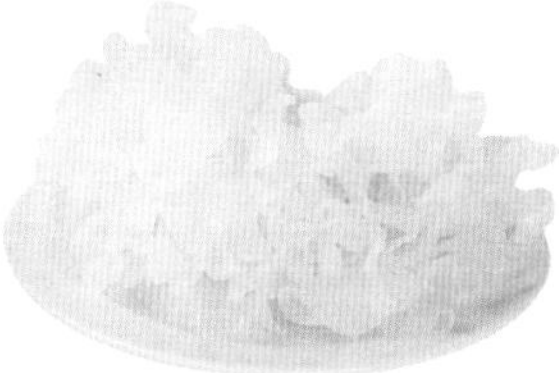

银耳

原料组成

银耳1朵，鹌鹑蛋10个，核桃末15克，冰糖25克

做法

①将银耳用温水发透，除去杂质、蒂头，撕成瓣状；鹌鹑蛋煮熟剥皮；冰糖打碎。

②将银耳放入锅内，加水适量，用大火烧沸，再用小火炖煮至熟，加入熟鹑鹌蛋及冰糖即可，最后放入核桃末点缀。

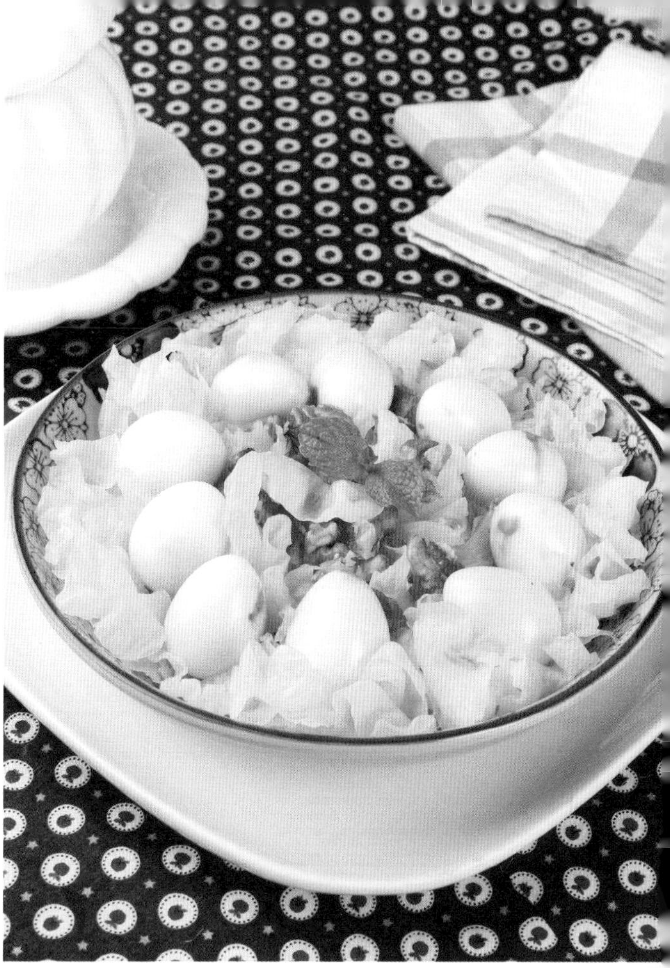

白露时节推荐银耳鹌鹑蛋

银耳的营养成分相当丰富，具有强精、补肾、润肠、补气、嫩肤、延年益寿的功效，加上它富含的膳食纤维可助胃肠蠕动、促进排毒，有助于减肥。银耳糖水里加入鹌鹑蛋，更增安神、补脑、益血的功效。银耳鹌鹑蛋能滋阴养血、健脑养神、润肤养颜。适用于一般体质，可帮助恢复疲劳、增强脑力，尤其适用于脑力劳动者和学生，还可改善睡眠。

补益肺气最重要

秋分养生指南

秋分为阳历9月22～24日，处于黄经180°。此时，太阳直射在赤道上，即在黄赤道相交点上，昼夜平分，故称秋分。因北半球天气转凉，候鸟大雁、燕子、杜鹃等都开始成群结队地从逐渐变冷的北方飞往南方。

秋季，自然界的阳气由疏泄趋向收敛、闭藏，起居作息要相应调整。早卧以顺应阴精的收藏，以养“收”气；早起以顺应阳气的舒长，使肺气得以舒展。按照《素问·至真要大论》所说：“谨察阴阳之所在而调之，以平为期。”祖国医学认为，人体的生理活动要适应自然界阴阳的变化。因为秋分节气已经真正进入到秋季，作为昼夜时间相等的节气，人们在养生中也应本着阴阳平衡的规律，使机体保持“阴平阳秘”。因此，秋季要特别重视保养内守之阴气，阴阳所在不可出现偏颇。凡起居、饮食、精神、运动等方面调摄皆不能离开“养收”这一原则。

在精神调养上，要培养乐观情绪，保持神志安宁，收敛神气，避肃杀之气，适应秋天平容之气。金秋季节时，天高气爽，是开展各种运动的好时机，如登山、慢跑等。可选择登高观景等方式来使自己心旷神怡，远离不良心理因素。在饮食调养上，中医也是以阴阳平衡作为出发点，将饮食分为宜与忌。因秋属肺金，酸味收敛补肺，辛味发散泻肺，所以秋日宜收不宜散，要尽量少食葱、姜等辛味之品，适当多食酸、甘、润的果蔬。

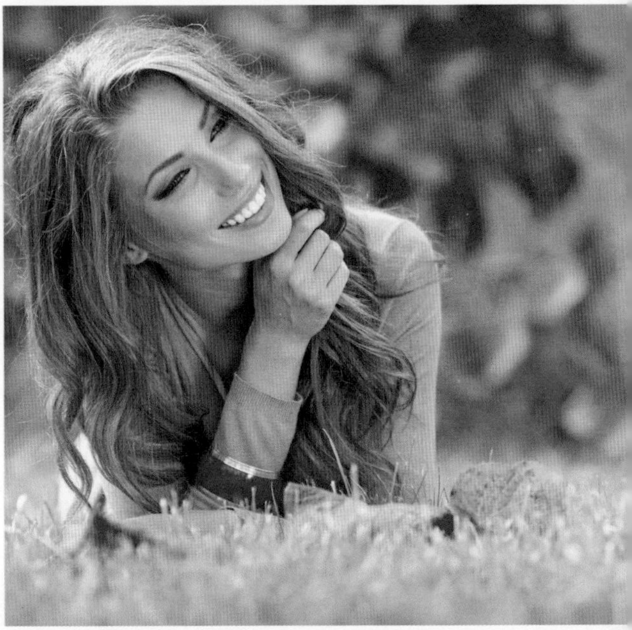

秋分的养生原则

预防胃肠疾病复发

天气逐渐变凉，胃病患者要防止原来的胃病加重，要特别注意胃部的保暖，适时增添衣服，夜晚睡觉盖好被褥，以防腹部着凉而引发胃痛或加重旧疾。胃病患者的秋季饮食应以温、软、淡、素、鲜为宜，做到饮食定时定量，少食多餐，使胃中经常有食物和胃酸进行中和，从而防止过多的胃酸侵蚀胃黏膜和溃疡面而加重病情。

秋分滋补原则

秋季燥邪当令，肺为娇脏，与秋季燥气相通，容易感受秋燥之邪。许多慢性呼吸系统疾病往往在秋季复发或逐渐加重。所以，秋令饮食养生应忌苦燥。另外，饮食不当、悲伤过多、痰饮瘀血也都会影响肺脏功能的正常发挥。所以，务必顺应季节来食养。

切不可乱进补

首先，注意不要无病进补。无病进补，既增加开支，又损害健康。其次，忌慕名进补，如过量滥用滋补品反而可能会导致过度兴奋、烦躁激动、血压升高。

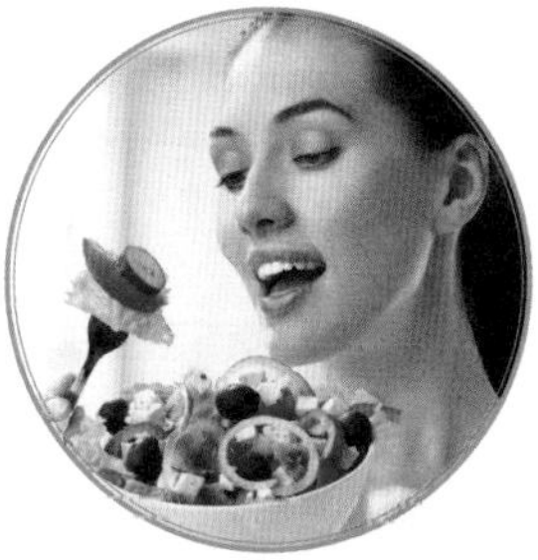

精神调养

秋分过后，容易情绪低落，悲忧伤感。此时应调整精神状态，保持乐观的情绪，宁神定志，收敛神气。要多去户外，参加一些娱乐活动，培养广泛的业余爱好，从事自己感兴趣的事。以此减轻秋季对人心理上的影响，避免紧张、焦虑等不良情绪的干扰。

宜用益气健脾、润肺生津的药膳

秋分药膳调理当以滋润益肺为主，肺脏属金，恶热喜凉，所选药膳以平性和凉性的为好。秋分后寒凉日渐浓郁，脾胃不好的人要兼顾益气健脾。

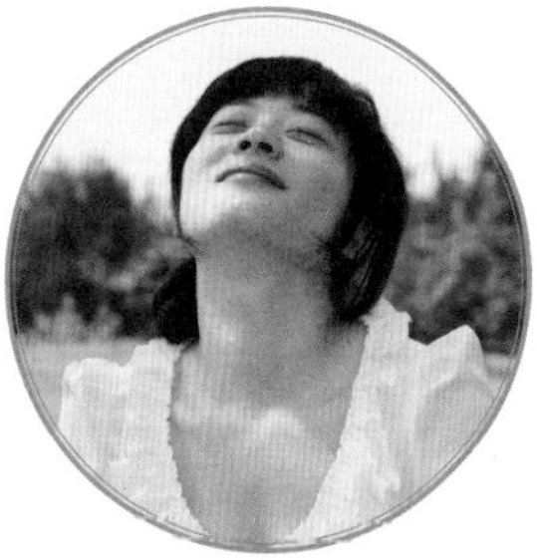

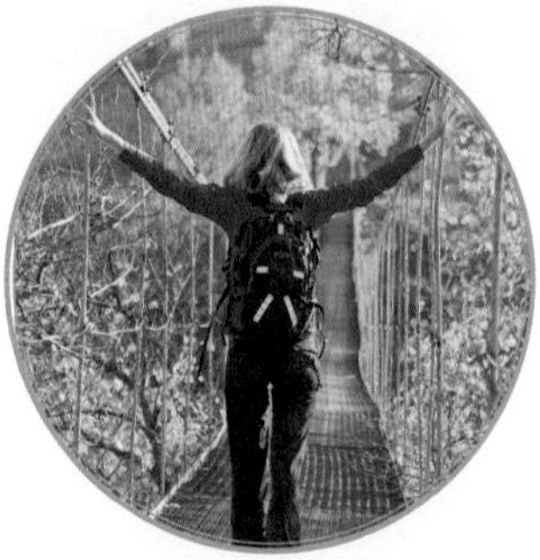

“登山”是最适合秋天的健身运动了。诗圣杜甫于重阳节独自登高望远，写下“无边落木萧萧下，不尽长江滚滚来”的《登高》。诗仙李白也有“攀崖历万重”的诗句。王维的《九月九日忆山东兄弟》一诗的“独在异乡为异客，每逢佳节倍思亲。遥知兄弟登高处，遍插茱萸少一人”更是脍炙人口。

可见古人就有秋季登山的习俗。自古以来登山就是重阳节的主要活动内容。最初的登山运动可能与上古时“射礼”有关。这是因为当时人们为了安排好冬季生活，秋收之后还要上山采些野生食物或药材，或狩猎。

登山有益于身心健康，可增强体质，提高肌肉的耐受力和神经系统的灵敏性。在登山的过程中，人体的心跳和血液循环加快，肺通气量、肺活量明显增加，内脏器官和身体其他部位的功能会得到很好的锻炼。此外，山林地带空气清新，大气中的浮尘与污染物比平地少，而且负离子含量高，置身于这样的环境中显然是有利于健康的。登山运动还可以培养人的意志，陶冶情操。登上高峰，极目远望，把壮丽的山河尽收眼底时，也让人心情十分愉悦舒畅。

登山对人的身心健康大有好处，但也潜伏着一定危险。为了保证安全，应该做到以下几点。

五要点

1. 登山时最好结伴而行，未成年者要有老师或家长带领，要集体行动。

2. 登山的地点应该慎重选择。要向附近居民了解清楚当地的地理环境和天气变化的情况，选择一条安全的登山路线，并做好标记，防止迷路。

3. 备好运动鞋、绳索、干粮和水。在夏季，一定要带足水，因为登山会出汗，如果不补充足够的水分，容易发生虚脱、中暑。

4. 最好随身携带急救药品，如携氧片、云南白药、止血绷带等，以便在发生高原反应、摔伤、碰伤、扭伤时派上用场。

5. 登山时间最好选择早晨或上午，午后应该下山返回驻地。不要擅自改变登山路线和时间。

秋分肺结核加重，常常按揉肺俞

秋分之后，阴气渐长，阳气渐收，如果是阴虚的人，尤其是肺阴虚的人，阴不能与阳平衡，这样阴虚的情况就会明显，表现为咳嗽、咽干、面部发红、低热、乏力、手心足心热，甚至咯血。秋季户外活动多，容易感染疾病，尤其是肺结核等传染性疾病。我们可以按揉肺俞穴，缓解肺部疾病，宣肺平喘、调节气机。

【取穴】位于背部，当第三胸椎棘突下，旁开 1.5 寸。

【功效】调补肺气、祛风止痛。

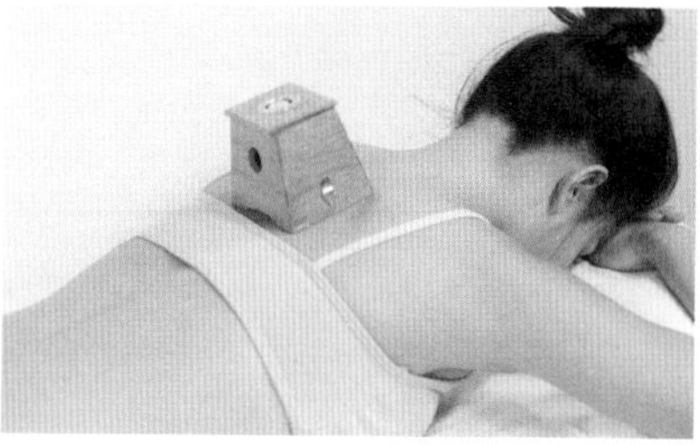

艾灸方法 用单孔艾灸盒施灸，放在肺俞穴上灸 10 ~ 15 分钟。

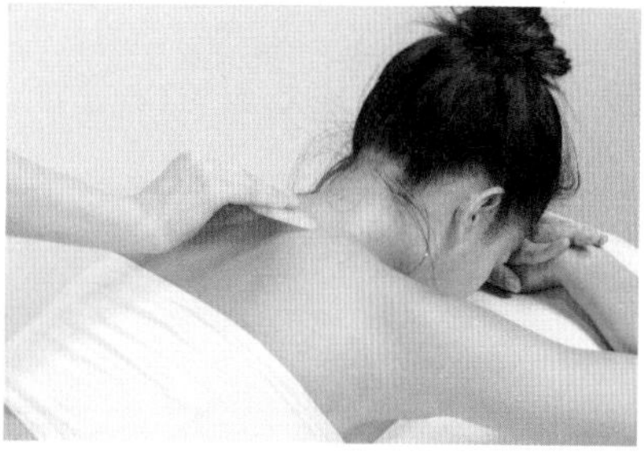

刮痧方法 用面刮法刮拭肺俞穴，以出痧为度，隔天 1 次。

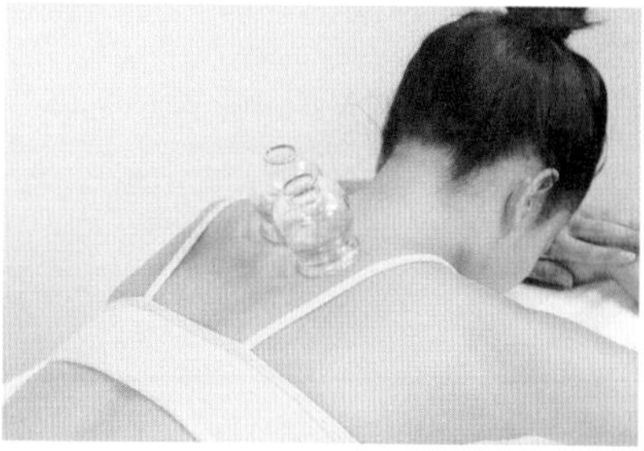

拔罐方法 用火罐拔取肺俞穴，留罐 5 ~ 10 分钟，隔天 1 次。

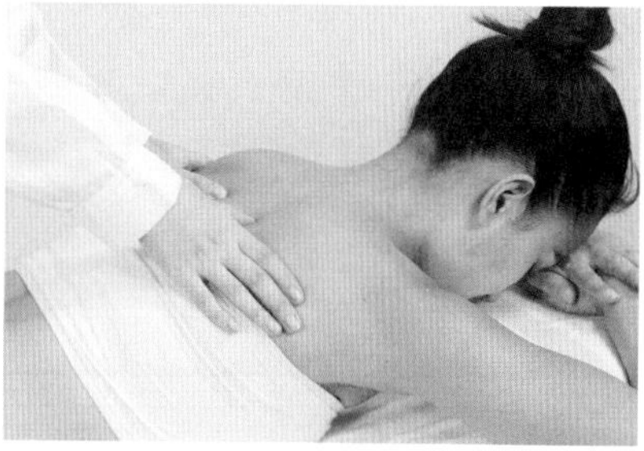

按摩方法 用拇指指腹按揉肺俞穴 100 ~ 200 次，每天坚持。

肺为清虚之体，且居高位，为诸脏之华盖，百脉之所朝，外合皮毛，开窍于鼻，与天气直接相通：六淫外邪侵犯人体，不论是从口鼻而入，还是侵犯皮毛，皆易于犯肺而致病。而秋季又以燥邪当令，肺脏易受燥邪侵袭，故秋季食疗应以润肺为主。其中莲子具有很好的滋阴润肺作用，是秋分时节最佳的选择。

【性味归经】

性	味	归经	毒性	用法用量
平	甘、涩	脾经、肾经、心经	无	6 ~ 15 克，煎服；或入丸、散

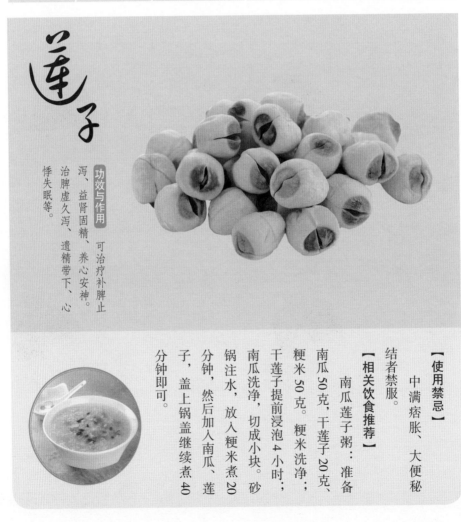

莲子

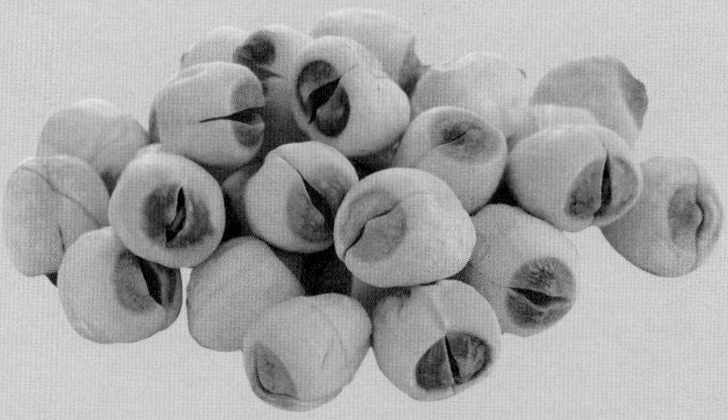

功效与作用 可治疗补脾止泻、益肾固精、养心安神。治脾虚久泻、遗精带下、心悸失眠等。

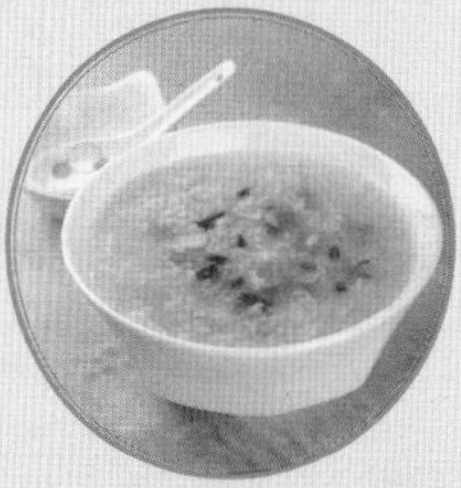

【使用禁忌】

中满痞胀、大便秘结者禁服。

【相关饮食推荐】

南瓜莲子粥：准备南瓜 50 克，干莲子 20 克、粳米 50 克。粳米洗净；干莲子提前浸泡 4 小时；南瓜洗净，切成小块。砂锅注水，放入粳米煮 20 分钟，然后加入南瓜、莲子，盖上锅盖继续煮 40 分钟即可。

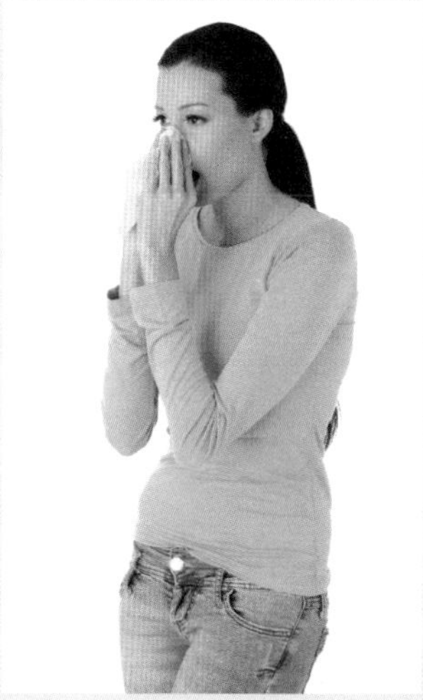

秋分时节要预防枯草热

秋分时节，秋高气爽，在这个节气中，鼻咽部疾病、哮喘病和支气管疾病都比较容易高发。此时也正是人们出行旅游的季节，但许多游客会在旅行中出现类似感冒的症状，如干咳、肤痒，甚至发热。其实，有时这种症状不是感冒，而是枯草热，即常说的花粉症。枯草热的症状依据个人情况而有差别，一些人会出现流鼻涕或鼻孔堵塞，有些人则表现为眼睛瘙痒、打喷嚏。

治疗方法 最简单的方法是在枯草热暴发的季节待在家里，减少外出，特别是在干燥、有微风的天气里。经常洗澡，清洗衣物，冲洗鼻子也有助于减少过敏反应。

妙方巧治本季常见病——肺结核

肺结核是结核杆菌侵入肺部并引起肺部病变的呼吸道疾病，常因体质虚弱或精气耗损过甚，病菌趁机侵袭肺部所引发，其病理主要为阴虚火旺。在秋季容易感染的疾病中，肺结核是排在首位的。秋季户外活动多，容易在不知情的情况下与传染性结核病人有过近距离接触而引起感染。

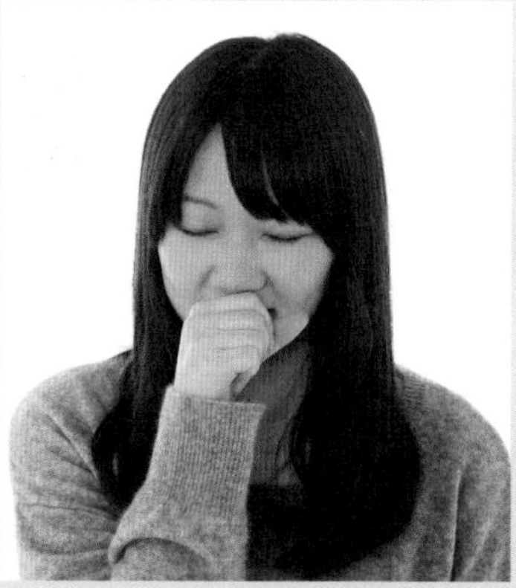

治疗方法 柿饼方：柿饼6个，茶叶5克，冰糖15克。将柿饼切碎，与冰糖同入罐中，加水炖烂；将茶叶以沸水冲泡5分钟后取汁，兑入柿饼内，即成。

秋燥可分为温燥和凉燥两种，二者都会不同程度地表现为皮肤干燥、口干鼻燥、咽喉干燥、咳嗽无痰或少痰难出等。而温燥常伴有发热、微恶风寒、头痛、舌红等特点，可多吃杨桃、柠檬、葡萄、柚子、梨等富含维生素 C 或凉润的水果。凉燥则表现为初起时发热较轻、舌头颜色不红等，可多吃柿子、石榴、广柑、苹果、白果、核桃、银耳、莲藕、胡萝卜等。

【推荐食材三部曲】

一部曲：甘蔗

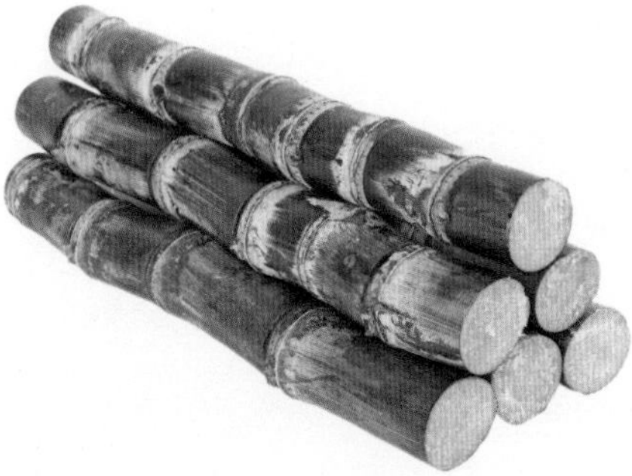

中医认为，甘蔗味甘，性寒，入肺、脾、胃三经；具有清热、生津、润燥止渴、止咳化痰的功效，可治大便燥结、反胃欲呕、心烦口渴。

二部曲：木耳

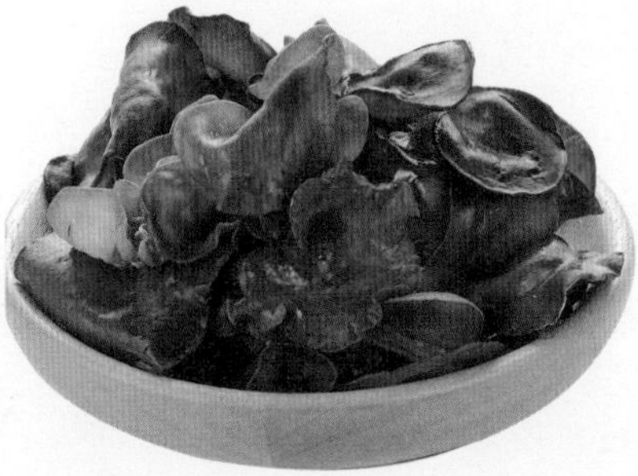

中医认为，木耳味甘，性平，入肺、胃、大肠三经，具有益气、润肺、补脑、凉血、止血、活血、强志、养颜等功效。

三部曲：红薯

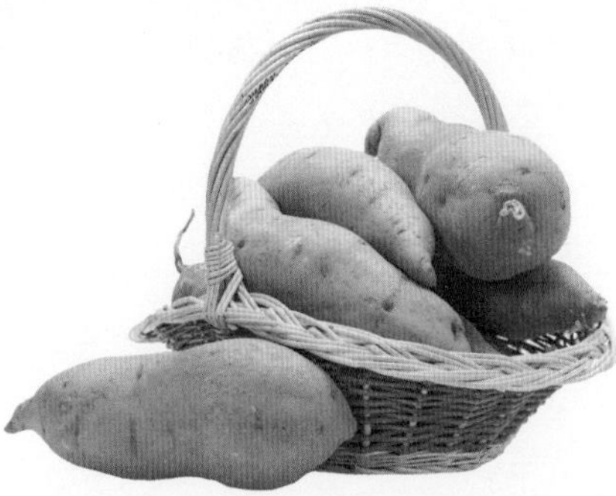

中医认为红薯入脾、肾二经，既能滋补脾胃、开胃消食，还能够滋补肾阴，使人身强体壮，正如李时珍在《本草纲目》中所说：『红薯，补虚乏，益气力，健脾胃，强肾阴。』

功效作用

芡实用于治疗慢性泄泻、小便频数、梦遗滑精、妇女带下多、腰酸等症。同时具有很高的食疗价值。

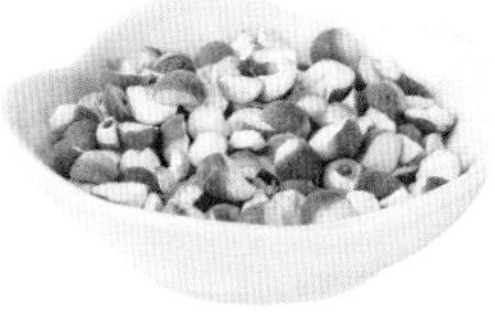

芡实

茯苓具有解毒散结、祛风通络、利湿泄浊等功效。主治梅毒、喉痹、痈疽恶疮、瘰疬、癌瘤、筋骨挛痛、水肿等。

茯苓

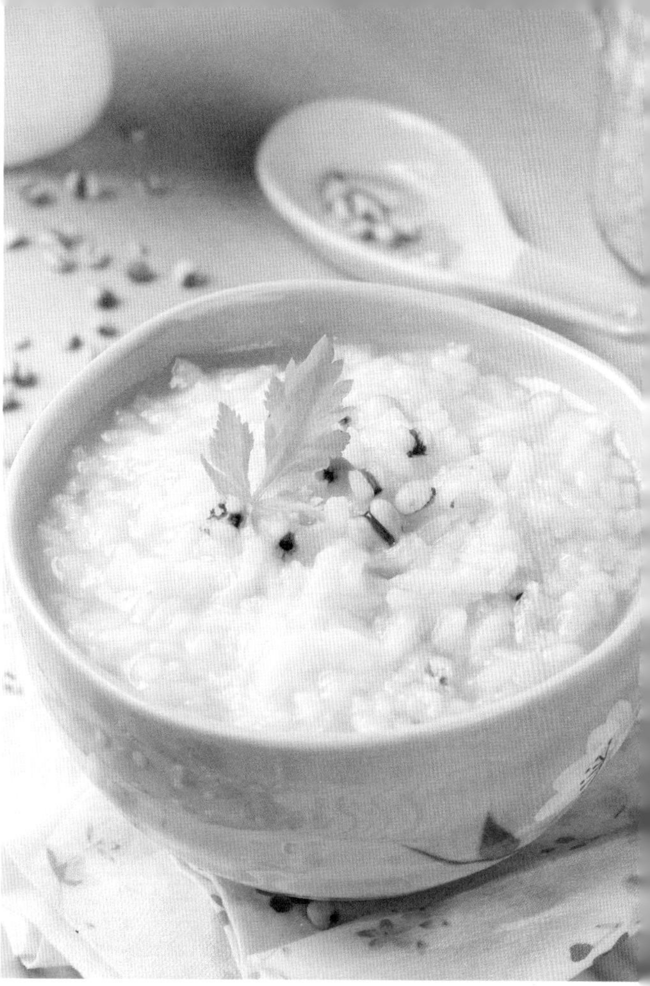

“秋分”时节推荐的养生方——六神粥

六神粥是一道补气虚的养生粥，含莲肉、芡实、茯苓、薏米、山药等多种药材，适宜于精血不足、神气虚弱时饮用，效果极佳。山药能益气养血、补肺脾肾。莲肉可补五脏及十二经脉气血，为体弱之人常食之佳品。茯苓既利小便又可行湿。芡实可治小便不禁、遗精、白浊、带下。薏米微寒能清热，味甘淡能利湿，又可健脾，为清补之品，补而不腻。

原料组成

莲肉30克，芡实10克，茯苓10克，薏米20克，山药30克，糯米50克，白糖适量

做法

①将莲肉、芡实、茯苓、薏米、山药、糯米加适量清水，用小火熬煮成粥。

②至粥成后，加适量白糖调味即可。

寒露 防寒清咽避燥邪

寒露养生指南

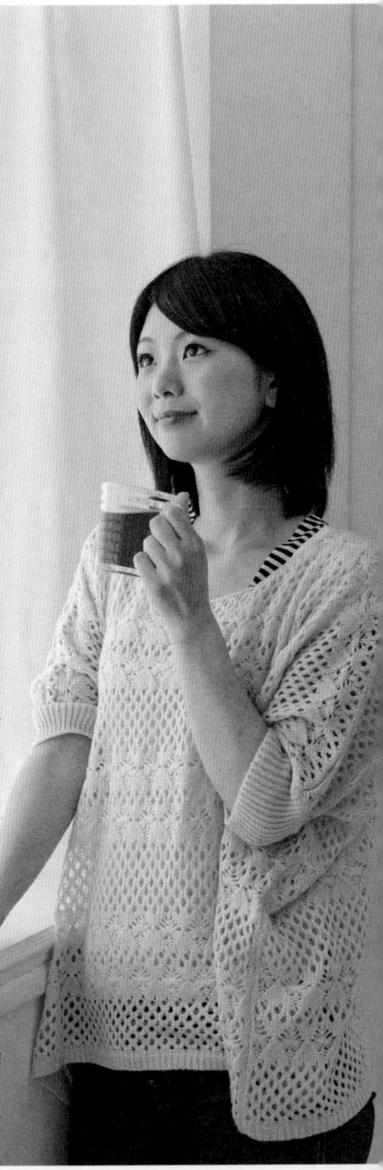

每年9月7日前后，太阳移至黄经165°，为二十四节气的寒露。史书记载“斗指寒甲为寒露，斯时露寒而冷，将欲凝结，故名寒露。”“寒露”的意思是此时期的气温比“白露”时更低，地面的露水更冷，快要凝结成霜了。寒露时节，南岭及以北的广大地区均已进入秋季，东北和西北地区已进入或即将进入冬季。

寒露以后，随着气温的不断下降，感冒是此时最易发生的疾病。因此，要适时更衣，加强锻炼，增强体质。对于中老年人来说，其中最应警惕的便是心脑血管疾病，因为随着气温降低，可使体表血管弹性降低，外周阻力增加，使血压升高，进而导致脑血管破裂出血。对有这类疾病的老人，应注意防寒，并进行适当的御寒锻炼，合理调节饮食，保持良好的心境，切忌发怒、急躁和抑郁。

在饮食上，此节气养生以润肺生津、健脾益胃为宜，应多食用芝麻、糯米、粳米、蜂蜜、乳制品等柔润食物，同时多食鸡肉、鸭肉、牛肉、猪肝、鱼、虾、大枣、山药等以增强体质。此时燥邪之气易侵犯人体而耗伤肺之阴精，如果调养不当，人体会出现咽干、鼻燥、皮肤干燥等一系列的秋燥症状。

寒露节气的人体反应：易感冒。人体阳气慢慢收敛，阴精开始潜藏于内，由于气温下降较快，感冒也容易流行；汗液蒸发快，阴气盛。从中医角度上说，寒露节气时，自然界中的阴阳之气开始转变，阳气渐退。这一时期人们的汗液蒸发较快，阴气渐生，因而常出现皮肤干燥、皱纹增多、口干咽燥、干咳少痰，甚至出现毛发脱落和大便秘结等症状。

寒露的养生原则

润燥防病

从寒露时节起，雨水渐少，天气干燥，昼热夜凉，燥邪当令，而燥邪最容易伤肺伤胃。加上这时气候干燥，容易引起身体器官的燥邪上火，所以养生的重点是养阴防燥、润肺益胃。此时的气候实际上是夏秋暑热与秋凉干燥的交替，最容易患上季节交替的感冒、发热。

保持乐观情绪

精神调养也不容忽视，由于气候渐冷，日照减少，风起叶落，时常在一些人心中引起凄凉之感，出现情绪不稳、容易伤感的忧郁心情。因此，此时要保持良好的心态，因势利导，宣泄积郁之情，培养乐观豁达之心。

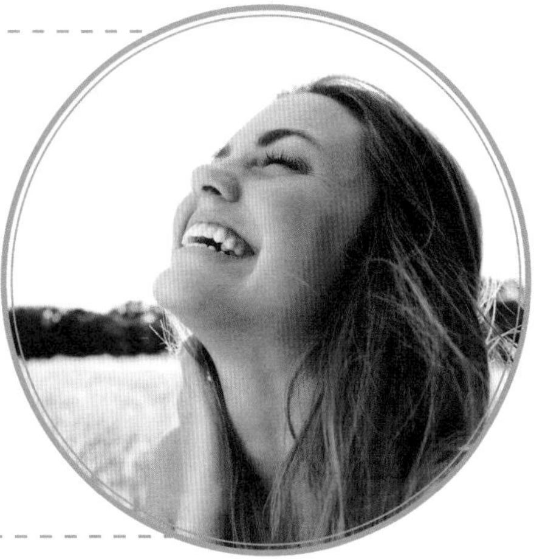

寒露养生贵在和

寒露时气温开始下降，空气湿度也随之下降，人体内阴阳随之发生改变。秋季处于“阳消阴长”的过渡阶段，因此，秋季养生在对精神情志、饮食起居、运动导引等方面进行调节时，应注重一个“和”字，即“调和阴阳”，并要结合“秋收”的特点进行养生保健。

忌食肥甘，慢进补

随着气温的降低，人们很自然地想到要进补了，但是这时脾胃功能尚未完全适应气候的变化，盲目进食肥甘厚味等滋腻补品，易使脾胃运化失常，从而导致疾病的发生。因此，秋季在饮食调补时，要甘淡滋润，这类食物既可补脾胃，又能养肺润肠，可防治咽干口燥等症。

寒露的天气特点，就是一个字“寒”。此时秋风肃杀，天气渐凉，寒潮来临，最易引发慢性气管炎、肺气肿、风寒湿痹、关节疼痛。因此这个时候，养生必须防止寒邪伤人。特别是足部的保暖，尤为关键。

谚语说：“白露身不露，寒露脚不露。”因为人的足部距离心脏最远，又直接与地面接触，故而散热较快，最易受到寒邪侵袭。特别是体质虚弱的人，脚经常是冰凉的，因而中医有“寒从脚起”的说法。这个时候，有的人常用炉火烤足，其实这样做并不好，容易导致足部皮肤皲裂。最简单实用的方法是用热水泡脚。中医认为，足部与全身所有脏腑经络均有密切关系，用热水泡脚，可以起到调整脏腑功能、增强体质的作用。

因此，历代养生家都把用热水泡脚作为养生益寿的方法。具体做法是，先用脸盆准备半盆热水，旁边再准备一个热水瓶，然后双足入盆中浸泡，水温稍高，但不能烫伤脚。每次泡脚最好在 20 分钟左右。用热水泡脚，可以驱散寒气，温暖全身，并促进周身血液循环，及时消除疲劳，特别是长途跋涉之后，用热水浸泡双足，能很快消除疲劳和恢复体力。

秋冬季节，天气寒冷，早晚都可以泡脚。早上运动后用热水洗足可以健脑强身。夜晚泡脚可以改善睡眠，使人提前入睡，有助于提高睡眠质量。不过，泡脚的时候，要注意时间不宜过长。因为泡脚的时候，人体血液循环会加快，心率也会比平时快，时间太长的话，容易增加心脏负担。

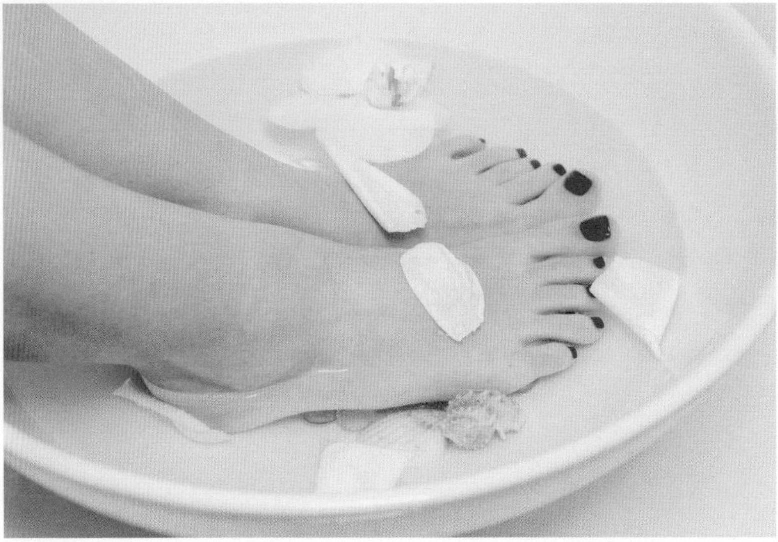

寒露这个节气，正是"已凉天气未寒时"，人们趁此不热不冷的时候，适宜进补，健身过冬。但是在进补之前要清楚，其实人参、燕窝等高档的滋补品并非适合所有的进补者，这类补品最好在医生的指导下服用。对于老年人和体质虚弱的人来说，如果确有阴阳、气血方面的不足，这时食物调理的效果甚微，可以根据自身的情况选择一些中药来进补。下面给大家介绍一种适用于寒露的中药——熟地黄。

【性味归经】

性	味	归经	毒性	用法用量
微温	甘	肾经、肝经	无	10 ~ 30克，或入丸、散，或熬膏，或浸酒

熟地黄

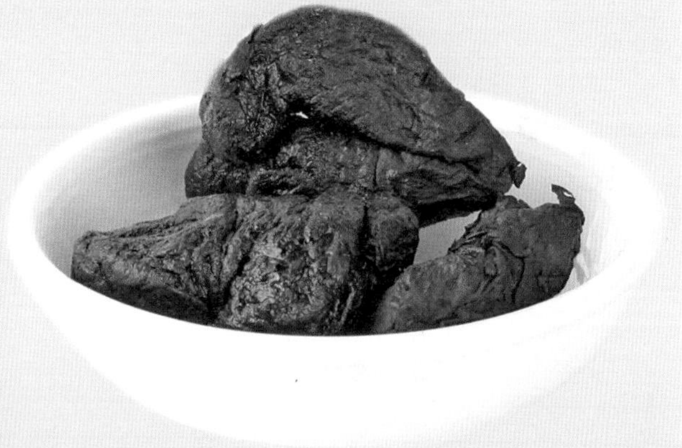

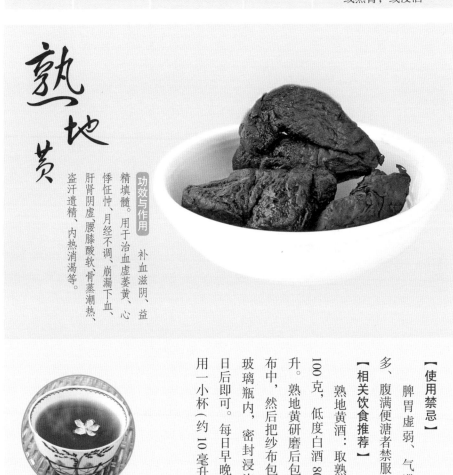

功效与作用 补血滋阴、益精填髓。用于治血虚萎黄、心悸怔忡、月经不调、崩漏下血、肝肾阴虚、腰膝酸软、骨蒸潮热、盗汗遗精、内热消渴等。

【使用禁忌】

脾胃虚弱、气滞痰多、腹满便溏者禁服。

【相关饮食推荐】

熟地黄酒：取熟地黄100克，低度白酒800毫升。熟地黄研磨后包入纱布中，然后把纱布包置于玻璃瓶内，密封浸泡15日后即可。每日早晚各饮用一小杯（约10毫升）。

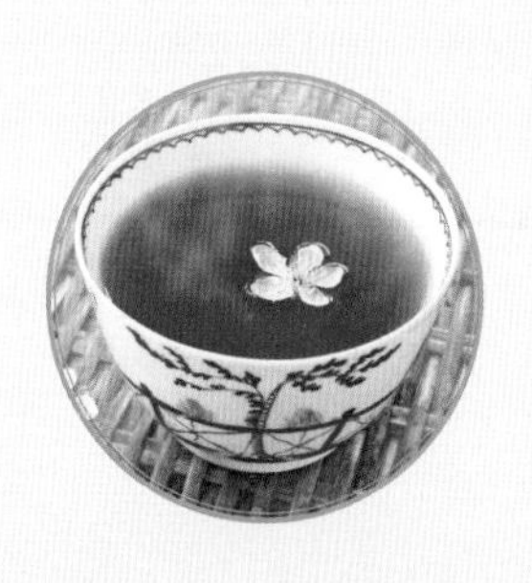

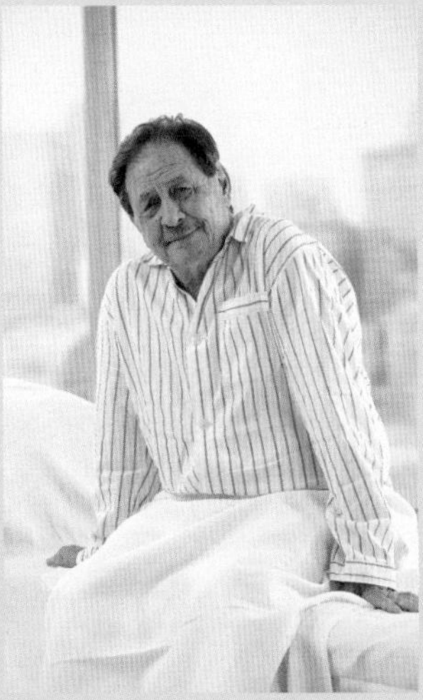

天气转凉防止脑血栓形成

秋季凉爽时，人们的起居时间应做相应的调整。每到天气变冷时，患脑血栓的患者就会增加，这与天气变冷、人们的睡眠时间增多有关，因为人在睡觉时，血流速度减慢，易形成血栓。《素问·四气调神大论》明确指出，“秋三月，早卧早起，与鸡俱兴”。早卧以顺应阴精的收藏，早起以顺应阳气的舒达。为避免血栓的形成，应顺应节气，分时调养，确保健康。

治疗方法 适量增加蛋白质。由于膳食中的脂肪量下降，就要适当增加蛋白质。可由瘦肉、去皮禽类提供，可多食用鱼类，特别是海鱼，每日要吃一定量的豆制品，如豆腐、豆干等，对降低血液胆固醇及血液黏滞有利。

妙方巧治本季常见病——慢性支气管炎

节气寒露，标志着天气将逐渐由凉转冷。我国大部地区此时天气凉爽。这时，许多慢性支气管炎患者的病情也就开始复发或加重了。慢性支气管炎多由急性支气管炎未能及时治疗转变而成，临床以咳嗽、咳痰、喘息为主要症状。

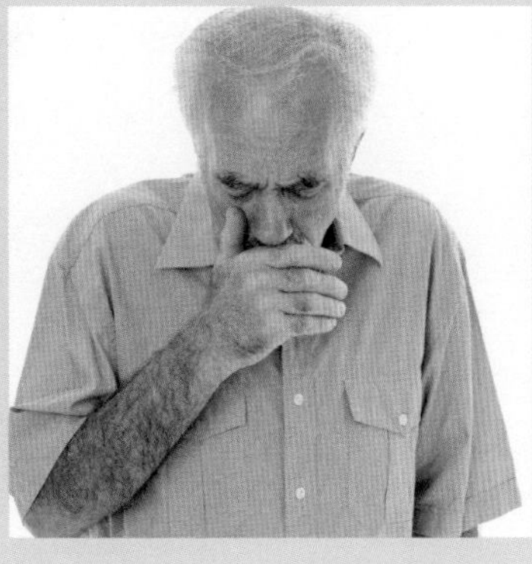

治疗方法 柑姜冰糖方：准备柑橘 300 克，姜片 15 克，冰糖 30 克。将柑橘洗净，切成 4 瓣，姜切片。先将锅烧热，入 400 毫升水，水沸入姜片，煎煮 15 分钟，再入冰糖、柑橘，再煎 5 分钟，即成。

寒露时节起，雨水渐少，天气干燥，昼热夜凉。从中医角度上讲，这个时节最大的特点是“燥”邪当令，而燥邪最容易伤肺伤胃。在此时期，人们的汗液蒸发较快，因而常会出现皮肤干燥、皱纹增多、口干咽燥、干咳少痰，甚至毛发脱落和大便秘结等现象，所以养生的重点是养阴防燥、润肺益胃。

【推荐食材三部曲】

一部曲：白果

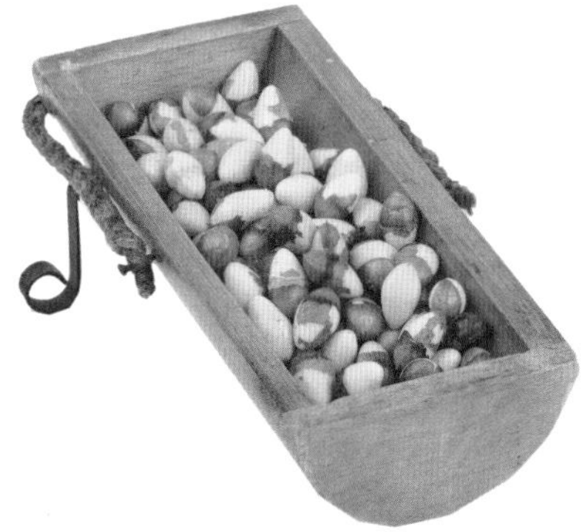

白果，又称银杏、果仁、鸭脚子。白果味甘、涩，性平，入肺、肾二经。白果有敛肺气、治喘嗽等功效。

二部曲：柿子

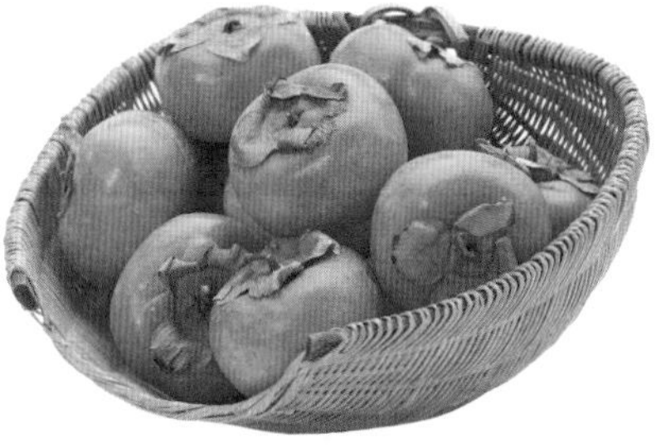

新鲜柿子有凉血止血的作用；柿霜润肺，可用于咽干、口舌生疮等；柿蒂有降逆止作用；柿饼和胃止血；柿叶有止血作用，用于治疗咳血、便血、出血、吐血等。新近研究发现柿子和柿叶有降压、利水、消炎的作用。

三部曲：胡萝卜

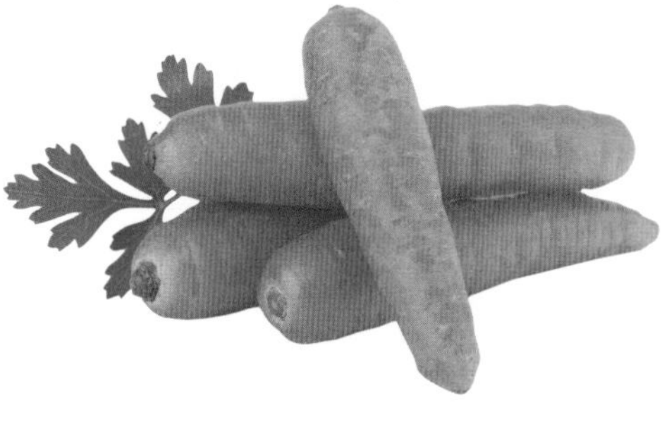

中医认为，胡萝卜味甘，性平，入肺、脾二经，具有健脾化滞、清凉降热、润肠通便、增进食欲等功效。

霜降

寒邪来犯，避寒要防寒包火

霜降养生指南

每年 10 月 23 日前后，太阳到达黄经 210°，为二十四节气中的霜降。霜降是秋季的最后一个节气，也是秋季到冬季的过渡节气。霜降节气含有天气逐渐变冷，露水凝结成霜的意思。在我国黄河流域，已出现白霜，千里沃野上，一片银色冰晶熠熠闪光，此时树叶枯黄，叶子纷纷飘落下来。古籍《二十四节气解》中说："气肃而霜降，阴始凝也。"可见，霜降表示天气逐渐变冷，开始降霜。

霜降时节，养生保健尤为重要，民间有谚语"一年补透透，不如补霜降"，足见这个节气对人体健康的重要性。

谚语有"补冬不如补霜降"的说法，认为"秋补"比"冬补"更重要。因此，秋末时节，宜多吃生津润燥、宣肺止咳的食物，如梨、苹果、橄榄、洋葱、芥菜、萝卜等，防止秋季最容易出现的口干、皮肤粗糙、大便干结等"秋燥"现象。但要少吃辛辣的食物，如姜、葱、蒜、辣椒等，以防"上火"。不过，霜降虽然要补，但要因人而异。脾胃虚弱者、老年人或慢性病患者在食补时，应尽量吃温热食物，以汤类、粥类最为适宜，既营养滋补，又利于吸收。

霜降时节，正值秋冬过渡之际，天气更加寒冷。受此刺激，人体自主神经功能极易发生紊乱，胃肠蠕动的正常规律被扰乱。再加上人体代谢增强，食欲改善，食量增加，必然会加重胃肠功能负担，此时更要注意护胃。

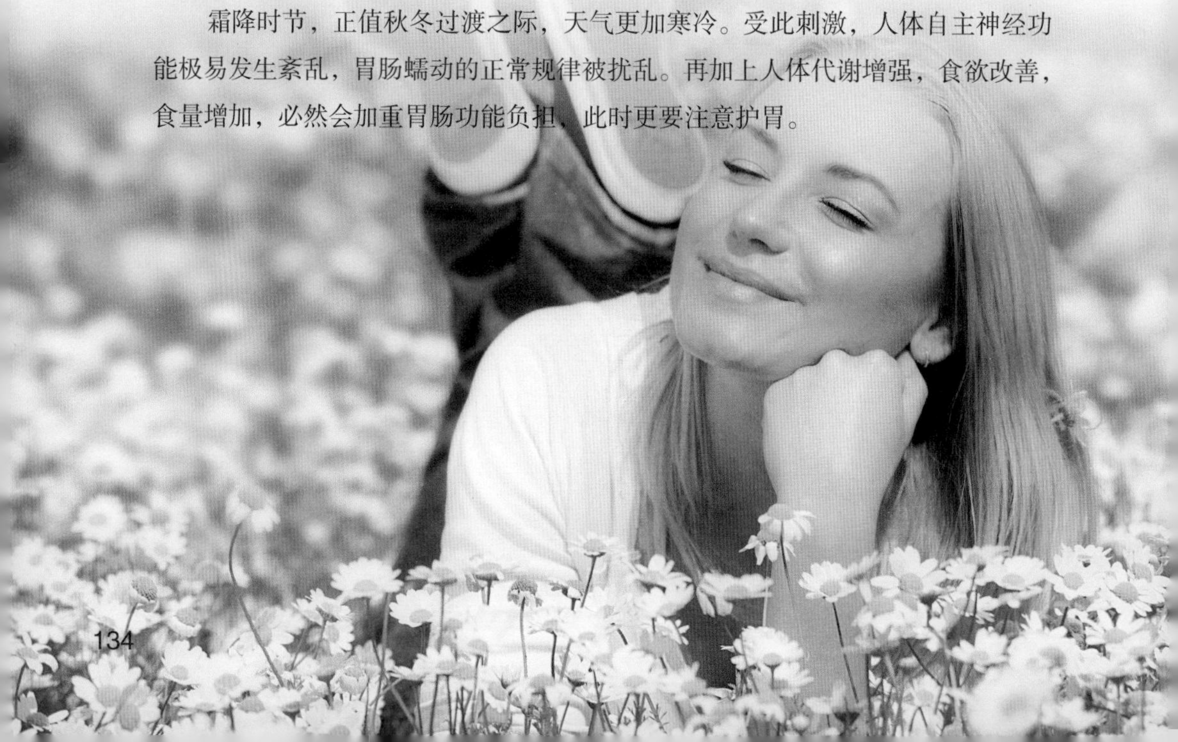

霜降的养生原则

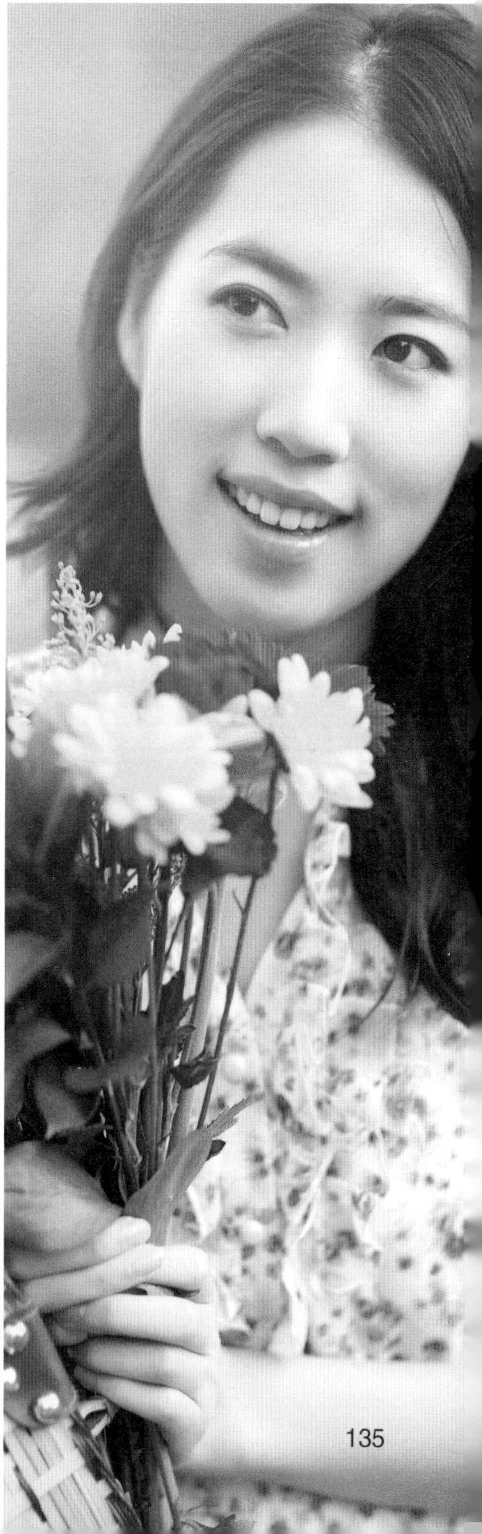

以平补为主

秋季是易犯咳嗽的季节，也是慢性支气管炎容易复发或加重的时期。霜降之时乃深秋之季，在五行中属金、五时（春、夏、长夏、秋、冬）中为秋，在人体五脏（肝、心、脾、肺、肾）中属肺。根据中医养生学的观点，在四季五补（春要升补、夏要清补、长夏要淡补、秋要平补、冬要温补）的相互关系上，则应以平补为原则，在饮食进补中当以食物的性味、归经加以区别。

劳逸结合，冷暖得当

在寒冷的深秋时节，要特别注意自我保养，增强自我保健意识。保持情绪稳定，避免情绪消极低落；注意劳逸结合，避免过度劳累；适当进行体育锻炼，改善胃肠血液供应；注意防寒保暖，应特别注意腹部保暖；坚持定时定量进餐，食物冷暖适宜，切忌暴食和醉酒，同时要避免服用对胃肠黏膜刺激性大的食物和药物。

注意保暖

由于霜降后天气变得一天比一天寒冷，老年人容易复发"老寒腿"的毛病。"老寒腿"也就是膝关节骨性关节炎。因此，老年人到了秋末应该特别当心，做好膝关节的保暖防寒工作。

滋补原则

燥邪伤人，容易耗人津液，而出现口干、唇干、鼻干、咽干及大便干结、皮肤干裂等症状。预防秋燥的方法很多，可适当地多服一些富含维生素的食品，也可选用一些宣肺化痰、滋阴益气的中药。

肠胃不太好，天枢穴帮你忙

秋冬季节是胃病的多发与复发时节。中医认为，秋冬两季，天地间阳气日退，阴寒渐生，胃病患者由于体内的寒气不易外散，再加上外界寒冷的气候，容易发生胃痛、胃胀、呃逆、食欲减退等症状。由于肠胃喜暖恶冷，入秋后要特别注意胃部保暖，及时添加衣服，避免腹部着凉。另外，我们还可通过按揉天枢穴缓解和治疗胃肠疾病。天枢穴的主治病症包括消化不良、恶心想吐、胃胀、腹泻、腹痛等。

【取穴】位于腹中部，距脐中 2 寸。

【功效】调理胃肠、消炎止泻。

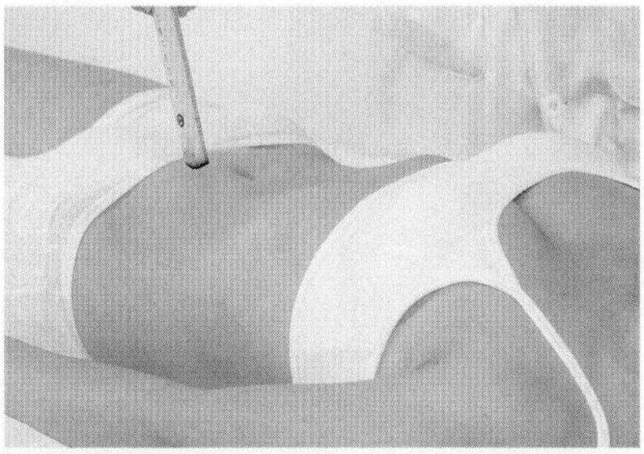

艾灸方法 用艾条回旋灸天枢穴 10 分钟，每日 1 次。

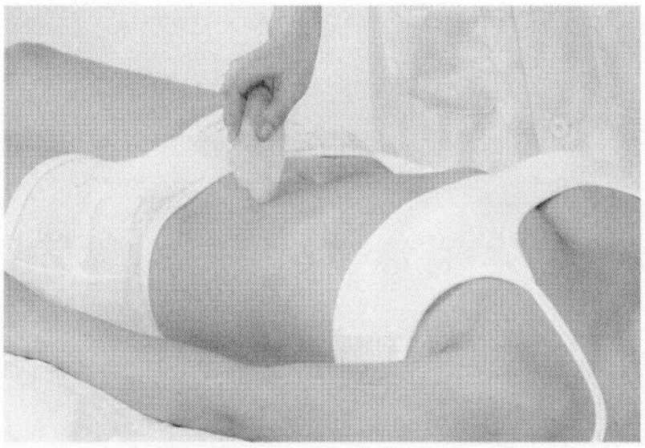

刮痧方法 用角刮法刮拭天枢穴，以出痧为度，隔天 1 次。

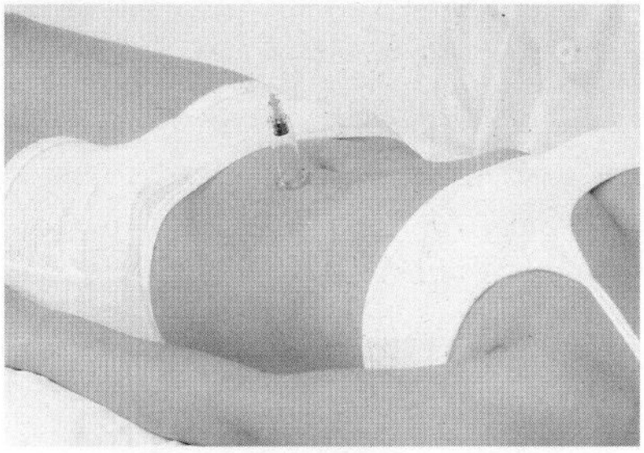

拔罐方法 用拔罐器将气罐吸附在天枢穴上，留罐 10 分钟，隔天 1 次。

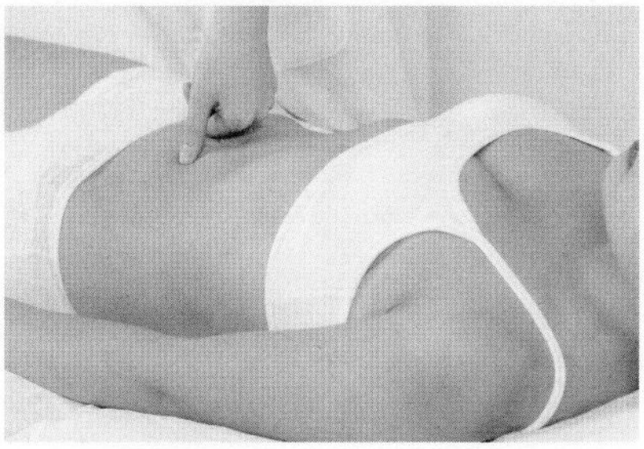

按摩方法 用拇指指腹按揉天枢穴 1 ~ 3 分钟，长期按摩。

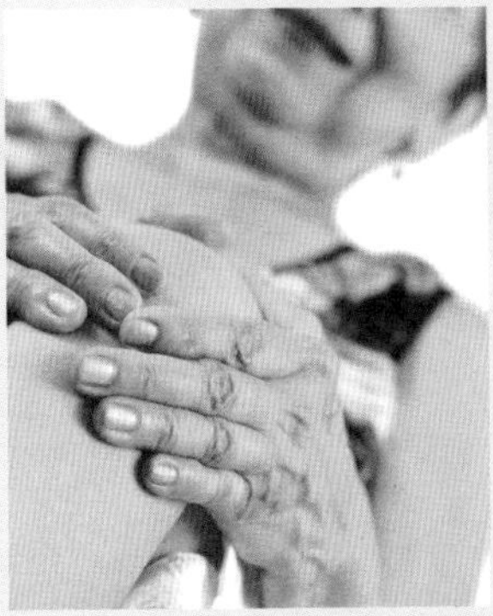

积极治疗霜降时容易复发的老寒腿

老寒腿即膝关节骨性关节炎，膝关节遇到寒冷，血管收缩，血液循环变差，往往使疼痛加重。中医认为，寒则血凝，经络不畅。故在天气寒冷时应注意保暖，必要时应戴上护膝，防止膝关节受凉。

治疗方法 在治疗方面，膝关节一旦出现疼痛，就要积极治疗，采取热敷、理疗按摩等简易疗法便可控制症状。如疼痛仍止不住，可在医生指导下，服用消炎痛、炎痛喜康、双氯芬酸、布洛芬、芬必得等，同时外用一些止痛的喷剂及膏药。

妙方巧治本季常见病——糖尿病

糖尿病是由多种环境因素和遗传因素综合作用而导致的一种慢性内分泌代谢性疾病，常因胰岛素分泌绝对或相对不足引起糖、蛋白质、脂肪、水电解质代谢紊乱所致。在我国，糖尿病主要分为 1 型糖尿病和 2 型糖尿病。其中 1 型糖尿病的发病具有季节流行性特点，秋冬季的发病率（10 月份左右）最高。因此在这个季节调养尤为重要。

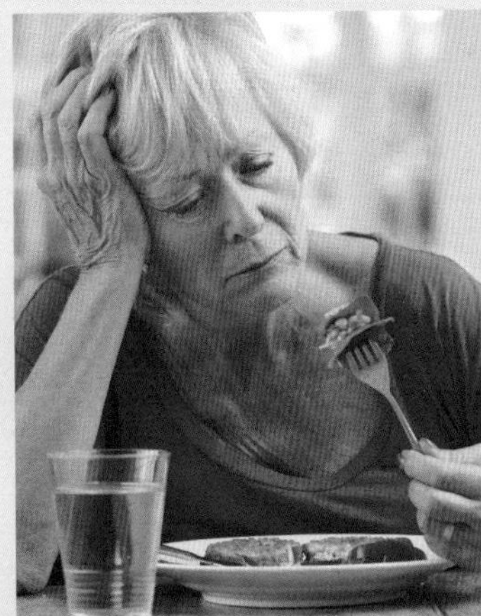

治疗方法 山药方：山药 200 克，糯米 150 克。将山药洗净去皮，切成碎块待用。往开水锅内放入洗净的糯米，煮到五成熟时再放入山药块，煮熟即成。

因霜降节气是慢性胃炎和十二指肠溃疡等病复发的高峰期，因此消化系统疾病患者饮食宜温和，少吃生冷、不洁、腐败变质的食物，可吃些小白菜、卷心菜、面食、鱼类、苹果、酸奶等，且烹调方法应以蒸、煮、烩、炖为主，忌煎、炸食物。在这个秋冬过渡的节气，趁机把身体好好平补一番，准备迎接即将到来的冬天吧。

【推荐食材三部曲】

一部曲：苹果

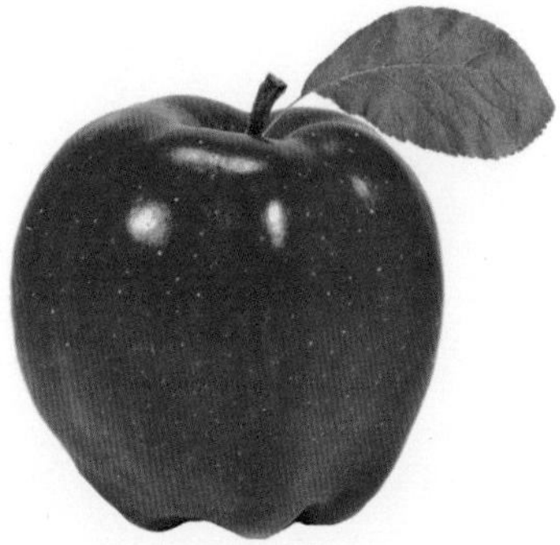

苹果有『智慧果』『记忆果』的美称。中医认为苹果味甘、微酸，性凉，入肺、脾、胃三经。食用苹果有清热除烦、生津止渴、益脾止泻、助消化等功效。

二部曲：牛奶

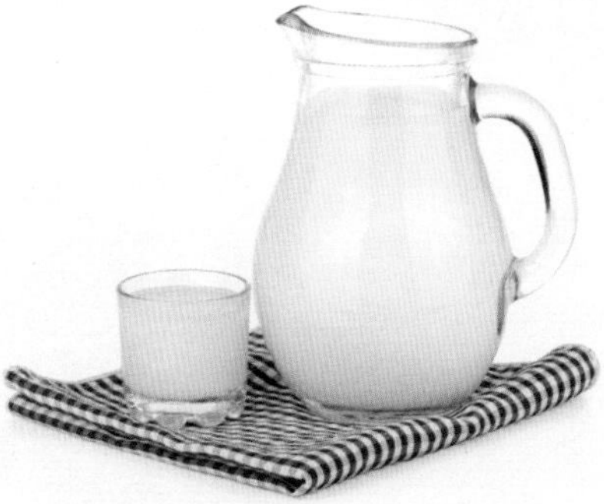

秋天以润燥为主，中医里认为，牛奶味甘，性平，入心、肺二经，可补虚损、益肺胃、生津润肠、治便秘、缓解皮肤干燥等。所以秋冬天喝牛奶合乎时宜。

三部曲：土豆

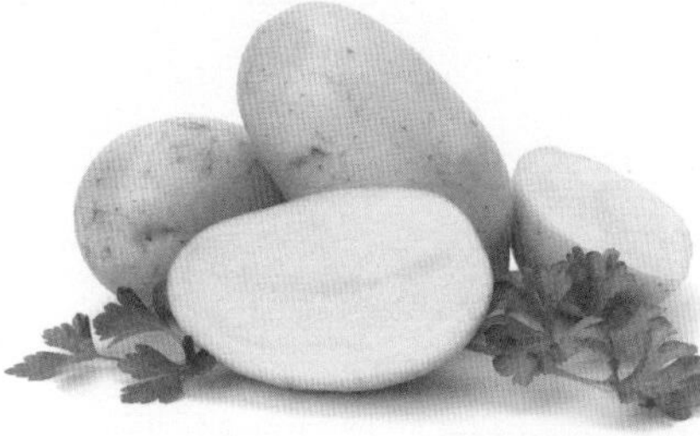

土豆又叫马铃薯、山药蛋、洋山芋等。中医认为，土豆味甘，性平，入胃、大肠二经。有益气健脾、通利大便的功效。如果有脾胃虚弱、消化不良、肠胃不和的人可以适量吃些土豆。

PART4

冬季篇——养藏补肾，此谓闭藏

天气影响着人们生产、生活的各个方面，它的一点微妙变化都会引发一系列的事件发生。『冬天动一动，少闹一场病；冬天懒一懒，多喝药一碗。』冬季天气虽然寒冷，但是仍应坚持健身运动。冬季进行健身运动对机体一年的健康都大有益处。『三九、四九，关门缩手。』人们在冬季多闭户不出，食欲也会增加，结果就会长出一身赘肉，导致活力大为降低。

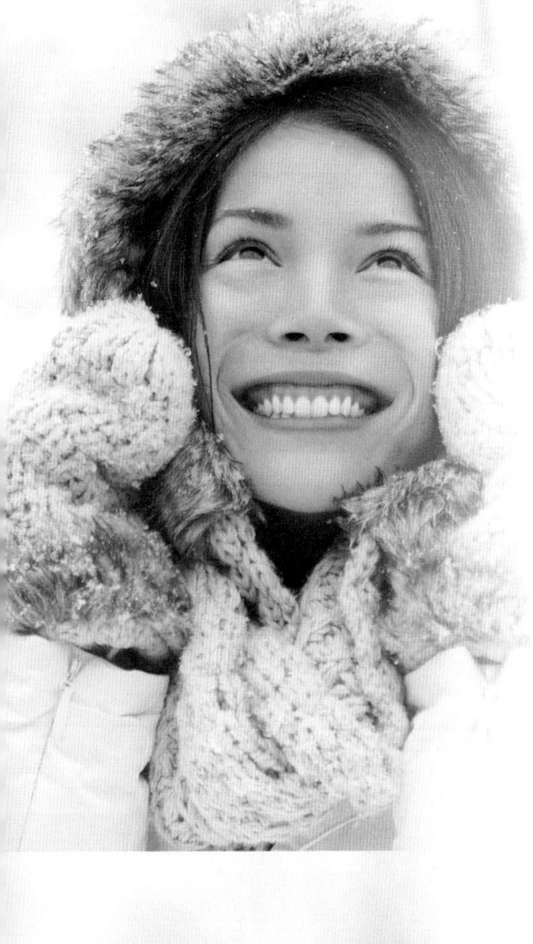

立冬

藏阳气贵养肾气

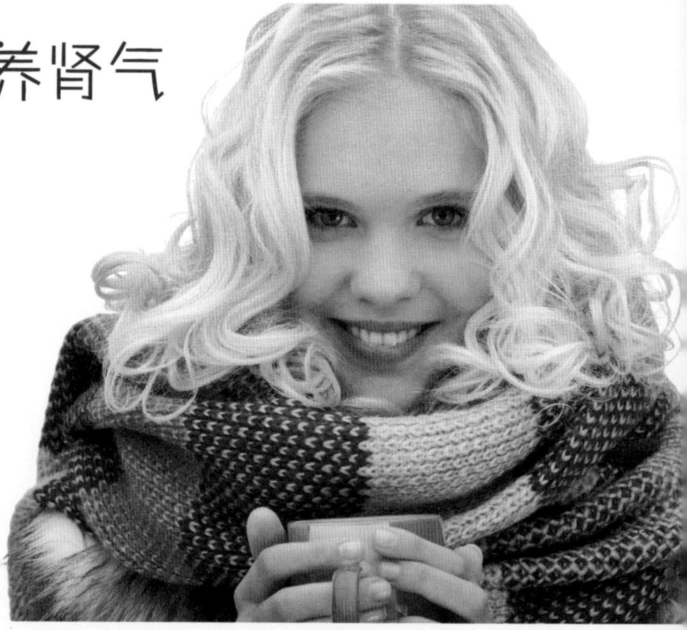

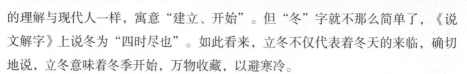

立冬养生指南

每年11月7日或8日，是二十四节气的第19个节气。此时太阳位于黄经225°，为立冬节气。对“立冬”的理解，不能仅仅停留在冬天开始的意思上。追根溯源，古人对“立”的理解与现代人一样，寓意“建立、开始”。但“冬”字就不那么简单了，《说文解字》上说冬为“四时尽也”。如此看来，立冬不仅代表着冬天的来临，确切地说，立冬意味着冬季开始，万物收藏，以避寒冷。

立冬，标志着冬季即将来临，对人体而言，新陈代谢也处于相对缓慢的水平，生活起居要顺应这一规律，做出相应的调整。

适量运动不可少。冬天寒冷，人体四肢较为僵硬，锻炼前可适当做些热身活动。先进行伸展肢体、慢跑、轻器械等运动，待身体微微出汗后，再进行高强度的健身运动。运动后要及时穿上衣服，以免着凉。老年人出外锻炼，也要注意保暖，同时，要避免晨练起得太早。因为早晨气温低，人体血压容易升高，心肌耗氧量也会增加，此时晨练易引发心肌梗死或脑出血等意外情况。晨练时间可以适当推迟，以“见太阳才运动”为宜。而且在冬季锻炼身体时，要防止运动过度，避免大汗淋漓，以身体微热为度。

调节好睡眠时间。在生活起居方面，冬季应早睡晚起，保证充足的睡眠，适当睡个懒觉也是可以的，有利于阳气潜藏、阴精蓄积。早晨不宜起得太早，也不宜太迟，一般在太阳升起即阳气生发时再起床。

立冬的养生原则

潜藏阳气

冬天天寒地坼、万木凋零，是生机潜伏闭藏的季节，人体的阳气也随着自然界的转化而潜藏于内。因此，冬季养生应顺应自然界闭藏之规律以敛阴护阳为根本。在精神调养上力求其静，控制情志活动，保持精神情绪的安宁，避免烦扰，使体内阳气得以潜藏。

驱寒就温

入冬以后气候寒冷，宜驱寒就温，衣着应以温暖舒适为原则，保暖的衣服犹如养生之妙药，但也不可穿太厚。冬季进补仅适于阳虚或有寒邪、湿邪的人群，不适于阴虚火旺及实热证人群。若出现大热、大渴、便秘、心烦等实热症状，或患有急性疾病，应暂停进补。

立冬后补肾为先

立冬后天气渐渐转寒，人身阳气根源于肾，所以寒邪最易中伤肾阳。可见，数九寒冬若欲御寒，首当养肾。肾阴虚者，应选用海参、枸杞子、甲鱼、银耳等进行滋补，也可服用知柏地黄口服液。肾阳虚者，应多吃羊肉、鹿茸、补骨脂、肉苁蓉、肉桂、益智仁等，也可服用肾气丸。肾阴阳两虚者，则应选用补肾益气胶囊为佳。

保持心态平和

在冬季，人体的新陈代谢处于相对缓慢的时期，因此，冬季养生要注重“藏”。“藏”的意思是人在冬季要保持心情平静，要学会调控不良情绪，心中的不良情绪可通过适当的方式发泄出来，以保持心态平和。

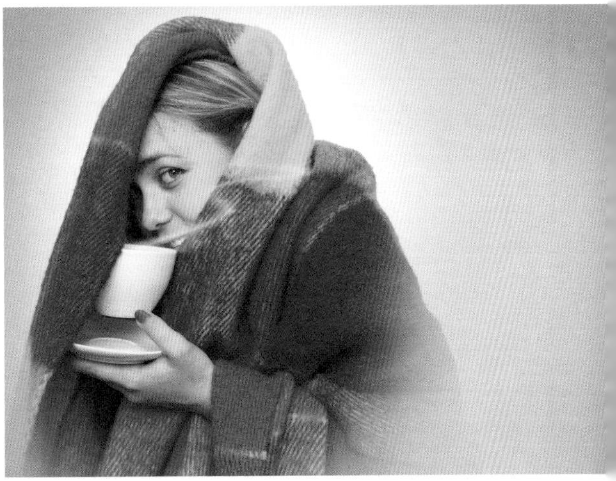

长跑是一项老少皆宜的冬季健身运动，可使心肌收缩力加强，心输出量增加，氧的吸收和运输效率提高。因此，长跑能对心肺功能产生较好的作用，长跑锻炼可使人精力充沛、体力增强。长跑锻炼可以促进脂肪代谢，使脂肪转化为热能而消耗掉，起到减肥、降低血脂和防止动脉粥样硬化的作用。长跑锻炼还可以调解大脑神经和心血管系统的功能和兴奋、抑制的过程，以消除神经和血管的紧张状态，从而使一些高血压患者从长跑中恢复健康。长跑可使骨骼坚韧，支持力量增加，使肌肉的韧性增强。

初跑的人要先进行步行和慢跑的交替运动，逐渐增加运动量，把握好自己的尺度。长跑的强度是由速度决定的，不同的人由于体重、体质、机体状况及运动时间长短等差异，因此反应不同。心率是运动强度直接的尺度，运动中心率不应超过平静时的心率加 60 次。运动后心率恢复正常，翌日应不感疲劳为宜。

每次运动前要做好准备活动，放松肌肉，活动关节，使身体产生微热，这样开始长跑才不会感到气喘。跑步时要两肩自然下垂，两肘向内前方摆动，身体稍前倾，先足跟着地，过渡至全脚掌着地，这样小腿肌肉得到放松不感疲劳。呼吸要和步伐配合，两步一呼，两步一吸。

长跑每周至少要进行 3 次，每次时间在 30 ~ 40 分钟。如果间隔时间在 3 天以上，则要从较低的强度开始恢复。

除上述注意事项外，还要注意过饱和餐后不可立即长跑。结束时要做好整理活动，应经过减速、步行、放松肌肉、逐渐消汗，恢复平静状态，不能突然停止跑步。

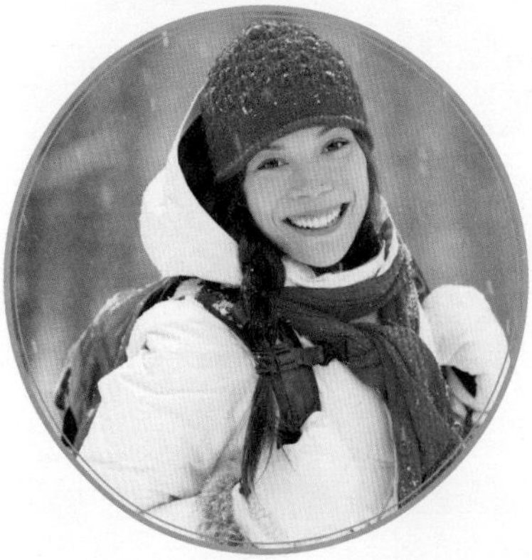

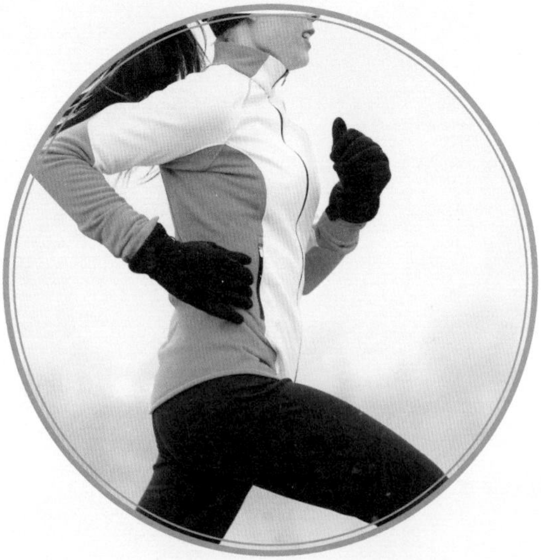

立冬勿忘情志的调节与养生

立冬时节，人们随着天气的变化，情志开始有所变动。立冬勿忘调节情志，此时按揉太冲穴具有很好的改善。太冲穴是肝经的原穴，原穴的含义有发源、原动力的意思，也就是说，肝脏所表现的个性和功能都可以从太冲穴找到形质。先按太冲穴，然后找痛点，没有痛点，就向行间穴推。这样做能给人注入能量，排解郁闷，使人心平气和。按揉太冲穴的手法也要注意，重按有泻的作用，轻揉有补的功效。

【取穴】位于足背侧，当第一跖骨间隙的后方凹陷处。

【功效】疏肝养血、清利下焦。

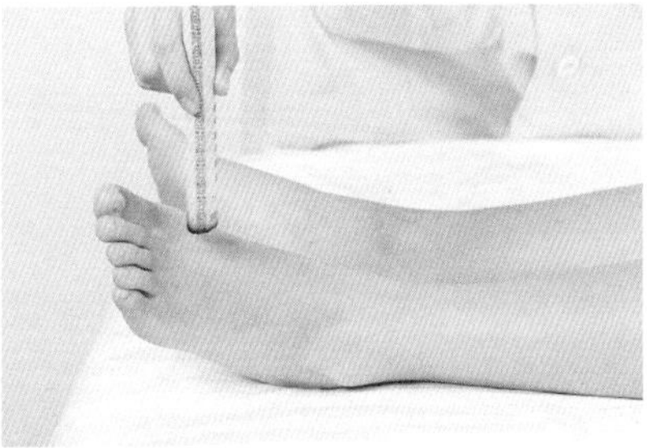

艾灸方法 用艾条温和灸太冲穴5～10分钟，每日1次。

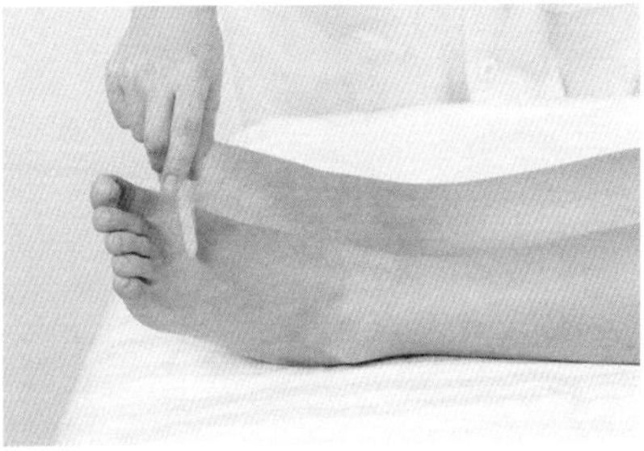

刮痧方法 用角刮法从跖趾关节向足尖方向刮拭太冲穴3～5分钟，隔天1次。

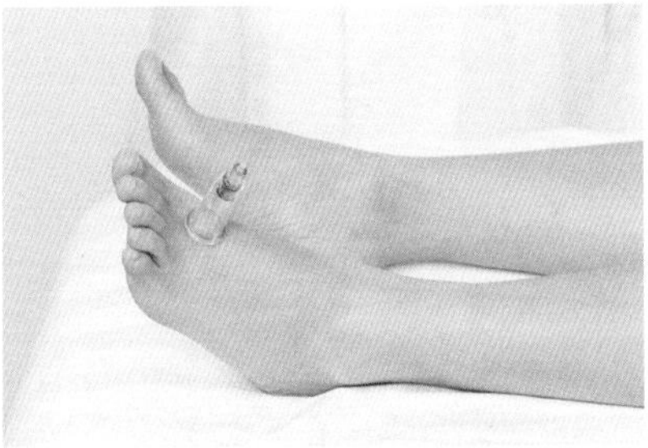

拔罐方法 用拔罐器将气罐吸附在太冲穴上，留罐10～15分钟。

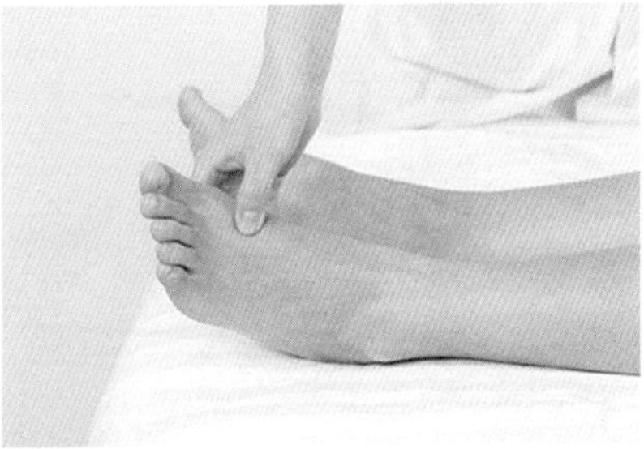

按摩方法 用手指指尖压揉太冲穴2～3分钟，长期按摩。

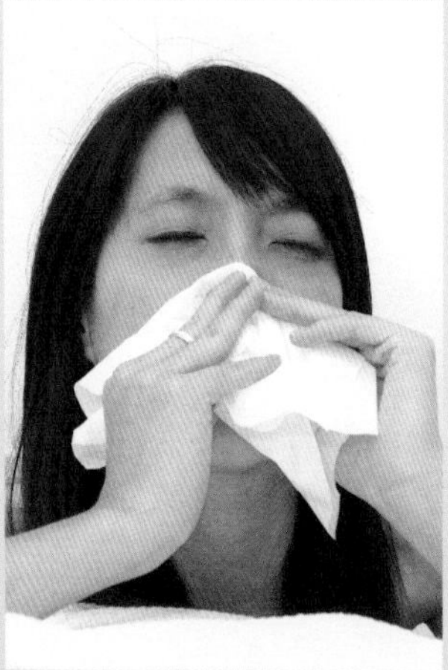

立冬时节患感冒，姜糖苏叶饮疗效佳

立冬时，地表还存有一定热量，人体还不会感觉太冷，但冷空气已具有较强的势力，有时会形成大风降温，并伴有雨雪的寒潮天气。寒潮天气是诱发流行性感冒的重要因素。因为人体上呼吸道突然遇上干冷空气的刺激，会引起血管收缩，导致黏膜分泌的免疫球蛋白减少，为感冒病毒入侵机体及繁衍提供合适的条件。

治疗方法 风寒感冒时可喝姜糖苏叶饮。取紫苏叶3～6克，生姜3克，红糖15克。将生姜洗净切丝，紫苏叶洗去尘垢后一同装入茶杯内冲入沸水200～300毫升，加盖闷5～10分钟，再加入红糖趁热饮用。

妙方巧治本季常见病——冠心病

寒冷的天气可引起体表小血管的痉挛和收缩，使血流速度减慢，血液黏滞度增高，加重心脏的负担，使心肌缺氧加重。严寒、低气压、温差大的恶劣气候，会使人体处于一种应激状态，低温刺激易使人体交感神经兴奋，心率持续加快，血管收缩致使血压增高，心脏负荷加大，引起心绞痛发作和心肌梗死发生。因此严寒季节冠心病心绞痛发作和急性心肌梗死的发病率明显增加。

治疗方法 茄子方：准备茄子250克，去皮青豆6克，酱油10毫升，花椒4粒，精盐2克，食用油适量。茄子洗净去皮，切成块放入热油锅内，再放入去皮青豆、酱油、花椒、精盐，小火烧至茄子、青豆烂熟后食用。

冬天气候干燥，滋益阴精是冬季养生的重要内容，最好能多吃白菜、银耳、木耳、枸杞子、梨、猕猴桃等补益阴液的食物；辛辣厚味、烧烤油炸食物应少吃为妙，平时还要注意多喝水，以免上火。饮食要以温热为主，如食用糯米、狗肉、羊肉、大枣、桂圆、芝麻、韭菜等，少吃冷饮、海鲜等寒性食物。

【推荐食材三部曲】

一部曲：羊肉

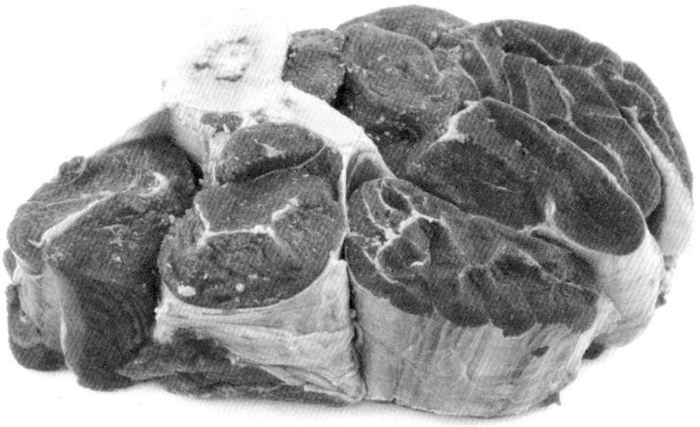

中医认为，羊肉味甘，性温，入脾、肾二经，因其具有益气补虚、温中暖下的功效，熬汤可适用于肾阳亏虚而致的月经少或点滴不净、经色淡红或黯红、腰膝酸软、头晕耳鸣等症状。

二部曲：白菜

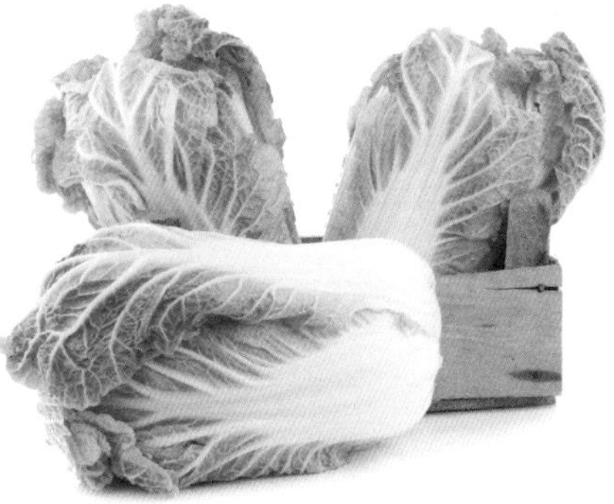

白菜，别名『菘』。明代名医李时珍在《本草纲目》中更写道：『菘性常晚凋，四时常见，有松之操，故曰菘。』中医认为，白菜味甘，性寒，入胃、肠、肝、肾、膀胱四经，可清热除烦、通利肠胃、利尿，主治烦热口渴、小便不利或大便不通等。

三部曲：桂圆

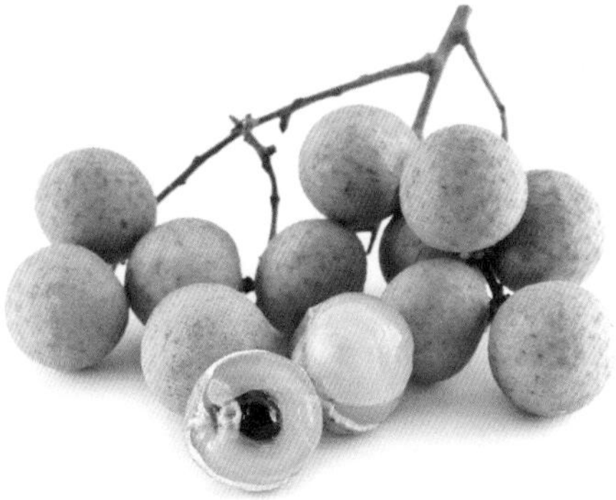

桂圆又称『龙眼』『元肉』，和荔枝属性湿热不同，桂圆能够入药，有壮阳益气、补益心脾、养血安神、润肤美容等功效，可治疗贫血、心悸、失眠、健忘、神经衰弱及病后、产后身体虚弱等症。

小雪

防寒健肾，还要清肠排毒素

小雪养生指南

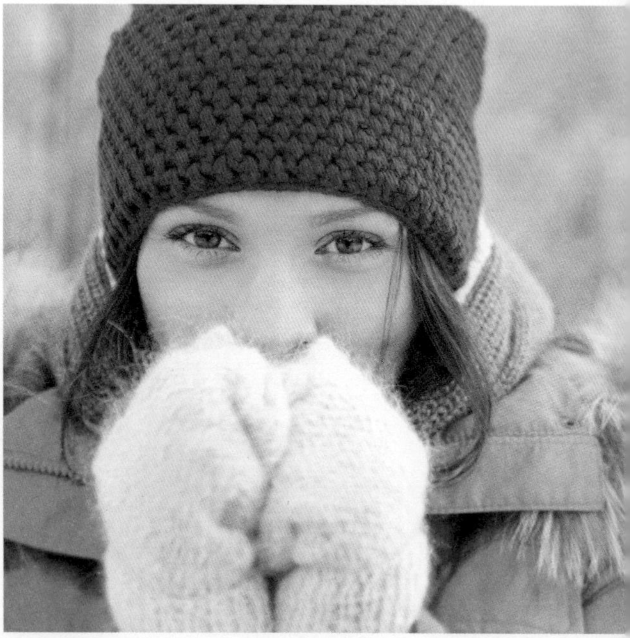

每年 11 月 22 日或 23 日，太阳到达黄经 240° ，为节气小雪。下雪，地面上又无积雪，就是“小雪”的原本之意。随着小雪节气的到来，气候渐冷，小雪也成了寒冷开始的标志，不仅地面上的露珠变成了霜，而且空气中的雨也变成了雪花。

从小雪节气开始，天气更冷了，冬天的感觉也更浓了，阴冷的天气对人体身心健康都有不小的影响，如何在寒冷的冬天保养好自己的身体，其中学问可不少。

保暖必不可少。由于冬季气温骤降，防寒保暖不够，人体易感受寒邪而为病，因此寒病多发于冬季。为此，注意保暖是必不可少的。由于气候虽冷却还没到严冬，很多人不太注意戴帽子、围巾。而“头为诸阳之会”，即头部是所有阳经汇聚的地方，最不能受风寒，从这个节气开始，一定要戴帽子、多穿衣服来御寒。对于有晨练习惯的老年人来说，这段时间里，最好将锻炼安排在日出后或者午后。由于这一阶段室内外温差较大，即使到户外活动时，也要注意提前做好热身运动。

别让天气左右心情。小雪节气前后，天气常常阴冷晦暗，绿色植被和红色花卉也日益减少，此时人们的心情也会受其影响，容易引发抑郁症，易出现失眠、烦躁、悲观、厌世等症状，特别是患有抑郁症的人容易加重病情。

小雪的养生原则

情志的调神养生

小雪前后，天气时常是阴冷晦暗的，此时人们的心情也会受其影响，从而影响到人体的正常生理，使脏腑气血功能发生紊乱，导致疾病的发生。因此，冬季应注意保持乐观开朗的心态。通过体育运动，冠状动脉的血流量明显增加，从而保证大脑、心脏等重要器官的血氧供应，使人精力充沛。运动还能减轻因植物神经功能失调而引起的紧张、焦虑、抑郁等状态。

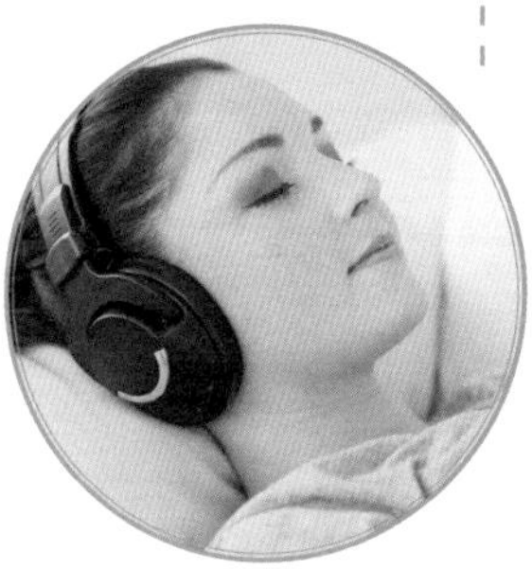

养肾的好时机

冬季养生的基本原则是“藏”，而“肾者主蛰，封藏之本”。由于阳气闭藏后人体新陈代谢相对较慢，要依靠生命的原动力——肾来发挥作用，以保证生命活动适应自然界的变化。“万物藏，肾气水旺”，冬季养“藏”而固肾气，肾脏功能正常，则可调节机体适应严冬的气候变化。

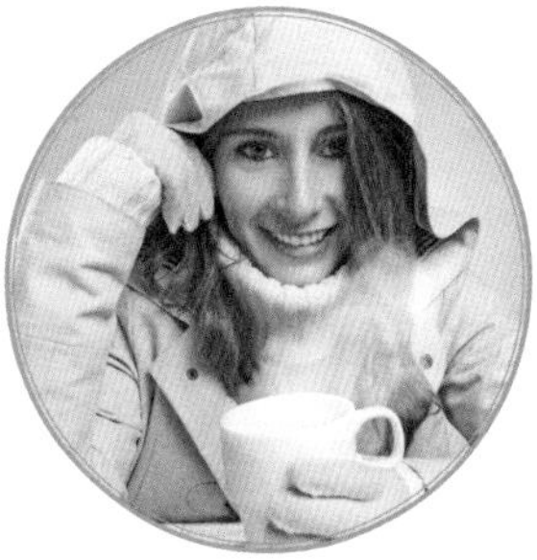

注意润燥、清内火

在这个节气里，北方开始供暖，室内温暖，外面寒冷，人们穿得严实，体内的热气散发不出去，就容易生“内火”，也就是人们常说的容易上火。建议这时可以多喝点热汤，选择清淡的饮食，白菜、萝卜都是当季蔬菜，富含维生素及多种微量元素，而且白萝卜能清火降气、消食，非常适合在这个节气里食用。

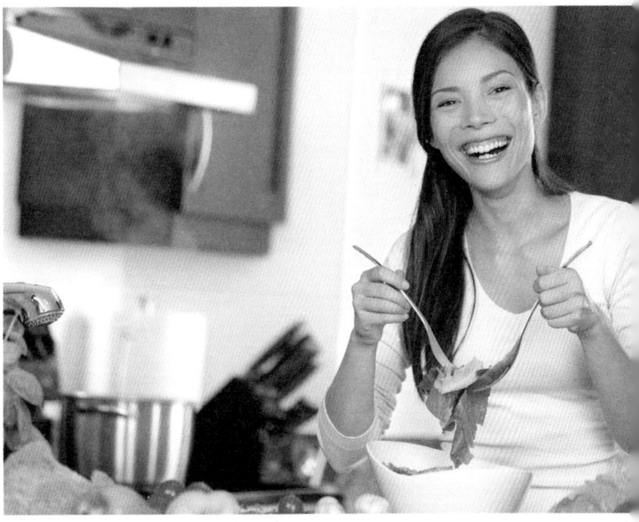

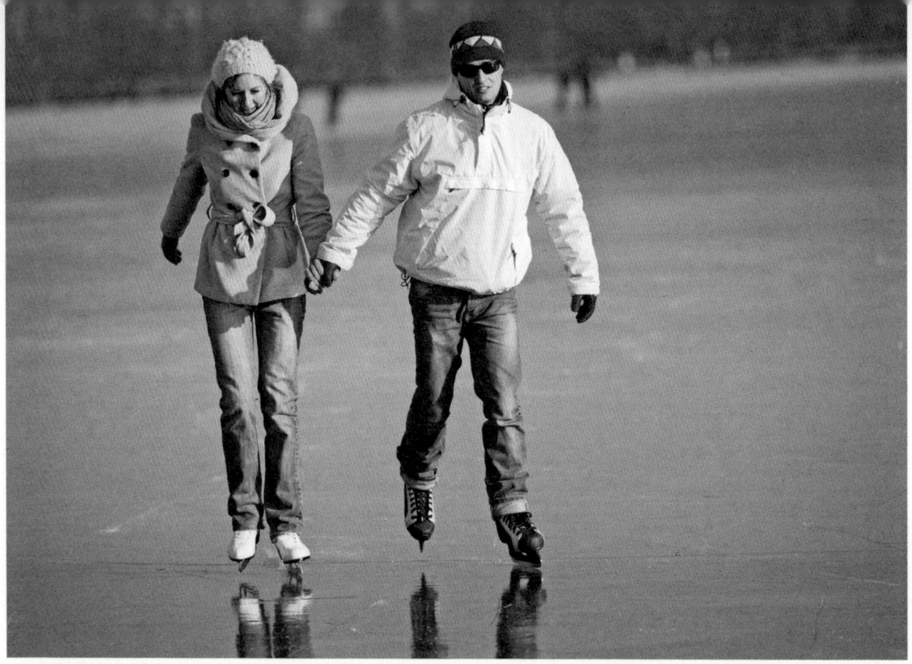

很多人认为，滑冰是从外国传来的“洋玩意儿”。事实上，早在宋代，我国就已经有了滑冰运动。不过，那时不叫滑冰，而称之为“冰嬉”。“冰嬉”包括速度滑冰、花样滑冰及冰上杂技等多种项目。

《宋史》记载：“皇帝幸后苑，观冰嬉。”这项“冰嬉”运动延续了几个朝代经久不衰，到了清朝已经成了民间普遍的文体娱乐活动。滑冰是冬季最为适宜的体育锻炼项目，既能增强体质，提高机体各项功能，又能增强机体代谢能力，产生热量，抵御寒冷，有益于调节情绪、恢复疲劳。

滑冰运动不仅能够锻炼、增强人体的平衡能力、协调能力及身体的柔韧性，而且还可增强人的心肺功能，提高有氧运动能力。它还能够有效地锻炼下肢力量，十分适合开车族，还有很好的减肥效果。对于青少年来说，滑冰有助于孩子的小脑发育。穿上冰刀在冰面上尽情奔驰，不仅能放松心情，而且能获得融入大自然的乐趣。

滑冰时，由于气温低，速度快，故极易发生冻伤。因此，滑冰时应知道几点注意事项。要做好准备活动，使身体发热，各关节活动开。握住脚趾前后左右摇动，用手搓热耳、鼻、手背等裸露部位，然后再上冰。鞋袜要合适，衣帽要保暖。鞋袜过于紧小会影响血液循环，使末梢血液循环受阻，导致发生冻伤。上冰时间不宜过长。时间过长易使一些部位冻麻，失去知觉，以致发生严重冻伤而未觉察。一旦发生冻伤，要妥善处理。不要用火烘烤或热敷冻伤部位。若脚与鞋袜冻在一起，不要用力拉拽，以免伤了皮肤。冻伤严重时应请医生治疗。

一进冬天，有的人就备了人参、灵芝，平时炖鸡炖肉时都会放一些。结果没吃两顿，手背上面的青筋就会暴出，甚至满嘴起泡、咽喉肿痛。这种情况通常是因为体内毒素瘀滞所致。因此，冬季进补前最好先清一清体内的毒素。正所谓欲补先清。下面教你一套手法，按摩排出体内的毒素。

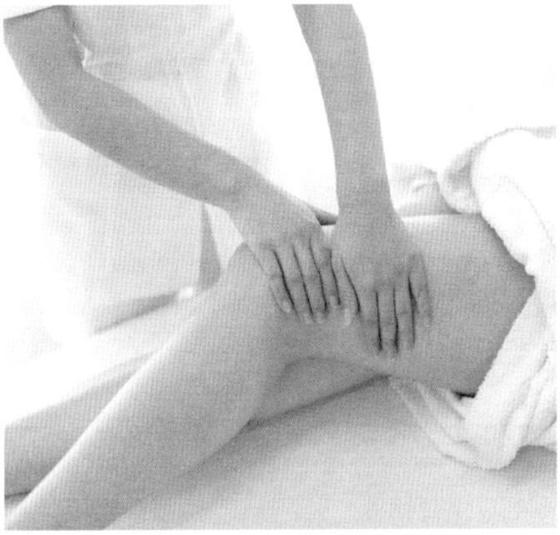

我们身体内的毒素就好像河里的沙子，通常都会淤堵在水里有坑、有窝的地方一样，如果我们能够经常去拍揉身体上的三个窝就可以排清毒素。

第一，按揉腋窝能除心火。腋窝处的极泉穴是心经的重要穴位，可以祛除心脏的火郁毒素。常常按揉这个地方，可以疏通心经。平时脾气急躁就是心火大的表现。揉一揉心窝，疏通了心经，人就容易平静下来了。

第二，拍打肘窝能排除心肺的火气和毒素。肘窝是一个经络密集的部位，分别有肺经、心包经、心经这三条经络通过，所以按揉这个部位可以排除心肺的火气和毒素。若有咽喉肿痛、痰黄气喘、咳嗽咯血、心烦心热、口腔溃疡、失眠多梦等现象，可以搓红手掌，在肘窝这个位置连续拍打 5 ~ 10 分钟。拍完后，会出现青、红、紫、黑等不同颜色的毒素反应。每周拍一次即可。

第三，拍打膝窝祛湿热毒。膝窝的中点即是委中穴，委中穴位于膀胱经上。膀胱经是人体最大的排毒祛湿通道，而委中穴便是这个通道上的“排污口”。搓红双掌，连续用力拍打 5 ~ 10 分钟。每周拍打一次，可以清除体内湿热。

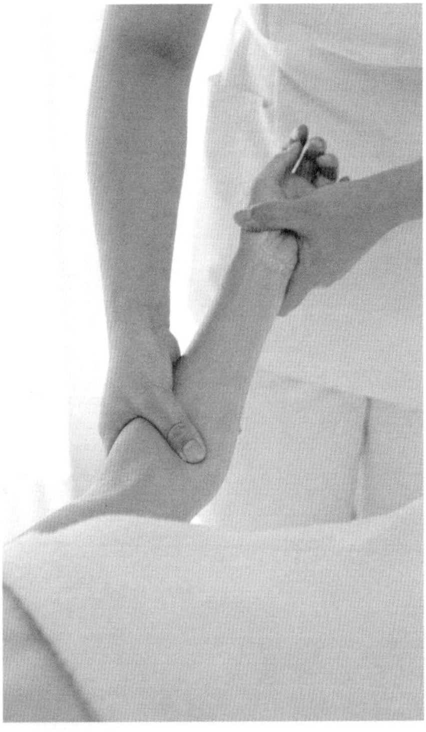

雪是寒冷天气的使者，小雪体现出降雪的起始时间和程度。小雪节气的前后，天气经常阴冷晦暗，此时人们的情绪也会受到影响，尤其是患有抑郁症的人容易加重病情，尤其要特别注重调养。若遇到情志不畅的情况，可以通过以下几个方面来改善。

首先，要加强修养，少私寡欲。儒家创始人孔子主张“仁者寿”“大德必得其寿”，也是很有道理的。从生理上来说，如果一个人做事光明磊落、道德高尚、心情宁静、性格豁达，就有利于神志安定、气血调和，使人体生理功能正常而有规律地进行，表现出精神饱满、形体健壮。所以养德可以养神、养气。少私就是要求人们减少私心杂念。人只有处于寡欲的状态下，才会降低对物质和名利的嗜欲。否则私心太重，就会嗜欲不止，从而产生幻想、失望、忧郁、悲伤等不良情绪。如果将心中的欲望和私心减少，从实际情况出发，节制对名利和私欲的奢望，就会将思想上不必要的负担减轻，让人变得心地坦荡，从而促进身心健康。

其次，要调摄不良情绪，并有所节制。人们在生活中总会遇到一些不高兴、不顺心的事，甚至会受到愤怒、悲观、兴高采烈等强烈情绪的刺激。而宠辱不惊、遇事节怒都是很好的精神调摄方法。此外，也可以采用疏泄法，将抑郁、积累在心中的不良情绪通过适当的方式发泄、宣达出去，以尽快恢复心理平衡。

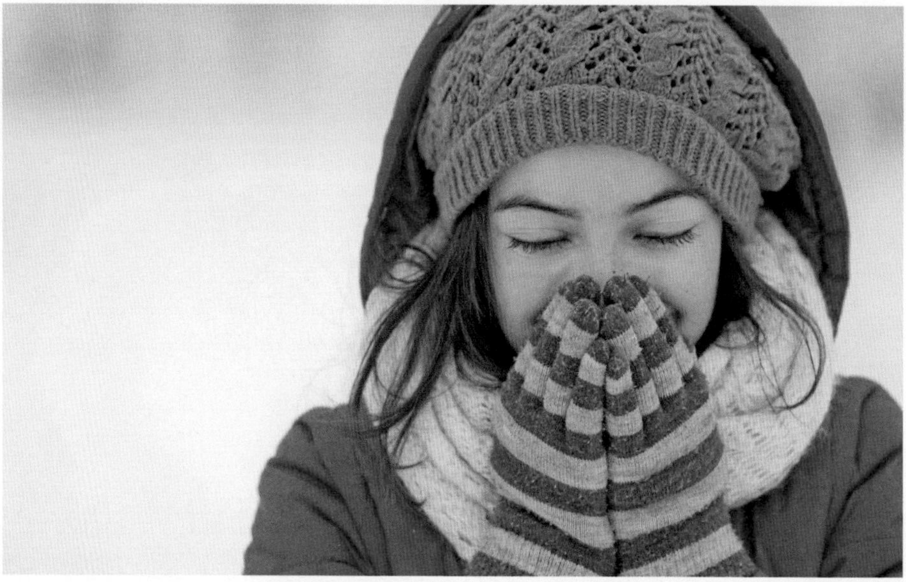

每当进入小雪时节，很多人开始出现血虚反应，气血不足，引起头晕眼花等。所谓血虚，即是营养人体的物质不足，不能发挥濡养人体的作用，表现为不耐劳作、面色无华苍白，且健忘、失眠、舌淡、脉细。血虚体质者当选桂圆进补。《神农本草经》谓桂圆肉：“久服，强魂聪明，轻身，不老”，其能补心脾、益气血。清代大养生家曹庭栋在其所著《老老恒言》中言：“有龙眼肉粥，可用养心益智，通神明，安五脏，其效甚大。”

【性味归经】

性	味	归经	毒性	用法用量
温	甘	心经、脾经	无	10～15克，煎汤内服

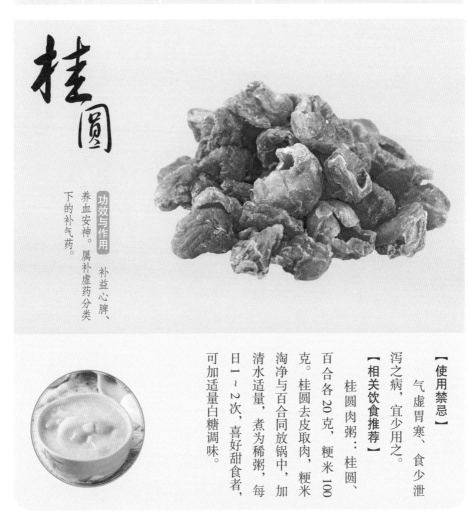

桂圆

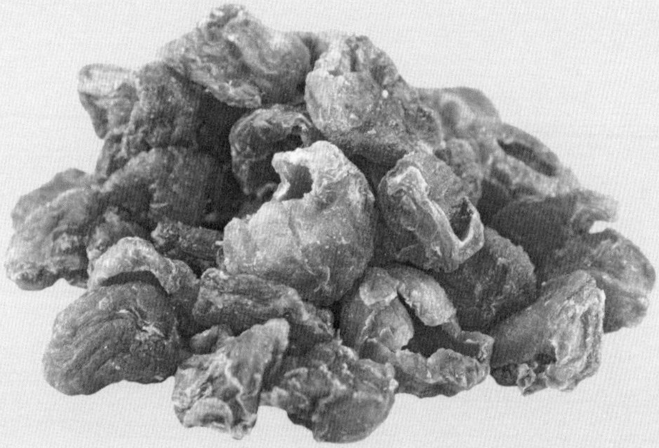

功效与作用 补益心脾、养血安神。属补虚药分类下的补气药。

【使用禁忌】

气虚胃寒、食少泄泻之病，宜少用之。

【相关饮食推荐】

桂圆肉粥：桂圆、百合各20克，粳米100克。桂圆去皮取肉，粳米淘净与百合同放锅中，加清水适量，煮为稀粥，每日1～2次，喜好甜食者，可加适量白糖调味。

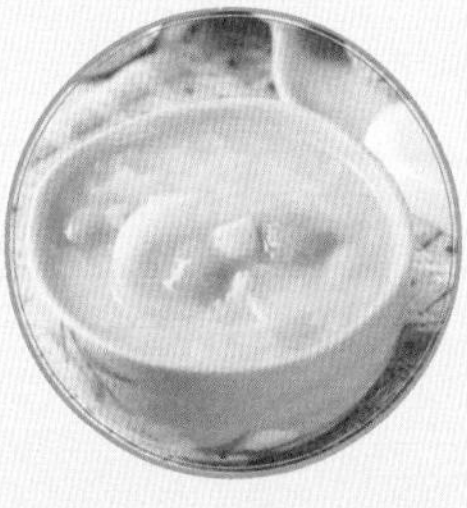

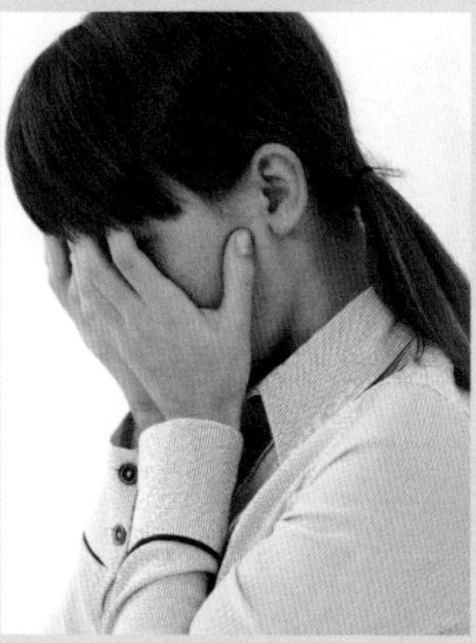

小雪要预防冬季抑郁症

小雪时节，天气变化大，天气阴冷，气压又低，人体缺乏足够的光照，导致一部分人出现情绪紊乱的症状，即冬季抑郁症，典型的表现是毫无缘由的情绪低落。冬季人们最好是多到户外活动和晒太阳，如果每天能坚持 1 ~ 2 小时的户外活动，则基本上可以预防冬季抑郁症的发生。

治疗方法 要正确认知冬季对人们情绪的影响，科学安排好工作和生活，调整节奏，增进人际交往和感情交流，尽可能减轻或避免各种生活刺激事件的影响。通过增加户外活动以增加冬季的光照时间，合理安排膳食能有效预防冬季抑郁症的发生。

妙方巧治本季常见病——高血压

高血压是一种以血压持续升高为主要症状的全身性慢性疾病。冬季是心脑血管疾病高发的季节，高血压患者的血压一般较平时高。由于气温的下降，血管就会收缩，而里面的血液并没有减少，此时血管壁所受的压力就要大一些。这就是冬天的血压普遍比夏天要高的原因。另外，冬天由于寒冷，人们会多吃一些食物来御寒，热量和脂肪的摄入量增加，而户外活动减少，特别是北方人，口味比较重，吃的东西过咸，都可造成血压的升高。

治疗方法 芹菜粥：芹菜连根 120 克，粳米 250 克，盐少许。将芹菜洗净，切成长段，粳米淘净。芹菜、粳米放入锅内，加清水适量，用大火烧沸后转用小火炖至米烂成粥，再加少许盐调味即成。

小雪节气天气干燥，气温降低，人体中寒气旺盛，因此，在这个时节需要补充一些能够让我们“热”起来的食物，羊肉、牛肉这些温补的食品是其中不错的选择。不过，专家表示，在这个节气补充一些黑色的食物其实是很好的选择。

【推荐食材三部曲】

一部曲：鲫鱼

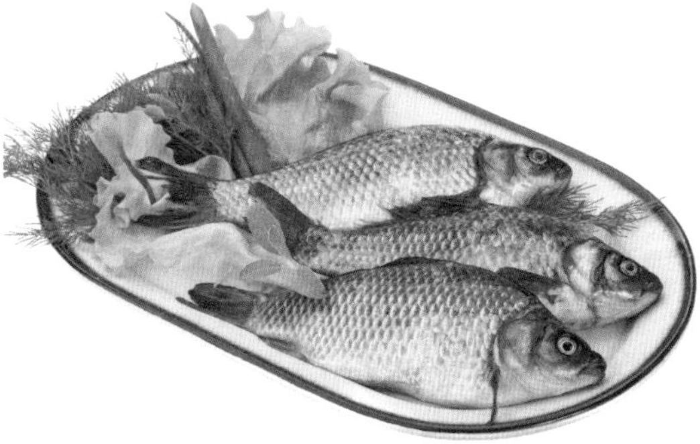

中医认为，鲫鱼味甘，性平，入脾、胃、大肠三经，可健脾开胃、利水消肿。若出现脾胃虚弱、少食乏力、呕吐腹泻或者气血虚弱、产后乳汁不足等症状，食用鲫鱼是不错的选择。

二部曲：白萝卜

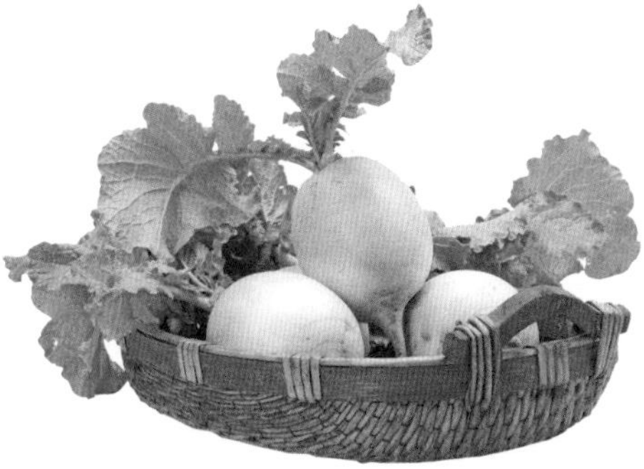

中医认为，白萝卜味辛、甘，性平，入脾、胃二经，具有消积滞、化痰止咳、下气宽中、解毒、清热顺气、消肿散瘀等功效。

三部曲：黑豆

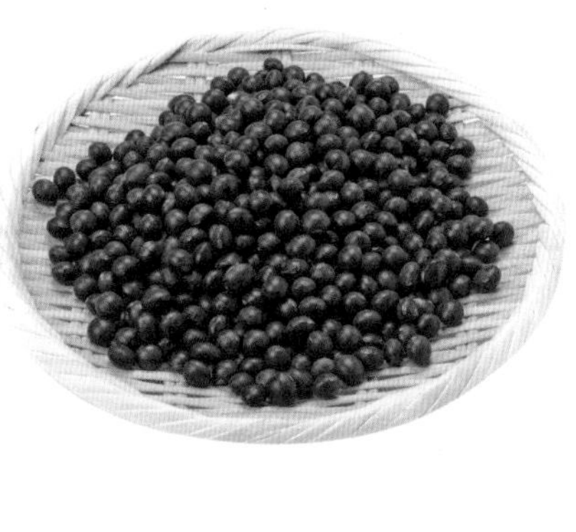

在中医看来，黑豆入药，黄豆不入药，以凸显黑豆不同于黄豆特殊祛疾保健的功能。黑豆，又名乌豆，内含丰富的蛋白质、多种矿物质和微量元素。黑豆味甘，性平，无毒，有解表清热、养血平肝、补肾壮阴、补虚黑发之功效。

大雪

温补避寒，注重脚部保暖

大雪养生指南

每年的12月7日或8日，太阳到达黄经255°，为二十四节气之一的大雪。大雪，顾名思义，雪量大。古人云："大者，盛也，至此而雪盛也。"到了这个时期，雪往往下得很大、范围也广，故名大雪。

从中医养生学的角度看，大雪已到了进补的大好时节。不少人片面地认为，进补就是多吃营养价值高的食品，其实，进补是要通过养精神、调饮食、练形体、慎房事、适温寒等综合调养以达到强身益寿的目的。

脚部保暖很重要。进入大雪节气，天气越来越凉，寒风萧萧，雪花飘飘，我国北方大部分地区开始出现大幅度降温降雪天气。此时若是保暖不当，咳嗽、感冒就会接踵而来。人体的头、胸、脚三个部位最容易受寒邪侵袭。俗话说"寒从脚下起"，脚离心脏最远，血液供应慢而少，而且皮下脂肪较薄，保暖性较差，一旦受寒，极易使人体抗病能力下降，导致上呼吸道感染，因此，数九寒天时，脚部保暖尤应加强。

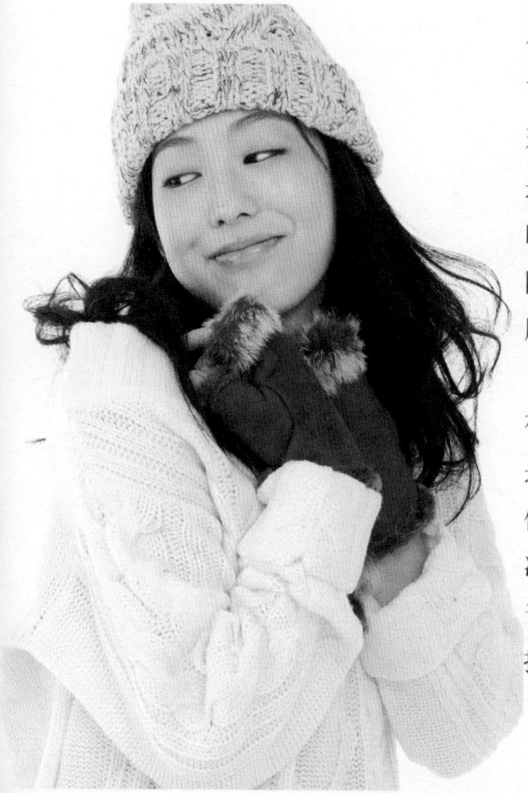

起居注意防寒。大雪节气，由于冬季日短夜长，起居要注意早卧晚起，不要熬夜，不要过早起床晨练，应做到"必待日光"。冬季人体新陈代谢水平相对缓慢，进行身体锻炼时，准备活动要充分，待热后再脱去外衣，不要过于剧烈运动，避免大汗淋漓；锻炼后，要及时换上干燥的衣服，以免受寒感冒。

大雪的养生原则

要放松心情，防伤肾

中医认为，肾主前后二阴，肾藏精充于脑。大小便和神志的相关改变，一定程度的惊恐，对人体有保护作用。当人体警觉时，可以避免机体遭到一些危险和伤害。但过度恐惧会伤及肾气，使肾气下陷，多见于儿童二便失禁。成年人如无明显肾虚而出现遗精、滑精等肾亏表现时，多与受到惊吓等因素相关。冬季的神养，主要是藏神，以使志伏。寒冷的冬天，阳气潜藏，人体的阴阳消长代谢也处于相对缓慢的水平。这也决定了冬季养生重点在于“藏”。

寒冬保暖防疾病

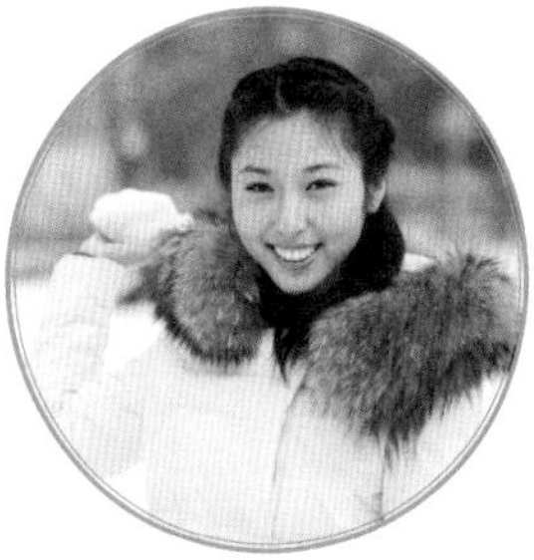

冬季气候寒冷，容易诱使慢性病复发或加重，因此应注意防寒保暖，应备好急救药品。值得一提的是，南方此时正值季节转换，昼夜温差变化较大，是中风易发作的时节，患有高血压、高脂血症、糖尿病的中风高危人群，以及中风已愈的人群，都要时刻警惕中风的发生。同时还应重视耐寒锻炼，提高御寒及抗病能力，预防呼吸道疾病的发生。

进补前，先养脾胃

中医认为，大雪时节，积雪冰封，万物闭藏，阳气潜伏，是人体进补的大好时节，但应注意养宜适度、养勿过偏。“秋冬养阴”，阳虚患者，冬季温补阳气的同时，也应注重养阴，补充人体的阴精。阴精的充沛，有利于阳气的生长。同时对冬不受补的人，要注意应在进补前调理脾胃。

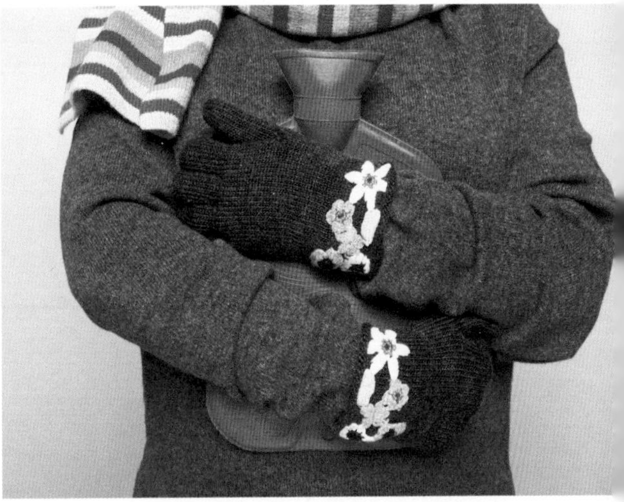

大雪到来之后气温非常低，许多地区的水面都结了厚厚的冰，其实户外的水温要比户外的空气温度高一点，因此进行冬泳从理论上来讲是不会把人冻坏的。

冬泳有明显的强身健体、抗衰延寿的作用。首先，冬泳能增强呼吸器官功能，减少或防止冬季易发的呼吸道疾病。水的密度比空气大800倍。人在水中游时，要承受很大的压力，呼吸肌要用力克服水的压力，使呼吸加深，肺活量加大，从而增强对环境刺激的适应能力，减少疾病的发生。游泳时，水对身体起按摩作用。初入水时，皮肤受凉，引起血管收缩反应，导致大量外周血液进入内脏。经过一段时间的游泳运动后，皮肤血管因水的按摩生热而扩张开来，大量血液又从内脏流向身体表面。这一张一缩，犹如血管在“做操”，不但能增强血管弹性，还能使冠状动脉血流量增加。冬泳能使血液中的脂肪酶增加，从而加速胆固醇的分解，并可降低胆固醇在血管壁上的沉积，防止和减轻老年人的动脉硬化及高血压、心脑血管病的发生。因此，冬游有助于改善全身血液循环，还可降低血糖、血黏稠度。

冬泳对改善四肢血液循环和机体新陈代谢有益，对减轻骨组织增生和肌肉酸痛、关节僵直、动作迟缓等老年病很有帮助。冬泳通过对新陈代谢的促进，使人的活力和生命质量得以提高，从而提高和增强人体对寒冷的抵御能力，这是一种内因，人体本能的提高，因而可预防外感引起的一系列疾病，这比以加衣添被等外因来抗寒要好得多。冬泳还可使肌肉纤维增多变粗、肌力增强，从而提高动作的速度、耐力和灵敏性。

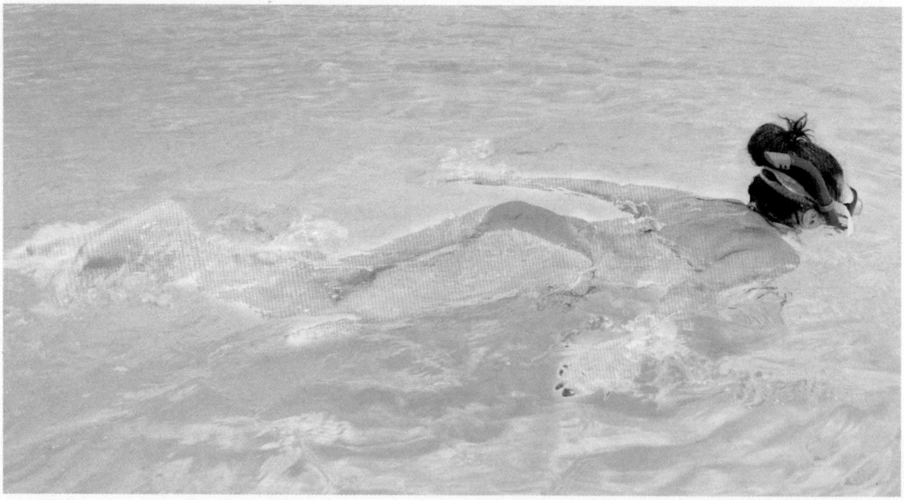

提起冬令进补，人们常说“补身三宝，人参、鹿茸和阿胶”。其中阿胶又叫“驴皮胶”，被称为“补血圣药”，具有补血止血、滋阴润肺等功能，适用于血虚引起的脸色萎黄憔悴、头晕眼花、心烦失眠等。由于阿胶具有滋阴润肺的作用，故又能治疗阴虚肺燥之干咳无痰、痰少或痰中略带血丝、咽喉干燥、面部潮红、潮热盗汗、舌红少苔或舌淡苔薄白等症。

【性味归经】

性	味	归经	毒性	用法用量
平	甘	肺经、肝经、肾经	无	3～9克，烊化兑服

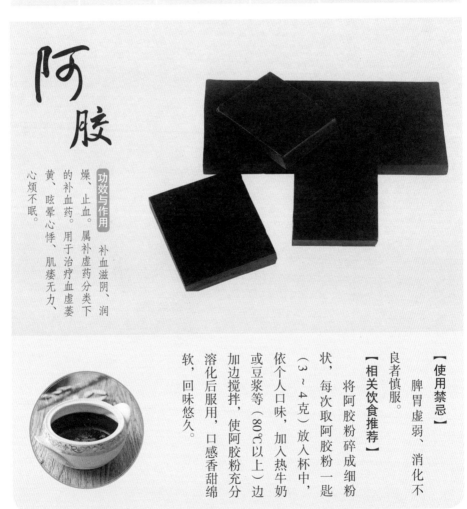

阿胶

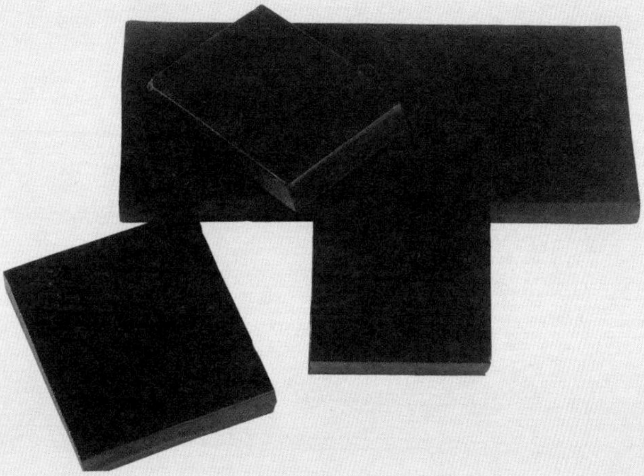

功效与作用 补血滋阴、润燥、止血。属补虚药分类下的补血药。用于治疗血虚萎黄、眩晕心悸、肌痿无力、心烦不眠。

【使用禁忌】 脾胃虚弱、消化不良者慎服。

【相关饮食推荐】 将阿胶粉碎成细粉状，每次取阿胶粉一匙（3～4克）放入杯中，依个人口味，加入热牛奶或豆浆等（80℃以上）边加边搅拌，使阿胶粉充分溶化后服用，口感香甜绵软，回味悠久。

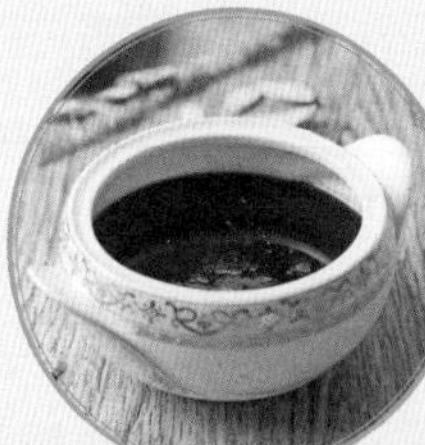

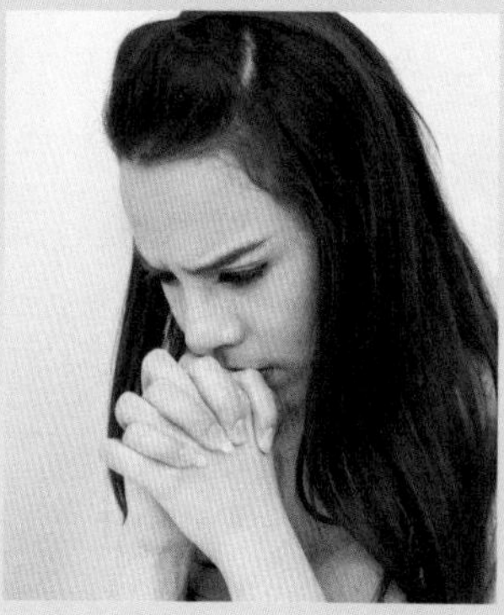

三下五除二，冻疮不用愁

寒冷冬季，若不注意保暖，外露肌肤如鼻子、耳朵、面部、手、脚等部位，极容易发生冻疮。那么在日常生活中，该怎么防治冻疮呢？首先要注意保暖，出门戴上手套、防风耳套、围巾，鞋子也要足够保暖。爱出汗者可以选用吸汗鞋垫和袜子，要尽量保持脚部的干燥温暖。

治疗方法 一旦发生冻疮，应该先用温水浸泡，千万不要立即烘烤或用热水烫洗，以免导致局部溃烂。加强锻炼与营养，增强体质，促进血液循环，提高机体对寒冷的适应性，寒冷季节应注意局部保暖，手套、鞋袜不宜过紧；易受冷部位可擦凡士林或其他油脂类护肤品，以保护皮肤。常进行局部按摩及温水浴，以改善血液循环。

妙方巧治本季常见病——便秘

进入冬季，由于气候干燥、缺少运动，还常吃火锅和滋补类食品，纤维摄入就会相对较少，导致便秘发病率升高。长期便秘可加重痔疮、肛裂，引起腹胀、食欲不振、头晕失眠等症，此外便秘还是急性心肌梗死等疾病的诱因。

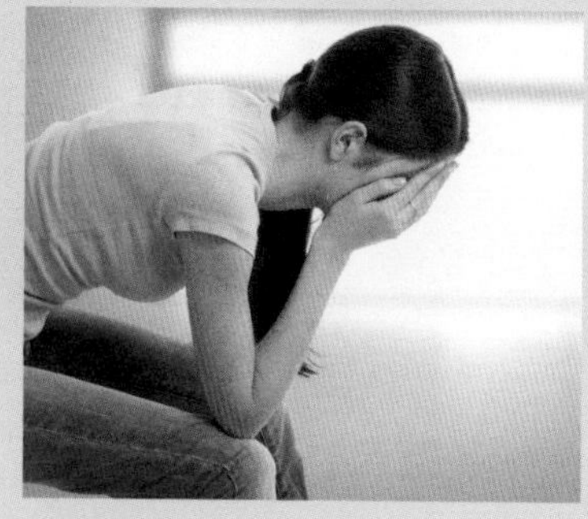

治疗方法 土豆方：新鲜土豆、蜂蜜各适量。将土豆洗净、切碎、捣汁，加入蜂蜜适量，每日早晨空腹食用。服食期间禁吃辛辣食品。（注意：排便要养成规律，不要拖延。如果经常拖延大便时间，破坏良好的排便规律，可使排便反射减弱，引起便秘。经常发生便秘者一定要注意把大便安排在合理时间，每到时间就去上厕所，养成良好的排便习惯。）

大雪时节，地冷天寒，人体为了保存一定的热量，就必须增加体内糖类、脂肪和蛋白质的分解，以便产生更多的能量满足机体的需要。所以，冬天可以适当多吃富含糖类、脂肪、蛋白质和维生素的食物，以补充因天寒而消耗的能量，益气补血、滋养身体。

【推荐食材三部曲】

一部曲：鸽肉

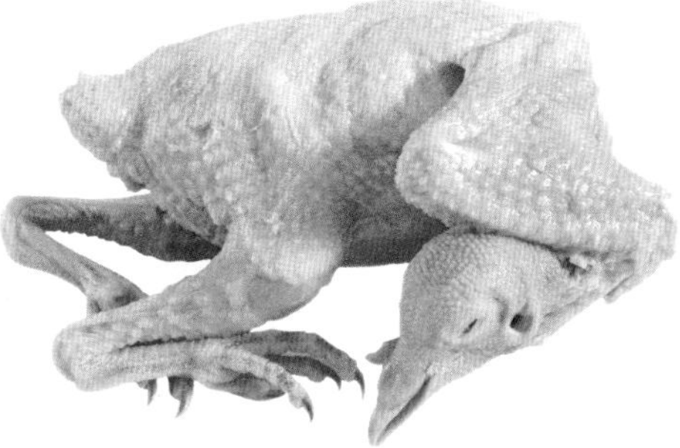

中医认为，鸽肉味咸，性平，无毒；具有滋补肝肾的作用，可以补气血、托毒排脓，可用于治疗恶疮、久病虚羸、消渴等症，常吃可使身体强健，清肺顺气。

二部曲：韭菜

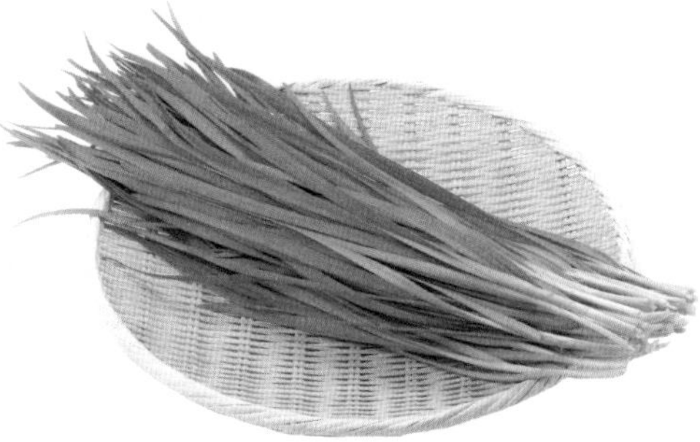

中医认为，韭菜味甘、辛，性温，无毒，有健胃、提神的作用。根、叶捣汁有消炎止血、止痛之功。

三部曲：辣椒

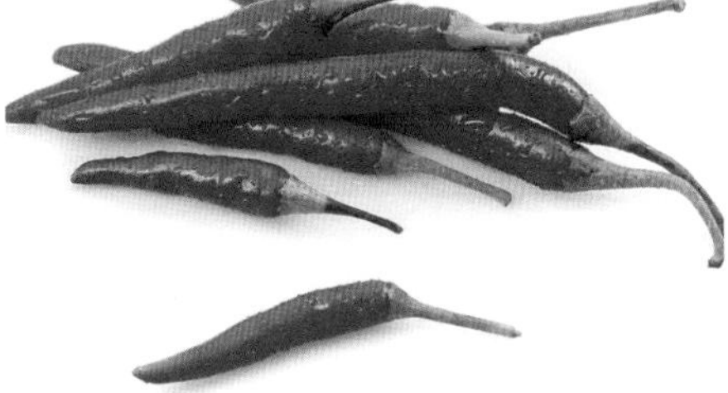

中医认为，辣椒味辛，性热。能温中健胃、散寒燥湿、发汗，可用于治疗脾胃虚寒、食欲不振、腹部有冷感、泻下稀水、寒湿郁滞、少食苔腻、身体困倦、肢体酸痛、感冒风寒、恶寒无汗等症状。

冬至 补肾填精不要省

冬至养生指南

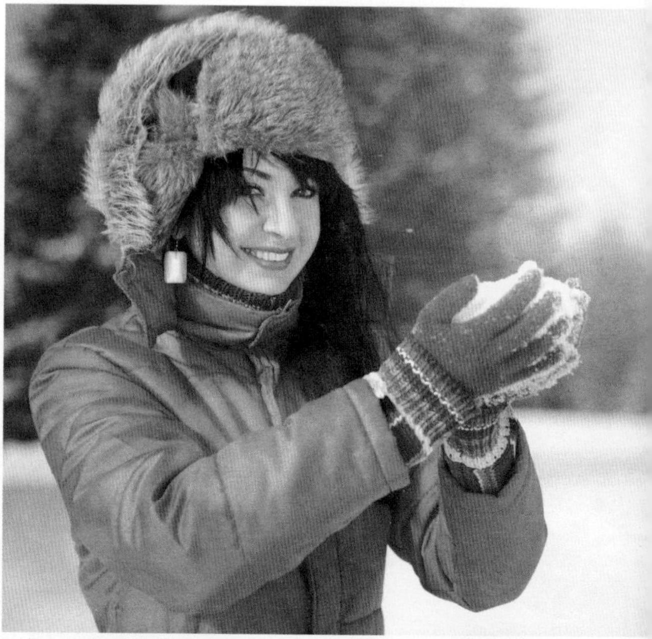

冬至是一个非常重要的节气，表示一年进入最后的阶段，同时它也是一个传统节日，俗称“冬节”“长至节”“亚岁”等。早在春秋时代，我国就已经用土圭观测太阳，测定出了冬至，时间在每年的阳历 12 月 21 ~ 23 日之间。

冬至这一天白天最短，而夜晚最长。在古人看来，这是一年中最重要的一个节气，而冬至这天是全年最重要的一天。在这一天，盛到极点的阴气开始衰退，从而会有一点阳气萌生，所以这是阴阳转换的时刻，历代养生家都很重视这个节气的养生。从这时开始，生命活动开始由盛转衰，由动转静。

冬至食补有讲究。谚语说：“今年冬令进补，明年三春打虎。”冬至时节，人们食欲大增，肠胃运化转旺，此时进补能更好地发挥食材的功效。营养学研究证明，冬至进补不仅能调养身体，还能增强体质，提高机体的抗病能力。要多吃能增加热能供给，富含脂肪、蛋白质和糖类的食物，如肉类、蛋类、鱼类及豆制品等。同时，要注意不偏食。冬季气候干燥，人们常有鼻干、舌燥、皮肤干裂等症状，要补充维生素，建议多食新鲜蔬菜和水果。需要注意的是，冬至不可吃太多辛辣刺激的食品，否则易导致饮食不化、聚湿生痰。

冬至的养生原则

最好从中年开始进补

《黄帝内经》讲，男子在40岁以前，精力旺盛，肌肉饱满，筋骨强健；40岁后则开始出现“肾气衰”的现象。而女子35岁前身体健壮，面貌娇嫩，头发生长旺盛；35岁后，精力开始不济，面部开始焦枯，头发开始脱落。因此，正常人进补，男子宜在40岁左右开始，女子宜在35岁左右开始。具体的进补方法，本着缺什么补什么的原则，可去医院请中医师确诊属于哪类症候，再选择相应的补药，使补得其所，补而受益。

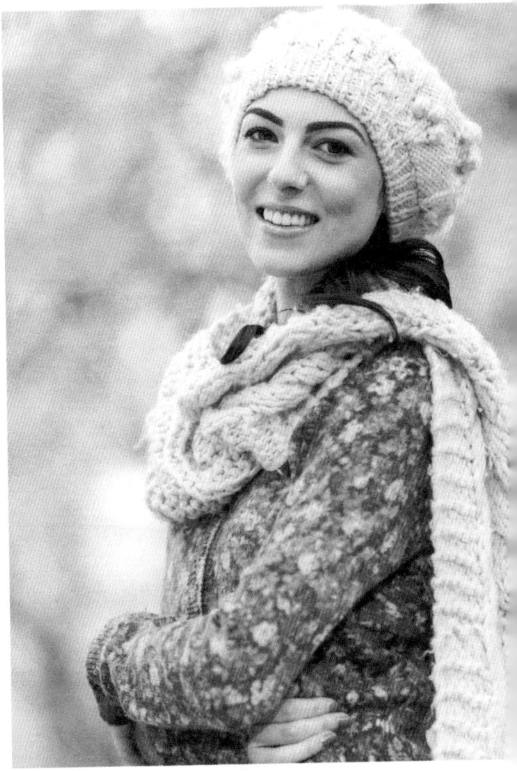

养生要领

冬至时分，应当科学地运用养生之道，调理得当。因为从冬至开始，生命活动开始由盛转衰，由动转静。此时科学养生有助于保证旺盛的精力而防早衰，达到延年益寿的目的。在精神调养方面，要尽量保持精神畅达乐观，不为琐事劳神，不要强求名利、患得患失。合理用脑，有意识地发展心智，培养良好的性格；时刻保持快乐，心态平和，振奋精神，在日常生活中发现乐趣。避免过度劳累，积劳成疾。根据自身情况，调整生活节律，建立合理的生活秩序，利用各种机会进行适当运动。

食补更重要

俗话说“药补不如食补”，食补在冬季调养中尤为重要。冬季温度低，人体为保持一定的热量，必须增加体内糖类、脂肪和蛋白质等物质的分解，产生更多的能量，以适应机体的需要。因此，应多吃富含糖类、脂肪、蛋白质和维生素的食物。

冬季，特别是从冬至开始，阴气达到鼎盛时期。中医认为，这个时候应当借阴补阴，夏病冬疗。简单地说，就是利用冬季气温寒冷、阴气鼎盛时期，运用穴位贴敷、针灸、内服药物等冬令进补的途径来治疗或预防多发于夏季或在夏季易加重的疾病。

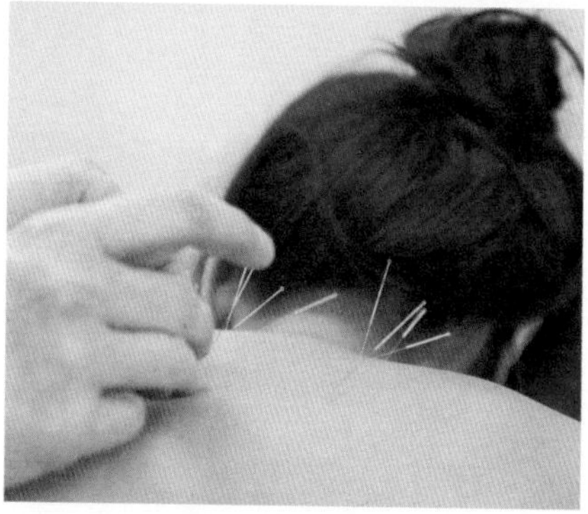

夏病冬疗适用于夏重冬轻的慢性疾病。夏天易加重的疾病是阴虚阳亢之病，所以应当在冬季加紧养阴。而寒冬季节，阴气最为浓重，此时最宜养阴，等到夏季到来时症状就会有所减轻。最普遍的夏病冬疗法是贴敷。冬至是三九的开始，也是每年贴敷的日子。三九天是一年中最冷的时候，此时阳气敛藏，气血不畅，皮肤干燥，毛孔闭塞。三九天采用贴敷的方法保健，是顺应四时特性的一种“内病外治”的疗法。

其方法是将配方的敷贴药物磨成细末，用姜汁调成糊状，从冬至那天开始，贴于人体重要的腧穴上，然后用胶布固定，每次贴 2 ～ 4 小时，每隔 9 天贴敷 1 次，连续 3 次为 1 个疗程。

贴敷可以达到健脾补肾、温阳益气、祛风散寒、通经活络等功效。贴敷主要可治疗本体阳虚、遇冬怕冷及呼吸系统反复发作的疾病，如反复感冒、咳嗽、支气管哮喘、慢性支气管炎、肺心病、慢性阻塞性肺病、慢性肠炎、慢性胃炎、夜尿频多等。

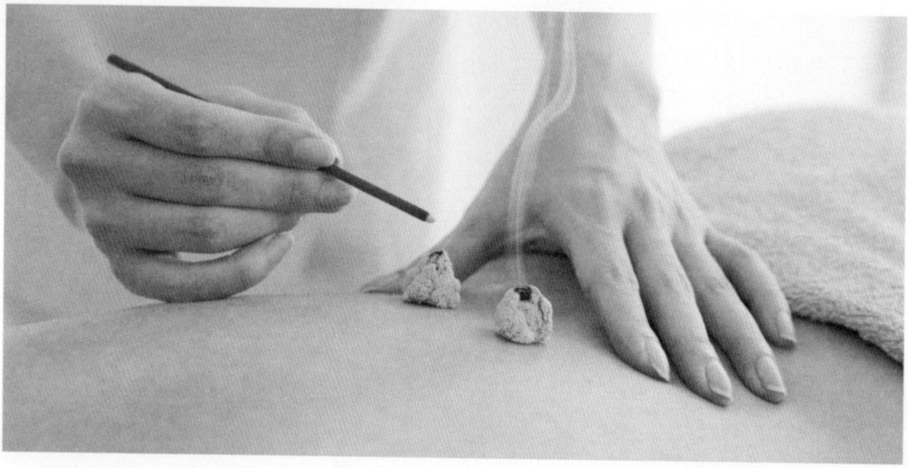

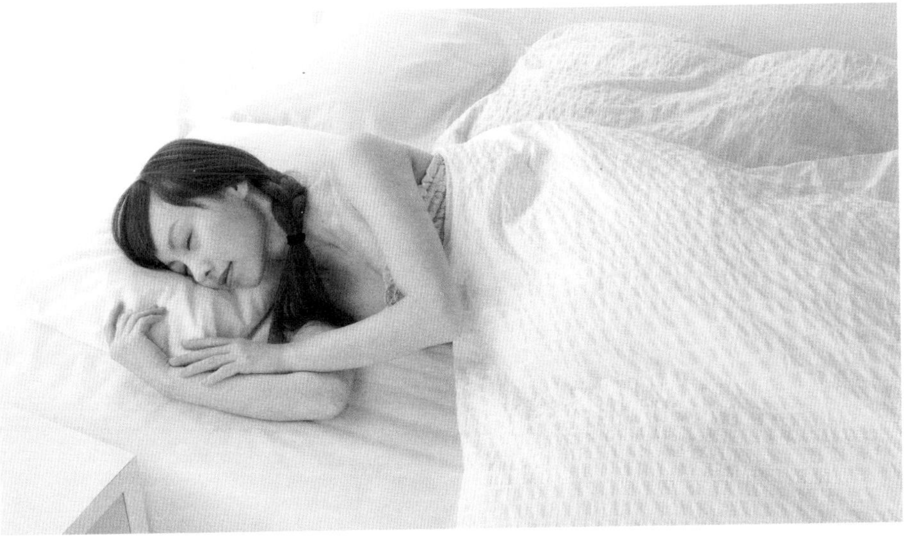

俗话说，“春困秋乏夏打盹，睡不醒的冬三月”。不少人在冬天特别容易犯困，哪怕是在大白天，也总想跟枕头来个亲密接触。一般来说，冬季易犯困与阳气不足有关。冬天天气寒冷，人体阳气不足，能量不足以抵御寒冷，自然想要睡觉补充能量了。中医认为，从冬至开始，阳气慢慢生发，这时再从肾上加把火，阳气自然就越来越足了，身体也就越来越健康了。当阳气充足的时候，自然也就不会感到犯困了。

第一，平时多参加体育锻炼，比如散步、跑步，这样可以让人运动后感觉到神清气爽、精力充沛。但是，如果运动后大量出汗就要注意保暖问题，以免感冒。晨练最好选择在阳光充足的时候，如果天气不好，最好取消晨练。经常锻炼不仅能让人神清气爽，而且还能健康长寿。

第二，保证睡眠。充足的睡眠不仅可以摆脱白天嗜睡，也是养肾的好方法。传统养生讲究睡觉时一定要关好门窗，使空气不流通，而且卧室也不宜太大。为什么呢？其实说起来很简单，卧室是聚集阳气的地方，如果太大的话，阳气聚集的浓度相对就比较小，而且，人在睡着的时候身体表面会形成一层阳气保护层，称之为卫气，如果室内有流动的空气就很容易把这层卫气吹散了，卫气被吹散后身体自然也就会从体内再度补充到身体表面，这样就会循环往复淘干阳气。身上的的阳气少了，这也就是为什么有些人早上起床感觉浑身没劲的原因了。

冬至除了注意起居和调养精神外，进补也很重要。冬补的方法有两种：一是食补，二是药补。冬补的药物有鹿茸、当归、黄芪等。鹿茸一般补气，对气虚、体弱、四肢无力、过度疲劳、头晕眼花、耳鸣等虚弱的人最为合适。适宜血虚眩晕、心悸失眠、虚劳咳嗽、便血等患者滋补调养。

【性味归经】

性	味	归经	毒性	用法用量
温	甘	肾经、肝经	无	1 ~ 2 克，研末冲服或入丸散，亦可浸酒

鹿茸

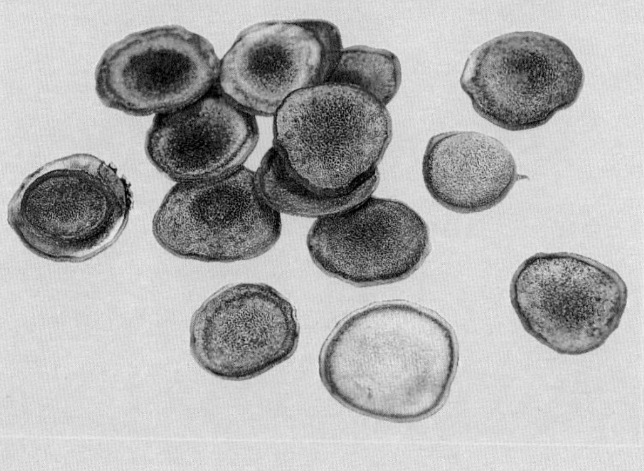

功效与作用

壮肾阳、益精血、强筋骨、调冲任、托疮毒。属补虚药分类下的补阳药。用于治阳痿滑精、宫冷不孕、羸瘦、神疲、畏寒等。

【使用禁忌】

凡阴虚阳亢、血分有热、胃中火盛、肺有痰热及外感热病未愈者禁服。

【相关饮食推荐】

鹿茸酒：取鹿茸片15克，用酒浸泡10天以上，每天2次，每次5毫升饮之。

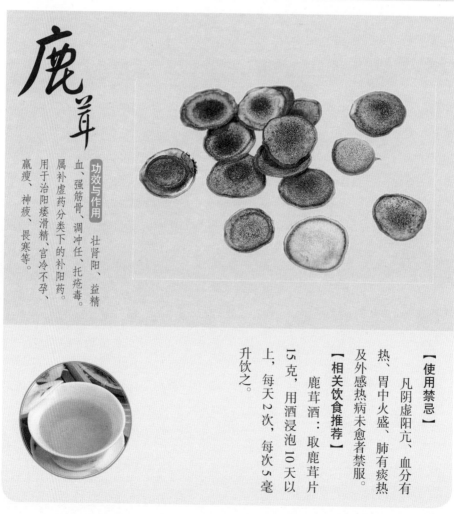

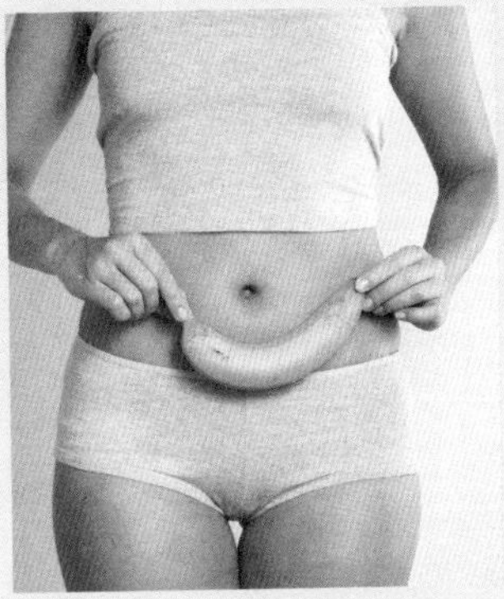

维持肠道健康，防止便秘

冬天，人们很少运动，喝水也减少了，这样就很容易发生便秘。长期便秘可导致大便带血、脱肛、肛裂或诱发痔疮等。宿便堆积在肠道里，毒素被肠道吸收，通过血液循环到达人体的各个部位，导致面色晦暗、皮肤粗糙、褐斑、痤疮、肥胖等。

治疗方法 酸奶可以防治便秘。每天食用酸奶、天然新鲜的酸奶酪或含双歧杆菌的制品，是维持肠道菌群平衡的一种好办法，有助于减轻便秘的症状。

妙方巧治本季常见病——溃疡

冬季，由于寒冷的刺激，人体的植物神经功能发生紊乱，胃肠蠕动的正常规律被扰乱；人体新陈代谢增强，耗热量增多，胃液及各种消化液分泌增多，食欲改善，食量增加，必然会加重胃肠功能负担。气温下降可以引起胃肠黏膜血管收缩，破坏胃肠黏膜的防御屏障，对溃疡的修复不利，还可导致新溃疡的出现。

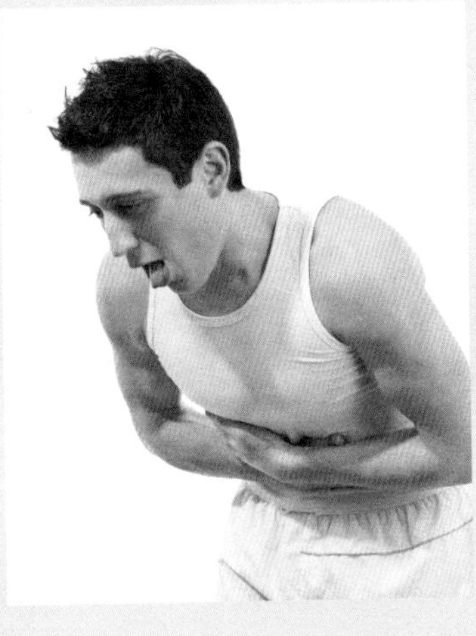

治疗方法 金橘根方：金橘根 30 克，猪肚 150 克。将金橘根洗净，猪肚洗净切成条，加清水以小火炖煮至汤少汁浓，调入盐等调料，饮汤吃猪肚。

冬至进补虽然是传统，但不代表人们可以随便乱补，冬至进补应当配合自己的体质进行。冬至时气温过低，人体为了保持一定的热量，必须增加体内糖类、脂肪和蛋白质等物质的分解，产生更多的能量，以适应机体的需要。因此，应多吃富含糖类、脂肪、蛋白质和维生素的食物。

【推荐食材三部曲】

一部曲：红糖

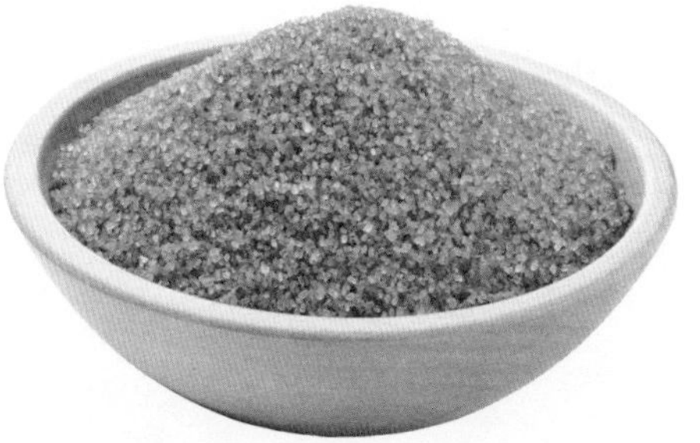

红糖味甘，性温，入脾经，具有益气补血、健脾暖胃、缓中止痛、活血化瘀的作用。中医营养学认为，性温的红糖通过『温而补之，温而通之，温而散之』来发挥补血作用。

二部曲：芹菜

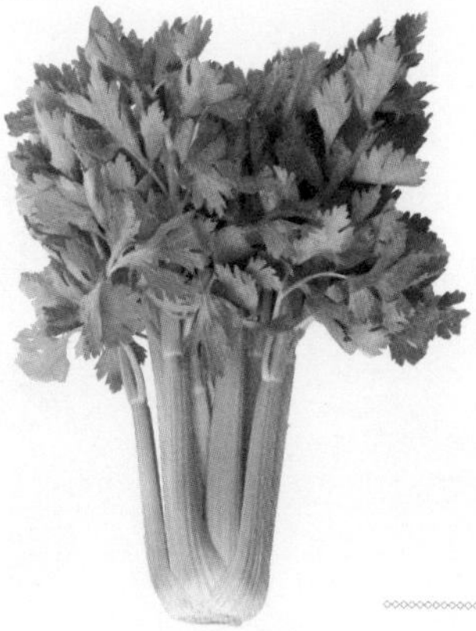

中医认为，芹菜味甘、辛，性凉，无毒，入肝、胆、心包三经，具有清热除烦、平肝、利水消肿、凉血止血等功效，主治高血压、头痛、头晕、暴热烦渴、黄疸、水肿等。

三部曲：糯米

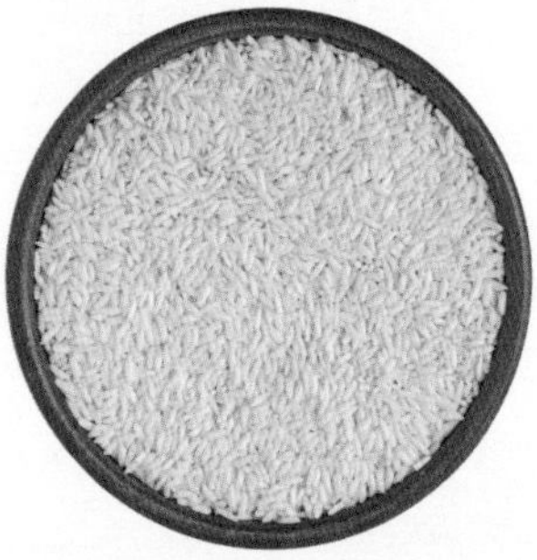

从中医的角度来说，糯米是一种温和的滋补品，有补虚、补血、健脾暖胃、止汗等作用，适用于脾胃虚寒所致的反胃、食欲减少、泄泻和气虚引起的汗虚、气短无力、孕期腹坠胀等症。

功效作用

银耳味甘、淡，性平，无毒，既有补脾开胃的功效，又有滋阴润肺的作用。

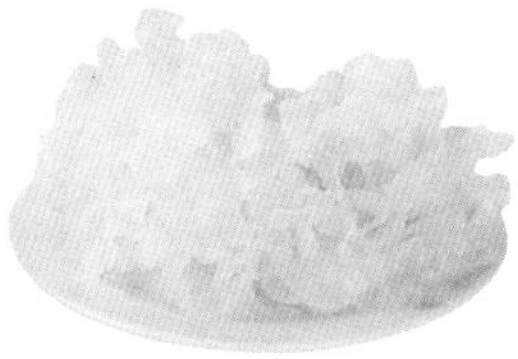

银耳

鸡汤特别是老母鸡汤向来以美味著称，其补虚的功效也众所周知。鸡汤还可以起到缓解感冒症状、提高人体的免疫功能的作用。

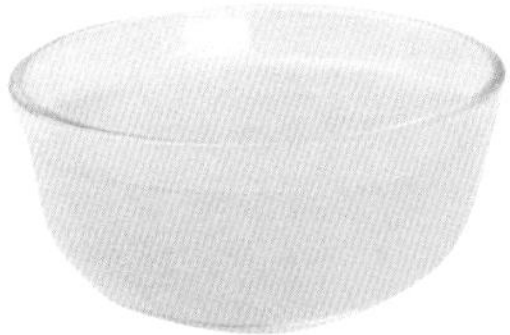

鸡汤

原料组成

银耳10克，鸡肉100克，大枣10克，盐适量

做法

先将银耳用清水泡软，然后与鸡肉加水同煮，放入大枣，大火煮开，改小火煮半小时，加入盐调味即可。

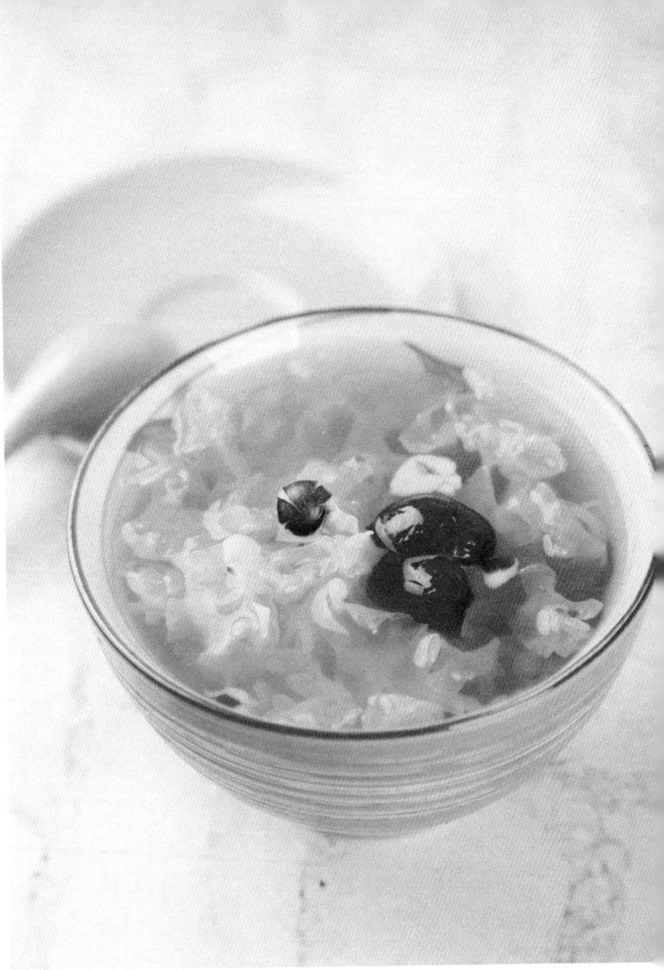

冬至时节喝一碗银耳鸡汤，驱寒、补气虚

银耳鸡汤有较好的补益之功，尤益于年老体弱、病后气血亏损等一切衰弱病症。银耳为养阴润燥之佳品，尤适于肺、胃阴虚之人，老幼皆宜，可常食。银耳鸡汤为传统的滋补之品，适用于气血亏虚、五脏虚损之纳少、虚弱头晕、小便频数、耳鸣、四肢乏力、身体羸瘦、产后乳少、精少精冷、大小肠有热之痢疾、便血、痔疮、咽喉疼痛者。

小寒

温肾壮阳，年头年尾肾都强

小寒养生指南

小寒，是二十四节气中的第 23 个节气，在 1 月 5 ~ 7 日之间，此时太阳运行到黄经 285° 。小寒，与大寒、小暑、大暑及处暑一样，都是表示气温冷暖变化的节气。小寒时节，阴冷干燥、寒意逼人，是一年中最寒冷的时期。不管是食补，还是合理锻炼及调理起居，都可以让人们安心地度过一年之中最寒冷的季节，具体可通过以下几方面来保养。

滋补优先。节气到了小寒，跟天气一样，人体也呈现“阴盛阳衰”的状况，受寒冷气候的影响，身体需要补充足够的营养，这样可以大大提高人体耐受寒冷的能力和免疫功能，为此，日常饮食中，要多食一些温热食物，以补益身体，防御寒冷气候对人体的侵袭。这类食物主要有羊肉、狗肉、鸡肉、糯米、韭菜、茴香、香菜、南瓜、蒜、大枣、栗子、核桃仁、杏仁及姜、辣椒、胡椒、葱等。虽然强调“滋补优先”，但对常人来说，千万不要大吃特吃肥腻之物或者为了“补”而“补”，一定要有的放矢。

锻炼因人而异。小寒节气正是人们加强身体锻炼、提高身体素质的大好时机。但要根据个人身体的情况进补，切不可盲目，即使身体强健的人，也要讲究方式方法。日常生活中，要经常散步、慢跑、做操等。在天气较暖和的时候要适当到室外活动，以减少感冒的发生。

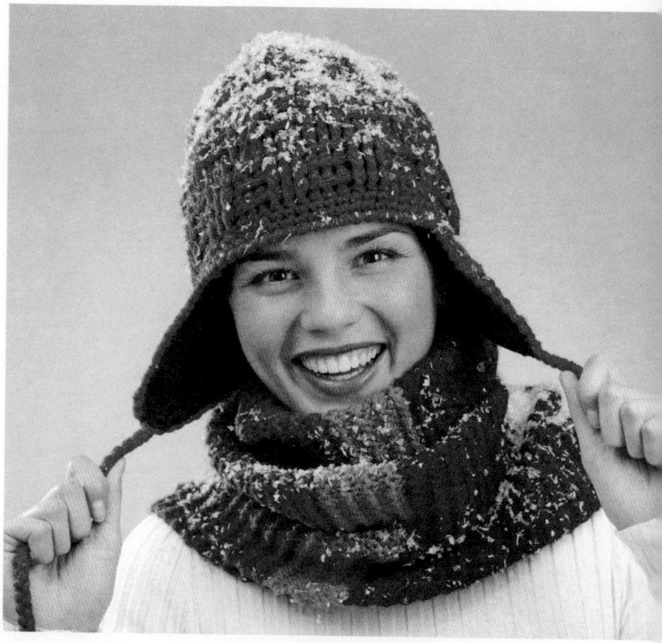

小寒的养生原则

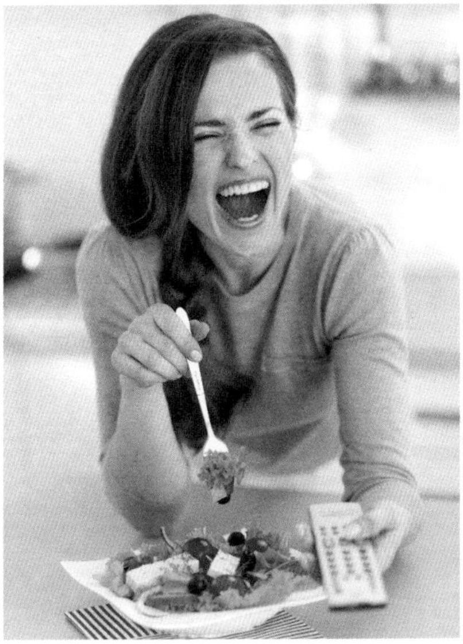

数九寒天先养肾

小寒为寒邪最大的节气。中医认为，寒邪伤肾阳，肾的阳气一伤，容易出现腰膝冷痛、易感风寒、夜尿频多、阳痿遗精等现象；肾阳气虚又会伤及肾阴，肾阴不足，则咽干口燥，头晕耳鸣随之而生。因此，小寒时节要先养肾。

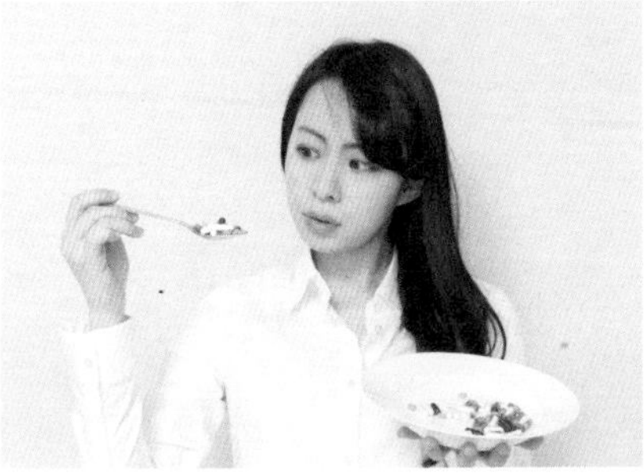

天寒地冻多食粥

民间有冬至吃红豆粥，腊月初八吃腊八粥的习惯，常吃此类粥有增加热量和营养的功能，提倡晨起服热粥，晚餐节食，以养胃气。另外，还有补阳驱寒的羊肉粥、养心除烦的小麦粥、益精养阴的芝麻粥、消食化痰的萝卜粥、养阴固精的胡桃粥、健脾养胃的茯苓粥、益气养阴的大枣粥等都适宜在冬季食用。

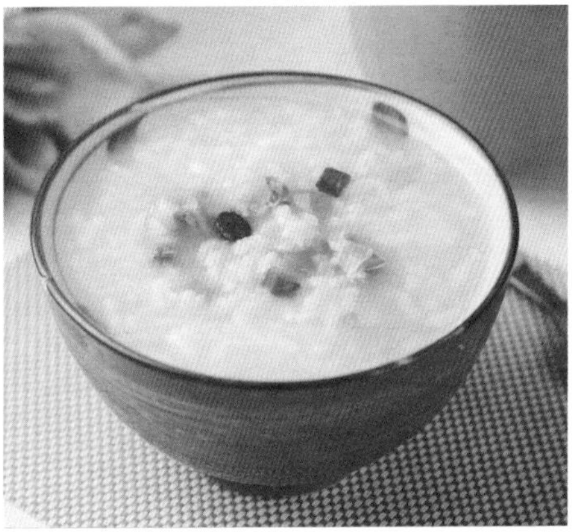

冬季不宜乱补

寒冬腊月是进补壮阳的好时候，一些体弱多病者常服用一些壮阳药食进行调理或御寒，但是效果不一定好。补阳药食主要适用于阳虚患者，如阳痿、早泄、性欲减退等。如果随便或者刻意服用一些“壮阳品”，往往会对身体造成损伤，因此不宜乱服。

冬天正是进补的时候，但是因为人们不明白排毒的缘故，结果补得油光满面、口干口苦、胸口发闷。身体吃不消了，才发现太阳穴的位置和手背上的青筋暴起。很明显，体内的“毒”太多，肝胆负担太重。怎么办呢？敲打肝胆经，排出体内的湿热。正值三九寒冬，寒冷的气候最能考验一个人的体质。在这场比赛中，肝主疏泄与胆主升阳的能力是重要的考核指标。在小寒时节，气血旺于胆经，正是提升肝胆气血的好时机，一定不能错过。

胆经在大腿的外侧，就是平时我们裤子外裤线的位置。每天早晨起来，双手沿着裤线的位置来回推拿。哪里痛，哪里就是毒素的淤积所在，要重点敲打和推揉。每天敲一敲胆经，能促进肝胆排毒，增强身体免疫力。

肝经在大腿的正内侧，也就是内裤线的位置。每天睡觉之前把双腿打开，先从左腿开始，双手相叠按在大腿的根部，稍用力向前推到膝盖。反复推上几十遍就可以打通肝经、疏调肝气，使肝脏充分排毒。如此坚持早起敲胆经，晚上推拿肝经。用不了一个月，你就会发现自己变得身轻体健，工作也有精神了。

女性朋友通过这个方法，可以解决腿粗的烦恼，同时可以清除脸上的黑斑，达到美容美体的效果。在经期前后做一做，还可以调节月经。男性可以通过这个方法升发阳气、充沛精力，改善生活质量；而老年人可以用它来作为保健养生的日常功课。排毒养生，一招在手，百毒不侵。除了按摩手段之外，想要保障肝胆的正常工作，当然还要注意饮食，不能暴饮暴食。同时，要避免熬夜，晚上 11 点至凌晨 3 点是肝胆排毒的重要时间，这个时候一定要睡觉，以免累坏了肝胆。

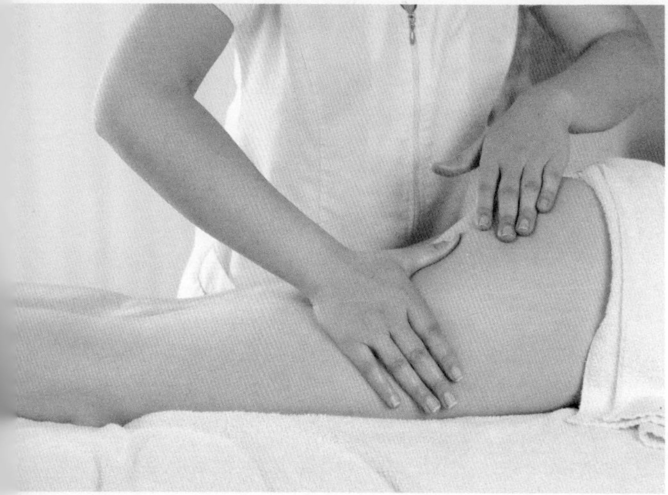

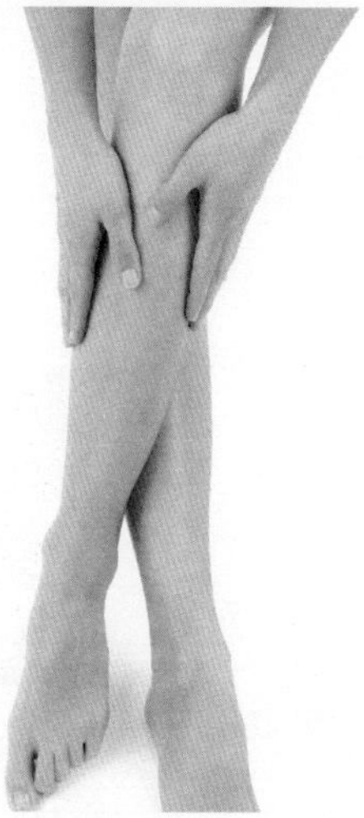

小寒保暖找气冲

进入小寒，就几乎进入了一年中最冷的时候。人们要采取一些措施抵御寒冷，保暖健身。我们可以寻找气冲穴常常按揉。气冲穴下边有一根跳动的动脉。先按揉气冲穴，后按揉动脉，一松一按，交替进行，一直按揉到腿脚有热气下流的感觉为止。此法俗称“放血法”，对促进腿部血液循环有益处。根据“动则生阳”的观点，通过按摩这个穴位，可加强对手脚的锻炼，增强手脚的御寒功能。可以疏通经络、活血化瘀、改善血液循环和新陈代谢，从而达到御寒保暖、祛病健身的目的，顺利度过难挨的冬天。

【取穴】 位于腹股沟稍上方，当脐中下5寸，距前正中线2寸。

【功效】 调经血、理气止痛。

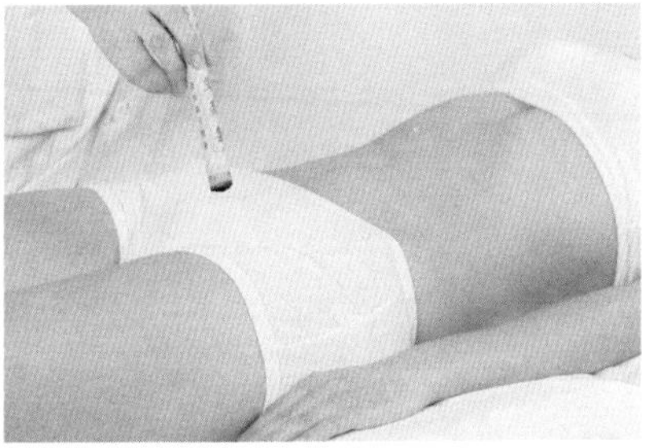

艾灸方法 用艾条雀啄灸气冲穴5～10分钟，每日1次。

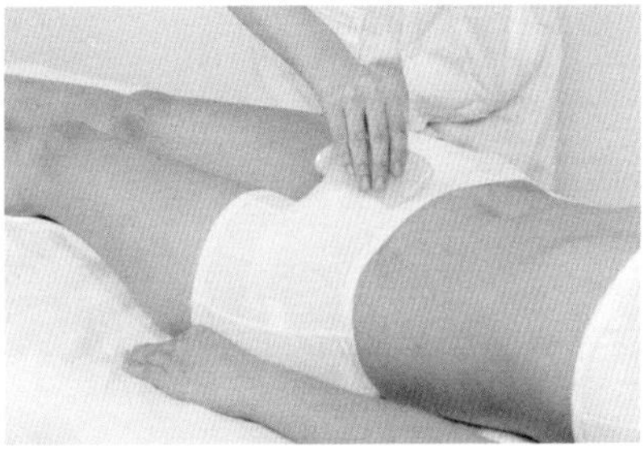

刮痧方法 用面刮法刮拭气冲穴，以出痧为度，隔天1次。

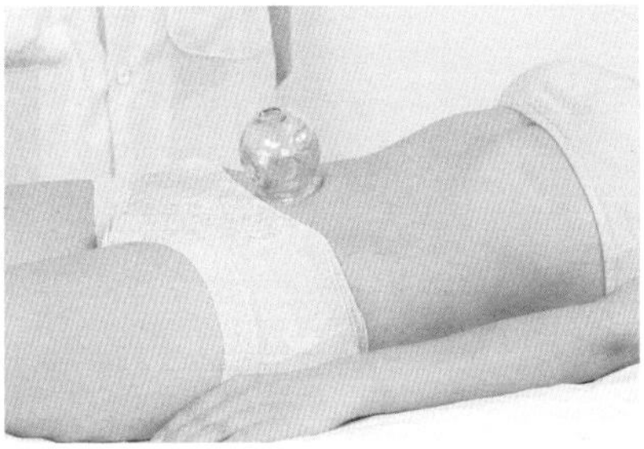

拔罐方法 将火罐吸附在气冲穴上，留罐10～15分钟。

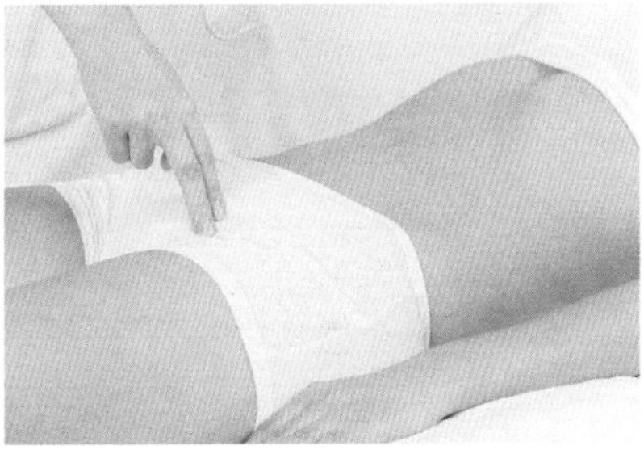

按摩方法 用食指、中指指腹按揉气冲穴3～5分钟。

小寒要合理温补。说到进补，自古就有“三九补一冬，来年无病痛”的说法。人们在经过了春、夏、秋近一年的消耗后，脏腑的阴阳气血会有所偏衰，合理进补既能及时补充气血津液，抵御严寒侵袭，又能使来年少生疾病，从而达到事半功倍的养生目的。在冬令进补时应采用食补、药补相结合的方式，以温补为宜。因此，我们可以选用常用补药黄芪来合理温补。

【性味归经】

性	味	归经	毒性	用法用量
微温	甘	肺经、脾经	无	9 ~ 30克

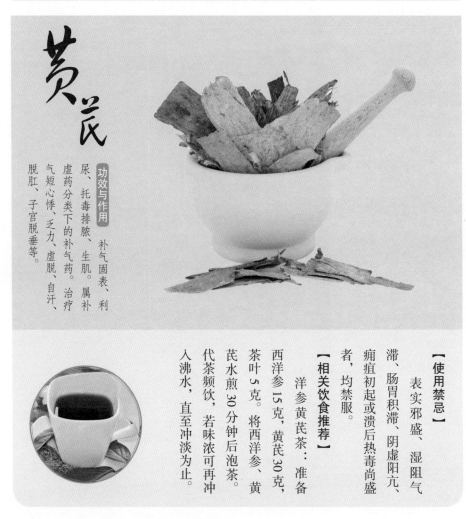

黄芪

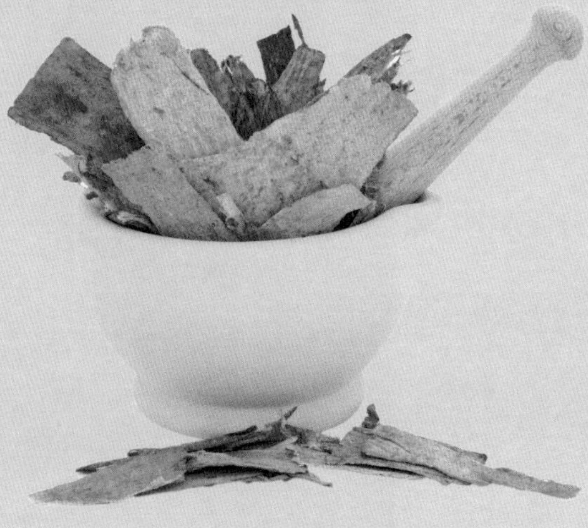

功效与作用 补气固表、利尿、托毒排脓、生肌。属补虚药分类下的补气药。治疗气短心悸、乏力、虚脱、自汗、脱肛、子宫脱垂等。

【使用禁忌】

表实邪盛、湿阻气滞、肠胃积滞、阴虚阳亢、痈疽初起或溃后热毒尚盛者，均禁服。

【相关饮食推荐】

洋参黄芪茶：准备西洋参15克，黄芪30克，茶叶5克。将西洋参、黄芪水煎30分钟后泡茶。代茶频饮，若味浓可再冲入沸水，直至冲淡为止。

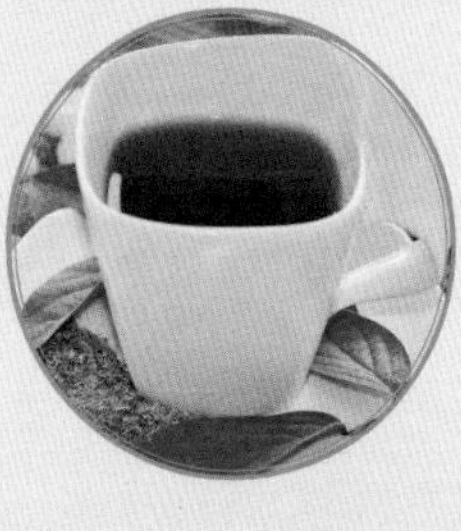

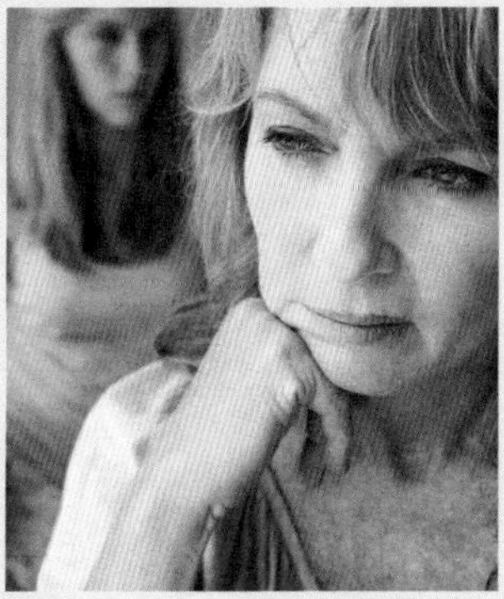

中药治疗小寒易发的老年性低血压

低血压常因心悸怯弱、劳思过度，或久病心血不足，或饮食所伤、脾胃不和，或肾阴亏耗等导致气血生化不足，脑髓失养而引起。人到老年就容易气血不足，再加上小寒季节气候寒冷，冷则血凝，血液流动更慢，就容易形成老年性低血压。

治疗方法 有低血压的老人可用党参15克、黄精12克、肉桂10克、大枣10颗、甘草6克，水煎服，每日1剂，连续服15日。对治疗低血压效果很好。睡前也可含几片人参，亦可用人参3～5克、黄芪10克炖肉食用。

妙方巧治本季常见病——口腔溃疡

口腔溃疡是口腔黏膜疾病中常见的溃疡性损害，好发于唇、颊、舌缘等部位，有周期性复发的特点。可分为实火和虚火两种类型。冬天气候干燥，容易引起人体生理的微妙变化，使机体抵抗能力下降，会加重口腔溃疡的发作。天气干燥，人们往往喜欢吃辛辣刺激的食物，更容易促成口腔溃疡多发。

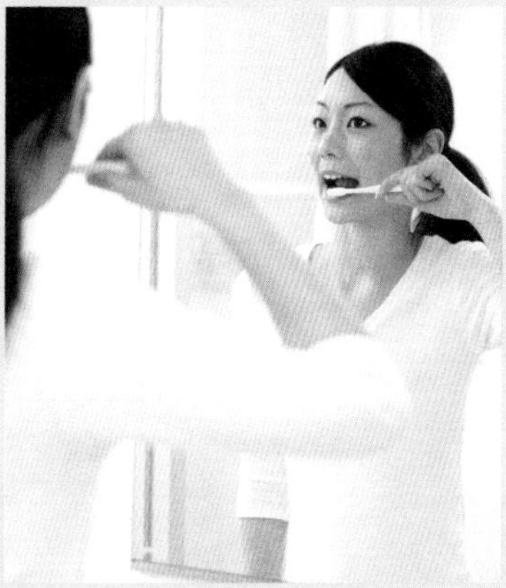

治疗方法 绿豆生地方：绿豆60克，生地黄30克。绿豆、生地黄洗净，加适量水煎煮至绿豆开花后去除生地黄，食豆饮汤。每日1剂。

冬季干冷的时候，要注意冬日养生，特别强调的一点是“养肾防寒”：要补血、补气、补阴、补阳。进补时不可贪恋油腻、辛辣的食品，应以补气润燥为主，还要根据自己的体质选择适宜的补品，最忌盲目进补。

【推荐食材三部曲】

一部曲：当归

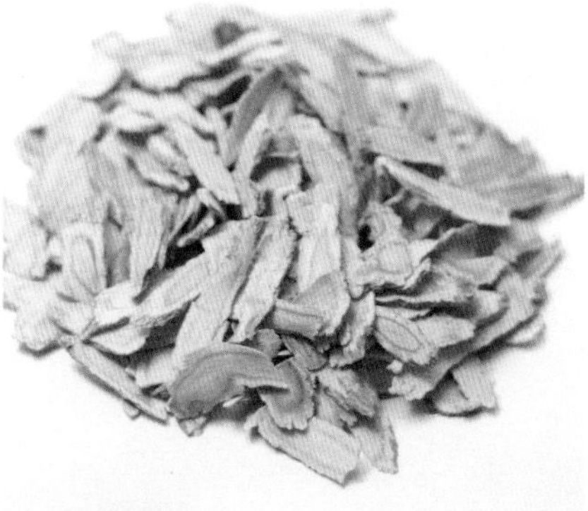

当归味甘、辛，性温，入心、肝、脾三经，具有补血活血、调经止痛、润燥滑肠的功效。冬季进补重在『补气、补血、补阳』，补气适宜选择当归进补。

二部曲：柚子

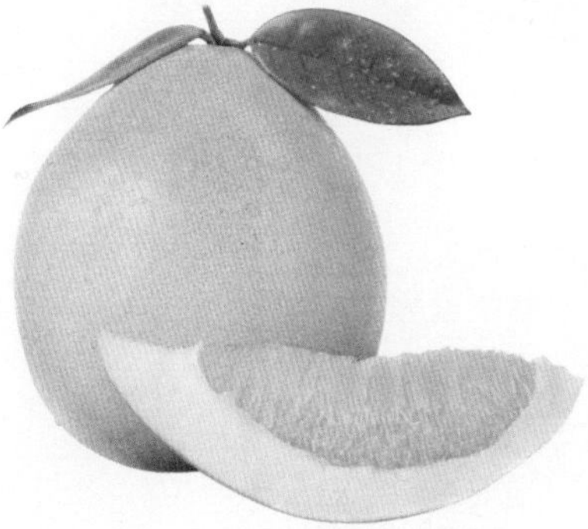

《本草纲目》中说，柚子味甘、酸，性寒，具有理气化痰、润肺清肠、补血健脾等功效，能治食少、口淡、消化不良等症，能助消化、除痰止渴、理气散结。

三部曲：扇贝

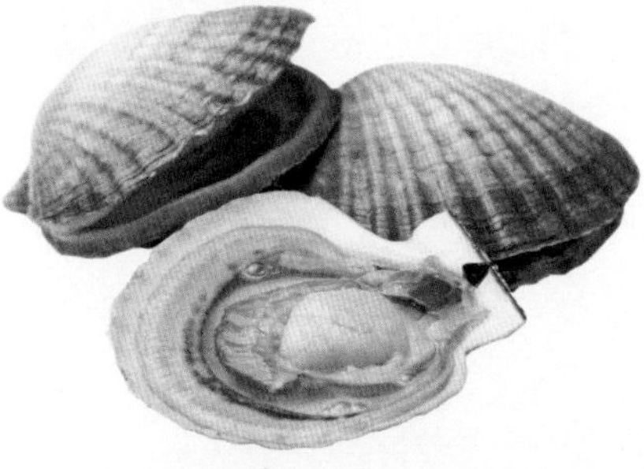

中医认为，扇贝味甘、咸，性微温，有滋阴养血、补肾调中的功效，主治消渴、肾虚尿频、食欲不振等。

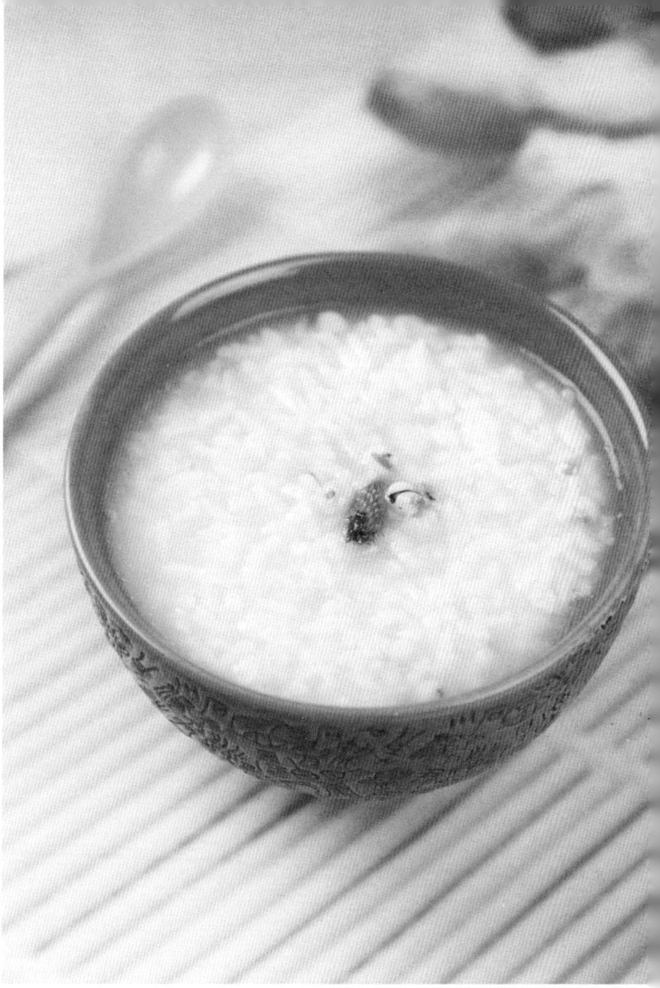

功效作用

桂枝味辛、甘，性温，归心、肺、膀胱经，具有发汗解肌、温经通脉、助阳化气、散寒止痛的功效，对于赖在经络、肌肉、关节中不走的风寒之邪有很好的驱散作用。

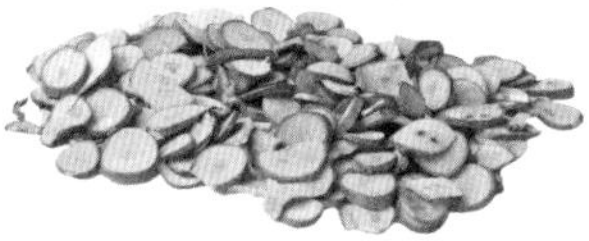

桂枝

葱白具有发汗解表，通达阳气的功效。内服主要用于治疗外感风寒、阴寒内盛、格阳于外、脉微、厥逆、腹泻，外敷治疗疮痈疔毒。

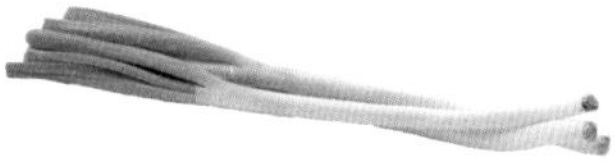

葱白

原料组成

桂枝10克，粳米100克，葱白2根，姜3片

做法

①将桂枝洗干净后放入锅中，加入适量清水浸泡10分钟左右，再加水煎取汁。

②把粳米放入煎好的桂枝水中熬煮，当粥快熟的时候，把洗好的葱白和姜片放入锅中，煮两开即可。

桂枝粳米粥，预防风湿病

人体虚弱，气血不足，或劳累过度，肌肤毛孔疏于防守，风寒湿邪气就会乘机侵入人体，注于经络，留于关节，使气血痹阻，从而出现关节疼痛、局部肿胀、弯曲不利、关节畸形等症状。由于冬天气候严寒，很容易让风湿病在这个时候“卷土重来”。如果不加注意，很可能会加重病情。冬季食用桂枝粳米粥可以减少风湿的折磨。

大寒

防风御寒，壮腰健肾强筋骨

大寒养生指南

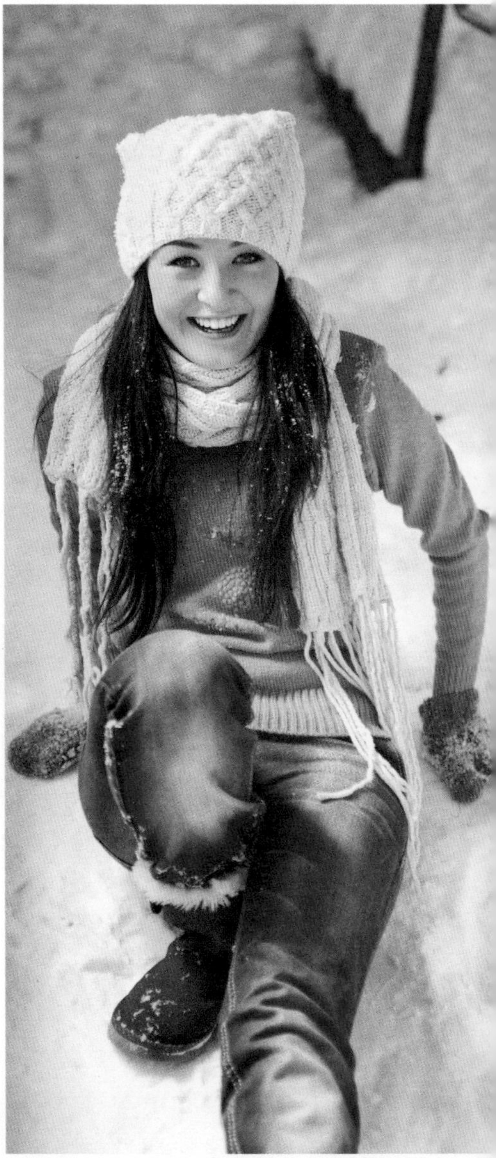

大寒，是全年二十四节气中的最后一个节气。在每年1月20日前后，此时太阳到达黄经300°。大寒时节，冰天雪地，寒风凛冽，天气已经冷到极点，此时的冷较之小寒更深、更浓。这时寒潮南下频繁，是中国大部分地区一年中的最冷时期，风大、低温，地面积雪不化，呈现出冰天雪地、天寒地冻的严寒景象。大寒时节，天气依旧寒冷，驱寒保暖还需注重。除了从饮食上进行滋补，以抵御疾病的侵袭之外，还要从生活起居方面着手对抗严寒。

进补宜“封藏”。大寒时节，天气严寒，人体新陈代谢相对减慢，皮肤毛孔收缩，散热减少。但进补到这时需收尾，偶尔吃些狗肉、羊肉无妨，为了逐渐适应春季舒畅、生发的季节特点，不宜再多吃姜、葱等辛散食物，更不适合大量饮酒。可适当吃些白菜、油菜、胡萝卜、菜花等蔬菜，此外，还需多饮水。

御寒保暖。大寒时节，天气寒冷，上了年纪的人往往都有肌肉萎缩和动作缓慢的现象，因此，选择宽大松软、穿脱方便的冬装很重要。患有哮喘、气管炎、胃溃疡的人，应再增加一件背心，有利于保护心、肺和胃部，不至于使其受寒。

大寒的养生原则

濡养五脏六腑

古有“大寒大寒，防风御寒”的说法，大寒时节气温较低，人体的新陈代谢变缓，五脏六腑既需要吸收充足的养分来抵御风寒，又要迎接立春的生发之气。同时，由于大寒是冬季的最后一个节气，为脾所主。因此，此时养生的关键是补气养血，濡养脏腑，并注意养藏、养阴等。

大寒滋补原则

严寒天气，人体的代谢相对减慢，皮肤的毛孔收缩，散热少了。在饮食调配上，要增加一些厚味，如炖肉、熬鱼、火锅等。牛肉、羊肉、狗肉滋养脏腑、增加营养，是冬季滋补的佳品。在调味品上可以选用一些辛辣食物，如辣椒、胡椒、姜、蒜等。绿色蔬菜当然是不可缺少的。冬季自古以来是人们最重视的进补时节，因为冬季天寒地冻，万物伏藏。人与天地相应，各种功能活动也处于低潮期，此时最易感受寒邪。所以冬季食补应该顺应自然，选择食物注意益气补阳及“血肉有情”之品，可以增强机体抗御风寒和外邪的能力。

蓄养精锐护阳气

冬季寒气笼罩，此时调神，当以收敛、封藏为主，以保护人体阳气，使其闭藏、内养而不被打扰，神气不外露，以蓄养精锐，来年方能体态安康。要做到早睡晚起，等到日光出现时起床才好，不要让皮肤开泄出汗，汗出过多会耗伤阳气。

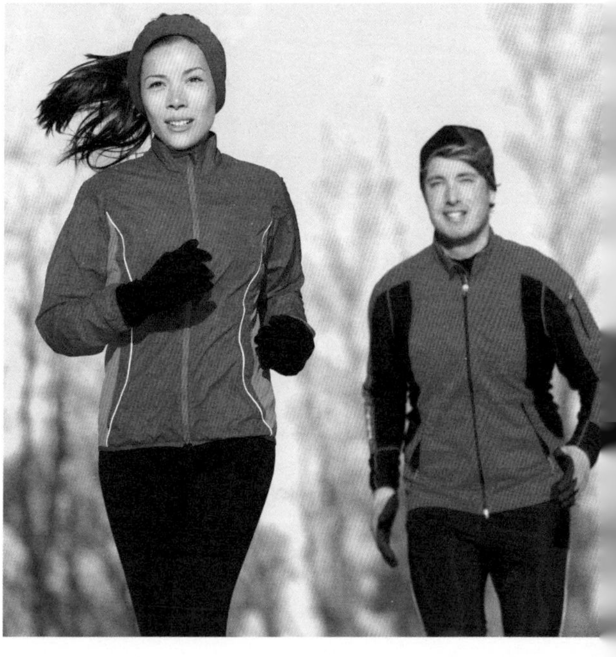

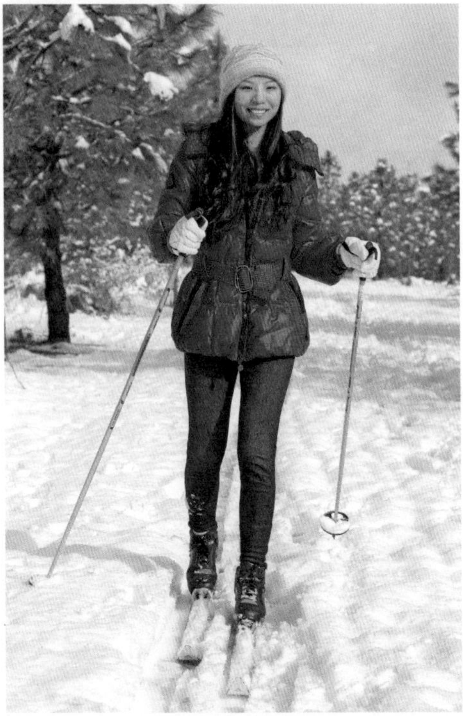

滑雪是一项既浪漫又刺激的体育运动。大寒时节室外温度非常低，许多人因此对室外活动望而却步，但如今滑雪却得到了越来越多人的青睐，成为了最热门的冬季户外运动之一。

滑雪运动特别是现代竞技滑雪发展至今，项目在不断增多，领域在不断扩展，但纯竞技滑雪具有鲜明的竞争性、专项性，相关条件要求严格，非一般人所能具备和适应的。许多非专业的滑雪者通常倾向于旅游滑雪，因为是出于娱乐、健身的目的，受人为因素制约程度很轻，男女老幼均可在雪场上轻松、愉快地滑行，饱享滑雪运动的无穷乐趣。高山滑雪具有动感强、魅力大、惊险、优美、自如、可参与面广的特点，故高山滑雪被人们视为滑雪运动的精华和象征，更是旅游滑雪的首选和主体项目。

如果选择的是高山滑雪，在来到雪场之后，首先应仔细了解滑雪场地的高度、宽度、长度、坡度及走向。由于高山滑雪是一项高速运动的体育项目，看来很远的地方一眨眼就到了，滑雪者若不事先了解滑雪道的状况，滑行中一旦出现意外情况，根本就来不及做出反应。这一点初学者尤其要谨记。要根据自己的水平选择适合自己的滑雪道，切不可过高估计自己的水平，要循序渐进，最好能请一名滑雪教练。

在滑行中如果对前方情况不明，或感觉滑雪器材有异常时，应停下来检查，切勿冒险。在结伴滑行时，相互间一定要拉开距离，切不可为追赶同伴而急速滑降，容易摔倒或与他人相撞。初学者很容易发生这种事故。在中途休息时要停在滑雪道的边上，不能停在陡坡下。滑行中如果失控跌倒，应迅速降低重心，向后坐，不要慌乱地挣扎，可抬起四肢，屈身，平稳向下滑动。要避免头朝下，更要绝对避免翻滚。

肾脏是人体的重要脏器之一，中医认为肾脏是先天之本。肾脏功能是否正常，对健康长寿具有举足轻重的作用。冬天正好是养肾的最佳季节。中医认为，肾主藏精，开窍于耳，耳朵的孔窍是肾气的代表，而耳朵是肾的一个外在表现。因此，中医治疗肾脏疾病的穴位有很多在耳部。在此，可以采用穴位按摩的方法，让双耳进行适当锻炼，即可起到强肾壮腰、养生延年的作用。中国古代就有利用耳朵穴位按摩，以协调人体的气机，从而达到养生的目的。下面教大家几个按揉耳朵的方法。

手摩耳轮法

双手握空拳，以拇指和食指沿耳轮上下来回摩擦，直至耳轮充血发热为止。这个方法可以健脑、强肾、聪耳、明目，能够防治阳痿、尿频、便秘、腰腿痛、颈椎病、心慌、胸闷、头痛、头昏等病症。

双手拉耳法

左手举过头顶向上牵拉右侧耳朵 15 ~ 20 下，然后右手同样牵拉左耳 15 ~ 20 下。这一锻炼还可促进颌下腺、舌下腺的分泌，能够减轻喉咙疼痛，对于慢性咽炎也有疗效。

搓弹双耳法

两手分别轻捏双耳的耳垂，再搓摩至发红发热，然后揪住耳垂往下拉，再放手让耳垂弹回。每天进行 2 ~ 3 次，每次 20 下。这一方法可以促进耳朵的血液循环，达到强肾壮腰的功效。

提拉耳尖法

用双手拇指和食指夹捏耳郭尖端，向上提揪、揉、捏、摩擦 15 ~ 20 下，使局部发热发红。这个按摩方法有镇静、止痛、清脑明目、退热、抗过敏、养肾等功效，可以防治高血压、失眠、咽喉炎和皮肤病。

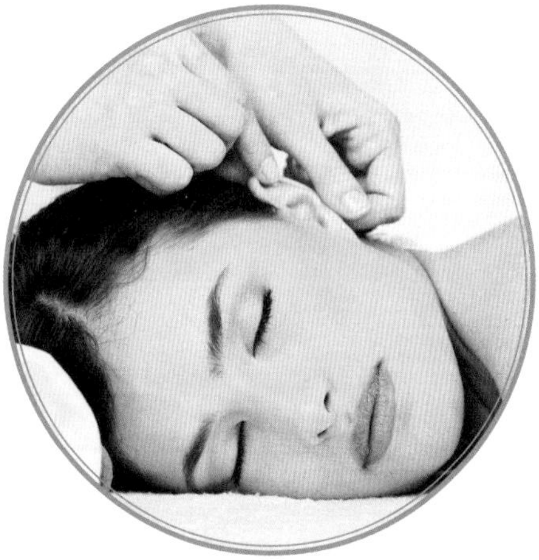

冬天是最适合保养肌肤的季节。以黄褐斑为例，夏天的时候保养，需要花费很多的精神，而若在冬天来防治，则可以达到事半功倍的效果。这就像傍晚浇花，水分不但不会被蒸发，还可兼得晨露的滋养。对于黄褐斑来说，枸杞子是个不错的选择，枸杞子最适宜在大寒时节食用，因为过了冬至，阳气慢慢生发，季节慢慢向春天过渡，这个时候枸杞子将很好地补肝肾。无论是因为肝气郁结还是肾水不足引起的黄褐斑，找枸杞子帮忙都能起到一定的疗效。

【性味归经】

性	味	归经	毒性	用法用量
平	甘	肾经、肝经	无	6 ~ 12克，水煎服；或入丸、散、膏、酒剂

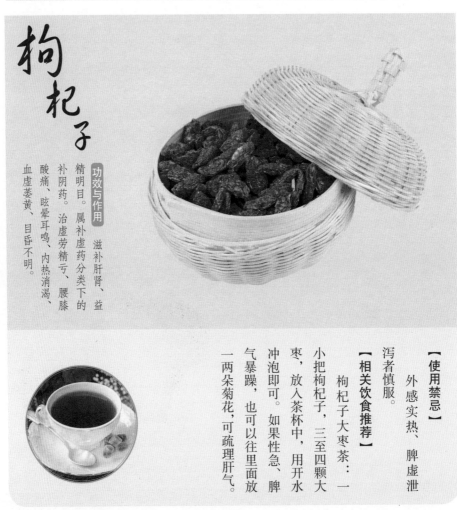

枸杞子

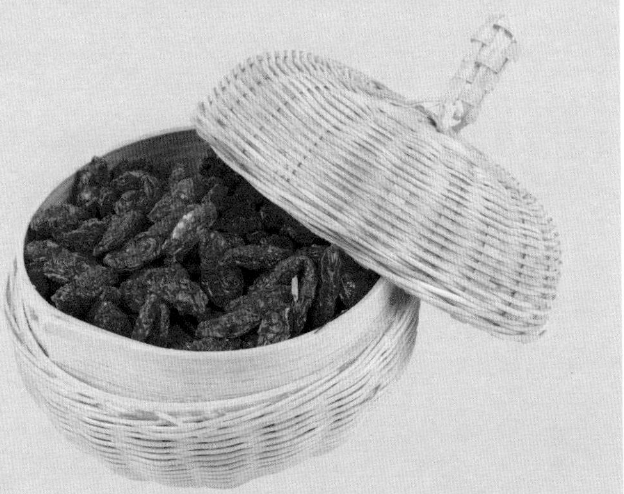

功效与作用 滋补肝肾、益精明目。属补虚药分类下的补阴药。治虚劳精亏、腰膝酸痛、眩晕耳鸣、内热消渴、血虚萎黄、目昏不明。

【使用禁忌】

外感实热、脾虚泄泻者慎服。

【相关饮食推荐】

枸杞子大枣茶：一小把枸杞子，三至四颗大枣，放入茶杯中，用开水冲泡即可。如果性急、脾气暴躁，也可以往里面放一两朵菊花，可疏理肝气。

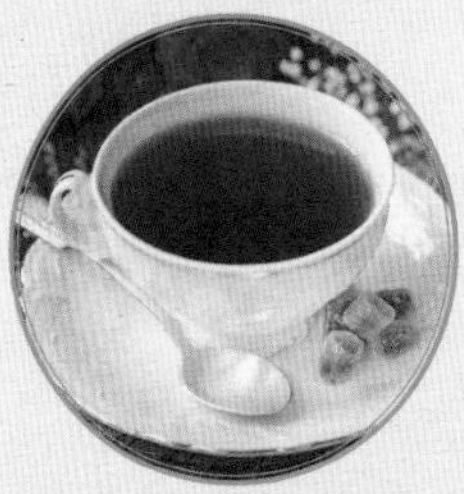

多方面预防大寒易得的皮肤瘙痒

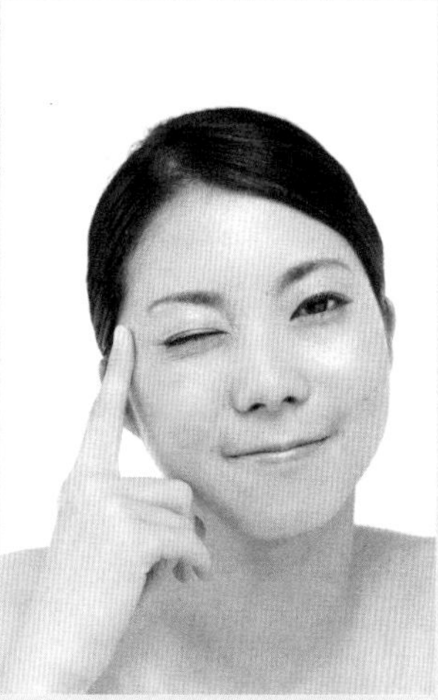

中医认为，气虚则卫气不固，血虚则可生风，气血两虚则皮肤失于濡养，营卫二气有失，就易受风寒、风热的侵扰，造成皮肤痛痒。在大寒时节，老年人预防皮肤瘙痒，要注意饮食清淡，多吃蔬菜、水果，摄取足够的维生素，并保持大便通畅。烧烤煎炸类食品，不吃为好。环境上，要注意室内环境适宜，保温保湿。暖气不要太热，温度也不要太低，过凉过热，过于湿润或干燥都不好。

治疗方法 如果空气过于干燥，应使用加湿器。对于皮肤瘙痒，可用炉甘石洗剂，或用白醋与甘油 1 ：3 的混合液，对局部皮肤涂擦有解痒作用。

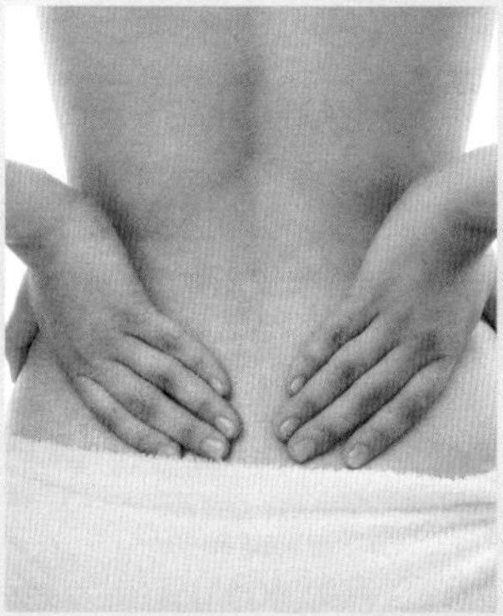

妙方巧治本季常见病——急性肾炎

急性肾炎是急性肾小球肾炎的急性发作，多为链球菌感染后引起，多见于儿童及青少年，一般继发于咽喉炎、扁桃体炎、猩红热、流行性腮腺炎、化脓性皮肤病等。其前驱感染后可有 1 ~ 3 周潜伏期。在我国北方，冬季是链球菌感染性疾病如咽炎、上呼吸道感染、扁桃体炎的好发季节，因此冬季易患急性肾炎。

治疗方法 香菇方：香菇、冰糖各适量。将香菇泡发、洗净、去蒂，加冰糖共炖，温服。每日 1 剂，连服 10 ~ 15 天。

大寒节气后，要多吃温性食品，如鸡肉、羊肉、芥菜、韭菜、橘子、橙子等，烹调菜肴时还可适当多放些葱、姜、蒜、辣椒、料酒等温性食物及调料进行调味。冬季是肾主令之时，肾主咸味，心主苦味，咸能胜苦。故《四时调摄笺》中指出："冬日肾水味咸，恐水克火，故宜养心。"

【推荐食材三部曲】

一部曲：豆腐

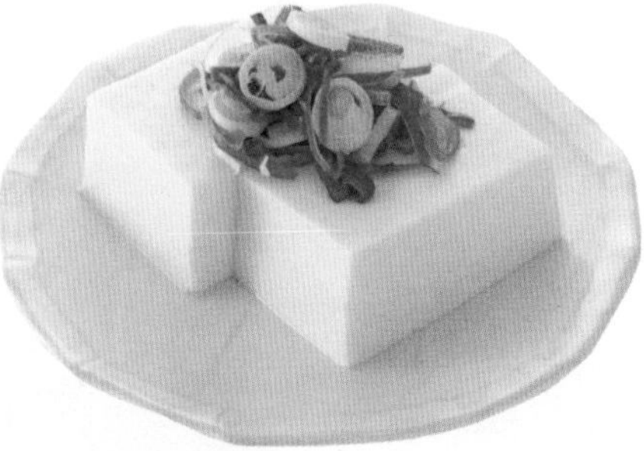

中医书籍记载：豆腐，味甘，性凉，入脾、胃、大肠三经，具有益气和中、生津解毒的功效，可用于赤眼、消渴等症，并解硫黄、烧酒之毒。

二部曲：紫苏

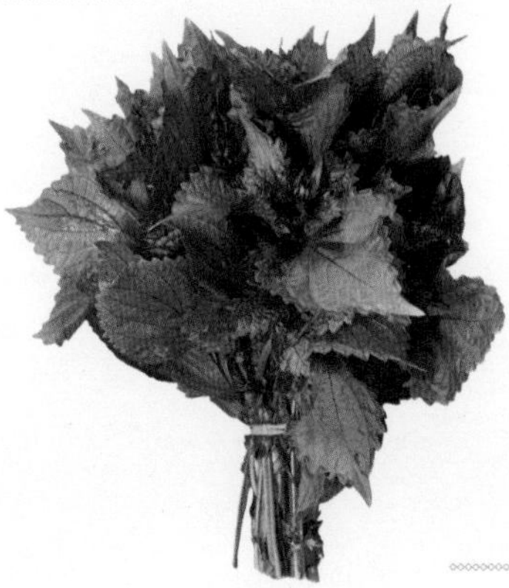

紫苏叶味辛，性温，具有发表、散寒、理气、和营的功效。治感冒风寒、恶寒发热、咳嗽、气喘、胸腹胀满等。《本草纲目》载『行气宽中，清痰利肺，和血，温中，止痛，定喘，安胎』。

三部曲：芋头

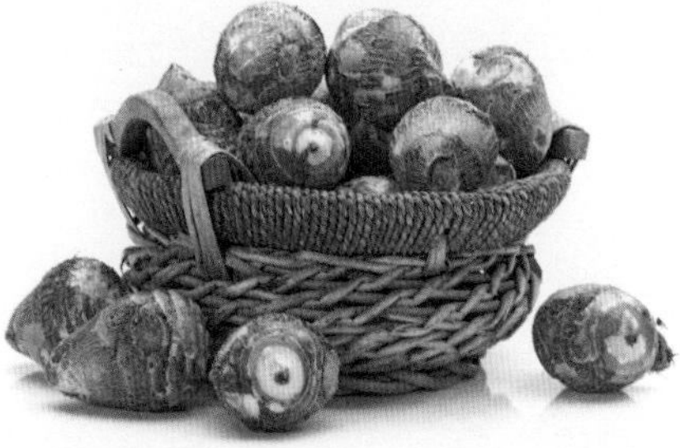

芋头既是食物，又是药物。中医认为，芋头味甘、辛，性平，有小毒，入大肠、胃二经，少食可助消化，治疗消化不良，有开胃生津、消炎镇痛、补气益肾等功效，可治胃痛、痢疾、慢性肾炎等疾病。

附录

节气艾灸调整阴阳表

节气灸是根据二十四节气，选择与各节气对人体脏腑功能有影响的腧穴进行艾灸，从而达到防病、治病的目的。根据节气的不同，对应治疗和预防的疾病也不同，节气灸最好能在节气当天或前后 15 天内进行艾灸。

节气	时间（农历）	艾灸穴位
立春 阳气生发	正月初七	大椎、命门、关元、神阙、中脘
雨水 养肝莫忘调脾胃	正月廿二	大椎、关元、神阙
惊蛰 排毒祛邪	二月初八	大椎、命门、肾俞、关元、神阙、足三里、丰隆、涌泉
春分 天门开户，顺时养阳正当时	二月廿三	大椎、肝俞、命门、脾俞、关元、神阙、中脘、膻中
清明 与自然同气相求	三月初八	大椎、至阳、命门、足三里、合谷、关元、神阙
谷雨 健脾利湿喜迎夏	三月廿四	肾俞、命门、环跳、风市、三阴交
立夏 养护心脏	四月初十	大椎、至阳、命门，或督脉排灸
小满 清热除湿	四月廿六	大椎、肾俞、关元、神阙、足三里
芒种 健脾去湿	五月十一	脾俞、肾俞、足三里、丰隆、中脘
夏至 调养身心	五月廿七	大椎、至阳、心俞、命门为要，关元、神阙、巨阙
小暑 安神除烦	六月十四	大椎、肾俞、心俞、神阙、关元、膻中、涌泉、合谷

大暑 谨防湿热	六月廿九	大椎、肾俞、心俞、神阙、关元、膻中、涌泉、合谷
立秋 益肺生津	六月十六	肺俞、尺泽、关元、神阙、中脘、章门、太白
处暑 阴阳调和	七月初二	大椎、肾俞、心俞、神阙、关元、膻中、涌泉、合谷
白露 养阴润燥	七月十七	大椎、肺俞、肾俞、脾俞、关元、神阙、足三里、中府
秋分 补益肺气	八月初四	肺俞、身柱、尺泽、太渊、中府悬灸
寒露 防寒清咽养阴	八月十九	大椎、肺俞、肾俞、八髎、神阙、关元、太渊
霜降 甘润温养	九月初四	大椎、脾俞、肾俞、关元、神阙、涌泉、膻中
立冬 养好肾气	九月十九	大椎、关元、神阙、足三里、肾俞、涌泉、京门、三阴交
小雪 防寒健肾	十月初五	大椎、至阳、肾俞、心俞、涌泉、关元、神阙、膻中
大雪 保暖藏神	十月二十	大椎、至阳、肾俞、心俞、涌泉、关元、神阙、膻中
冬至 补肾填精	冬月初五	大椎、肾俞、脾俞、腰阳关
小寒 温肾壮阳	冬月十九	神阙、关元、膻中
大寒 壮腰健肾强筋骨	腊月初四	神阙、关元、膻中、命门、腰阳关、阳陵泉